5nd EDITION

국가시험 대비

혈액·수혈검사학

핵심문제 수정판

혈액 · 수혈검사학연구회

5nd EDITION

국가시험 대비

혈액·수혈검사학 핵심문제 수정판

혈액 · 수혈검사학연구회

고려의학

차 례

PART 4 수혈학 요점정리

PART 5 수혈학

PART 6 수혈학 실기

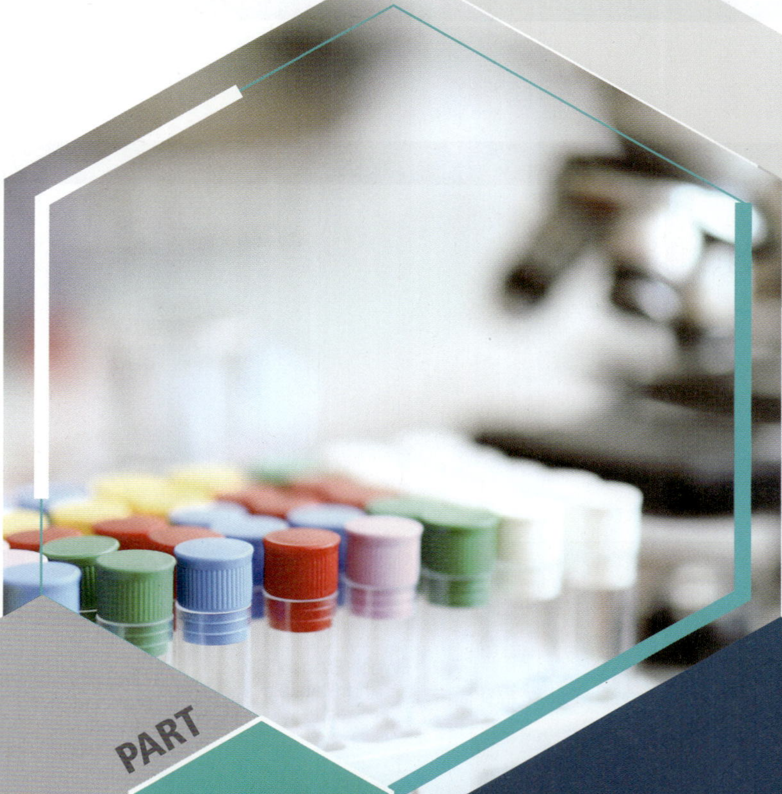

PART 1

혈액학 요점정리

1. 적혈구계
2. 백혈구계
3. 거핵세포계 및 지혈
4. 기타 검사

1 적혈구계

I. 총론

❶ 혈액의 구성

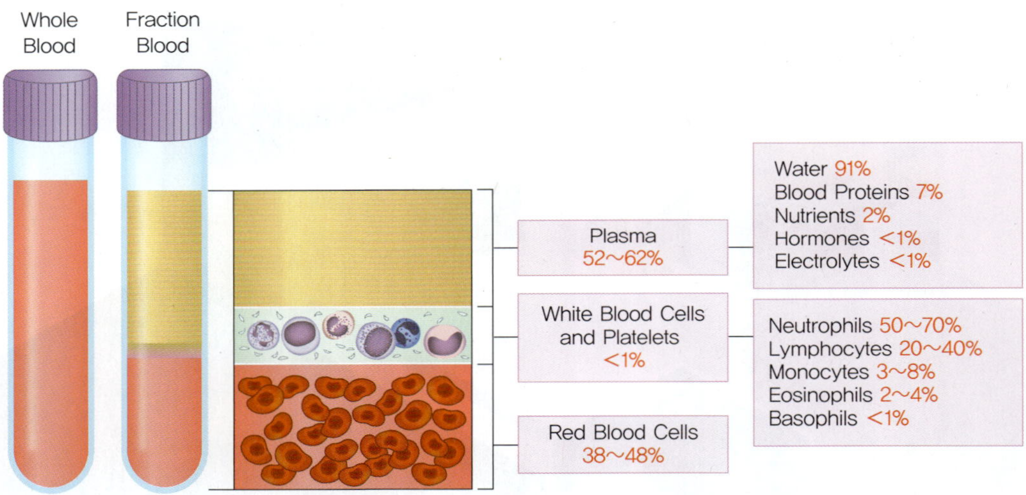

1) 정상인의 혈구 비율 : 백혈구 : 혈소판 : 적혈구 = 1 : 30 : 500

2) 혈액의 pH : 7.4

3) 혈액의 비중 : 전혈(1.060), 혈장(1.026)

RBC → Granulocyte → Monocyte, Lymphocyte → Platelet → Plasma

❷ 혈액의 기능

1) 적혈구 기능 : 가스 대사

2) 백혈구 기능 : 면역 방어작용

3) 혈소판 기능 : 지혈작용

4) 혈장 기능 : 영양분, 노폐물, 호르몬 운반

5) 알부민 기능 : 전해질 및 수분조절

6) 혈액 내 수분 기능 : 적정 체온의 유지

3 조혈

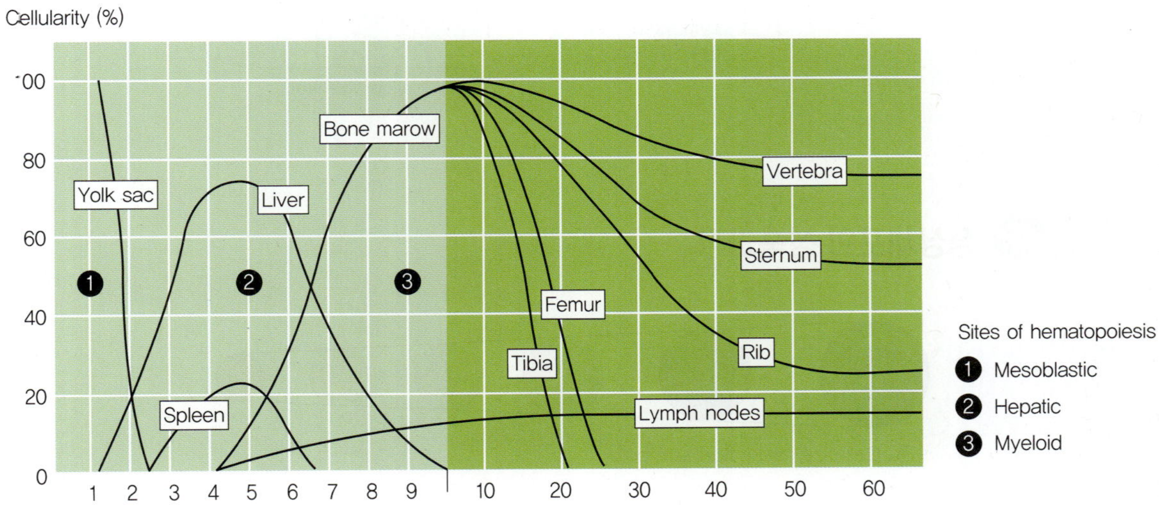

1) 태생기 조혈 순서

10일 : 난황낭 → 2개월 : 간 → 비장 → 4개월 : 골수, 림프절

2) 태생기 혈구 생성 순서

적혈모구 → 거핵구 → 과립구 → 림프구 → 단구

3) 골수외 조혈

성인의 경우 골수 조혈기능의 장애로 태생기 조혈기관인 간과 비장 및 림프절에서도 조혈작용이 일어남. 골수외 조혈이 일어날 수 있도록 조직의 변화가 일어나는 경우는 골수화생.

4) 조혈줄기세포의 분화

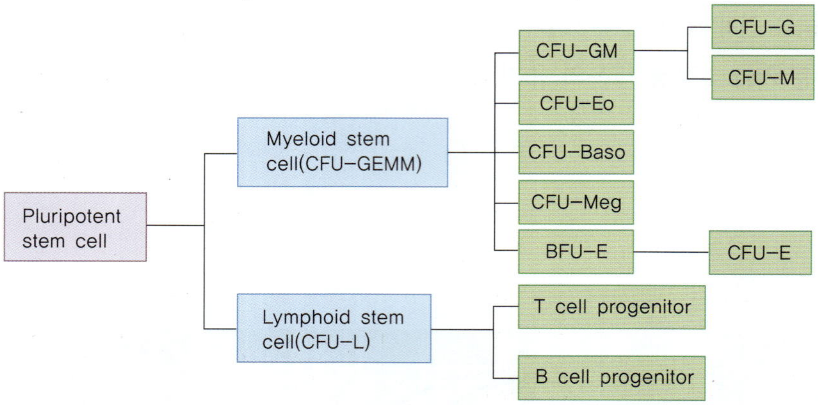

4 정상세포의 성숙과정

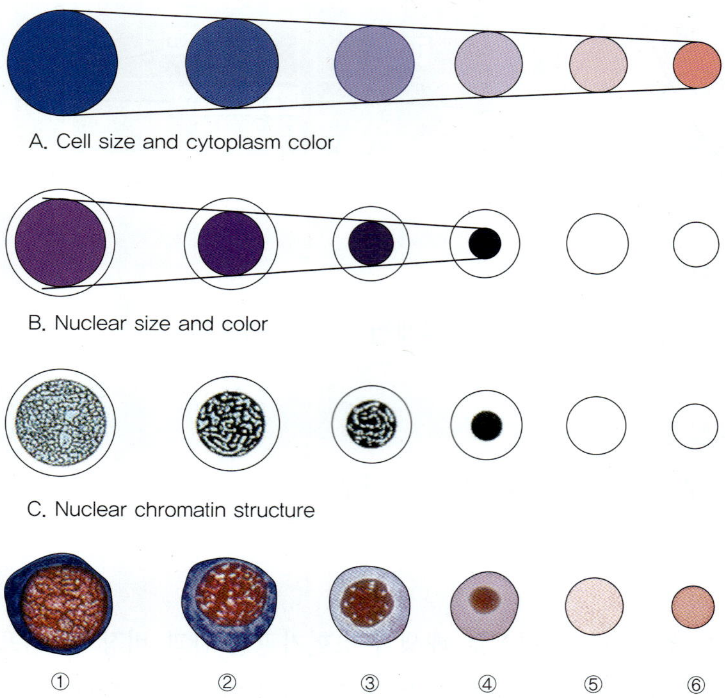

D. ① Pronormoblast, ② Basophilic normoblast, ③ Polychromatophilic normoblast, ④ Orthochromic normoblast, ⑤ Reticulocyte, ⑥ Erythrocyte

1) 핵에서 발생하는 변화

(1) 핵소체의 소실
(2) 핵 크기의 감소
(3) 핵 염색질의 응집
(4) 핵 모양의 변화(백혈구계)
(5) 핵의 소실(적혈구계)

2) 세포질에서 발생하는 변화

(1) 염기성의 소실
(2) 핵과 세포질(N/C)비의 감소
(3) 과립출현(과립구계 백혈구)

II. 적혈구계

1 적혈구 조혈

1) 적혈구 생성인자

(1) Intrinsic factor(위)
(2) Vit. B_{12}와 엽산
(3) Fe, Co, Co(무기물질)
(4) Protein
(5) Erythropoietin
(6) 저산소 분압

2) Erythropoietin (EPO)

(1) α_2-globulin에 속함
(2) 적혈구 생성 자극인자
(3) 95% 이상이 신장에서, 5%가 간에서 생성됨
(4) CFU-E 단계에 가장 예민하게 작용함

2 적혈구의 성숙과정

형태	명칭 및 크기	핵	세포질
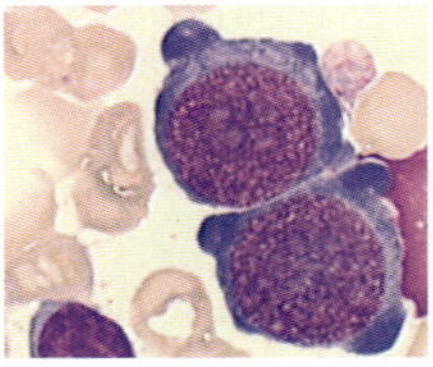	전적혈모구 (Pronormoblast) 12~20 μm	1) 암자색 2) 염색질은 섬세한 그물구조 3) 핵소체는 1~2 4) N/C ratio = 8:1 5) 세포분열	1) 암청색 2) 핵주명정이 확인됨 3) 많은 양의 RNA를 합성 4) 최소한의 혈색소 합성
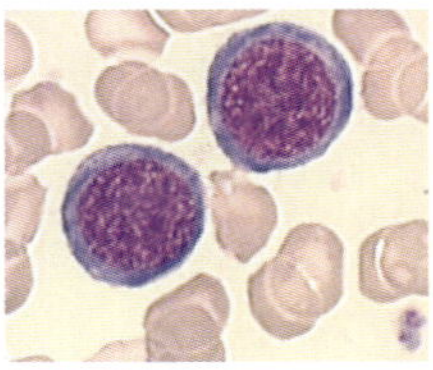	호염적혈모구 (Basophilic normoblast) 10~18 μm	1) 대체로 중심성 2) 염색질은 약간 농축 3) 핵소체는 불분명함 4) N/C ratio = 6:1 5) 세포분열	1) 암청색 2) 많은 양의 RNA를 합성
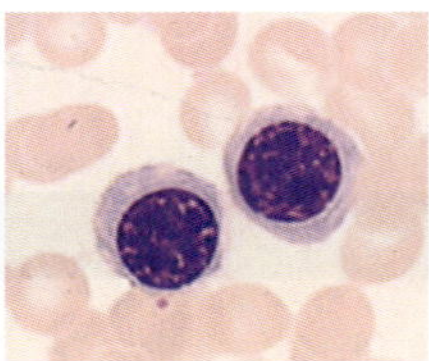	다염적혈모구 (Polychromatophilic normoblast) 8~14 μm	1) 대체로 중심성 2) 핵소체는 없음 3) 염색질은 더욱 농축됨 4) N/C ratio = 4:1 5) 세포분열	1) 다염성 2) 50~80% 혈색소 합성 3) 혈색소가 현미경상에 처음으로 관찰됨 4) RNA 합성은 감소됨
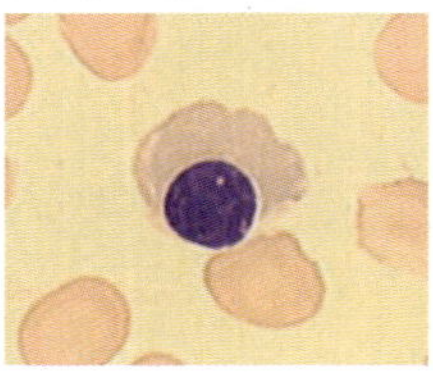	정염적혈모구 (Orthochromatic normoblast) 7~10 μm	1) 대체로 편재성 2) 염색질은 농축됨 3) N/C ratio = 1:2로 역전 4) 세포분열을 하지 않음 5) 탈핵과정이 일어남	1) 거의 분홍색이나 RNA합성으로 약간 푸른색 2) 80~90% 혈색소 합성
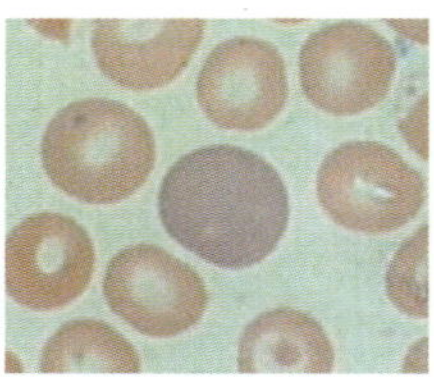	다염적혈구 그물적혈구 (Polychromatophilic erythrocyte, Polychromasia, Reticulocyte) 7~9 μm	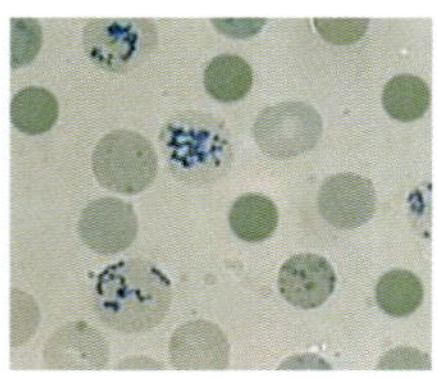	1) RNA가 남아 있어 다염성 2) pink-grey 3) 중앙의 창백대가 없음 4) 초생체 염색에 의해 그물구조물이 나타남 5) 골수에서 말초혈액으로 방출되는 시기 6) 혈색소 합성 가능
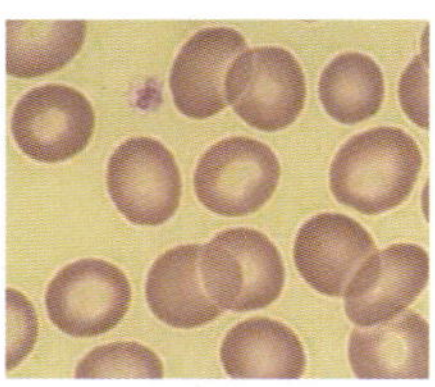	성숙적혈구 (Mature Erythrocyte, Discocyte) 6~8 μm	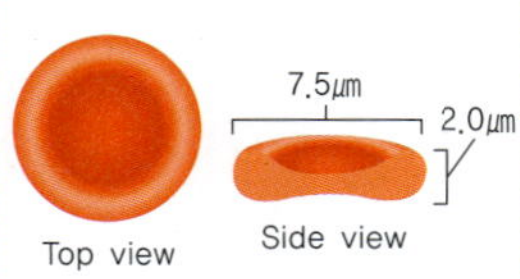	1) 분홍색 2) 양측이 오목함(biconcave) 3) 중앙 창백대가 직경의 1/3 4) 사립체와 RNA가 없음 5) 혈색소를 합성하지 못함 6) 수명은 120일

❸ 적혈구의 대사작용

1) 적혈구의 대사경로

(1) Embden-Meyerhof pathway

① Glucose 대사의 90%를 담당

② 2 mol의 ATP를 생성함

③ Pyruvate kinase가 결핍되면 용혈빈혈을 유발

(2) Hexose monophosphate shunt

① Glucose 대사의 5~10%를 담당

② 항산화 작용 경로

③ 산화제가 중화되지 못하면 혈색소를 변성시켜 Heinz body를 형성

④ G-6-PD 효소 결핍이 가장 흔함

(3) Methemoglobin reductase pathway

① 철을 2가 상태로 유지

② Met-Hb reductase 결핍 시 met-Hb (Fe^{3+})이 축적되어 청색증을 유발

(4) Leuberring-Rapaport shunt

① 2,3-DPG를 생성하여 산소해리를 촉진

❹ 적혈구막의 구조와 기능

1) 적혈구막의 구조

(1) 지질(cholesterol 포함) 42%, 단백질 50%, 탄수화물 8%로 구성

(2) 주된 막골격 단백질은 spectrin

(3) Cholesterol의 축적은 막표면적을 증가시켜 표적적혈구나 유극적혈구를 형성

(4) Spectrin 단백질의 감소는 막표면적을 감소시켜 구형적혈구나 bite cell을 형성

2) 적혈구막의 기능

(1) 변형능(유연성)

ATP가 감소하거나 calcium이 침착하면, 변형능이 감소됨으로써 비장에 갇히게 되어 대식세포에 쉽게 탐식됨

(2) 투과성

양이온은 능동적인 기전에 의해 K^+ 이온은 세포 내로 Na^+ 이온은 세포 밖으로 수송됨으로 정상 적혈구의 세포 내에는 K^+ 농도가 높고, Na^+과 Ca^{++} 농도는 낮음

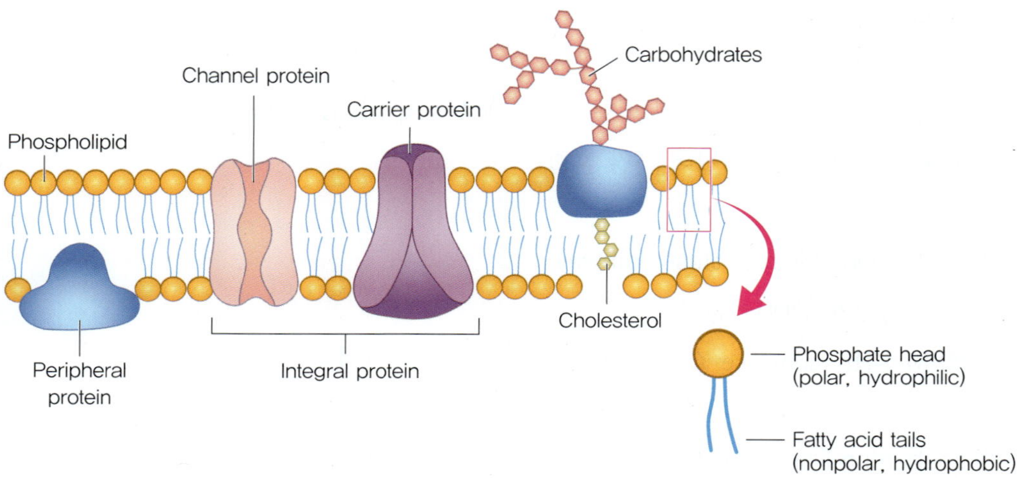

5 혈색소

1) 혈색소의 구조

Hb 1분자=

1분자의 globin(4줄의 폴리펩티드 사슬) + 4분자의 Heme (Fe^{++} + Protoporphyrin)

2) Heme 합성과정

Succinyl CoA + Glycine 축합반응 → ALA → PBG → Hydroxymethylbilane → Uroporphyrinogen III → Coproporphyrinogen III → Protoporphyrinogen IX → Protoporphyri IX → Heme → Globin

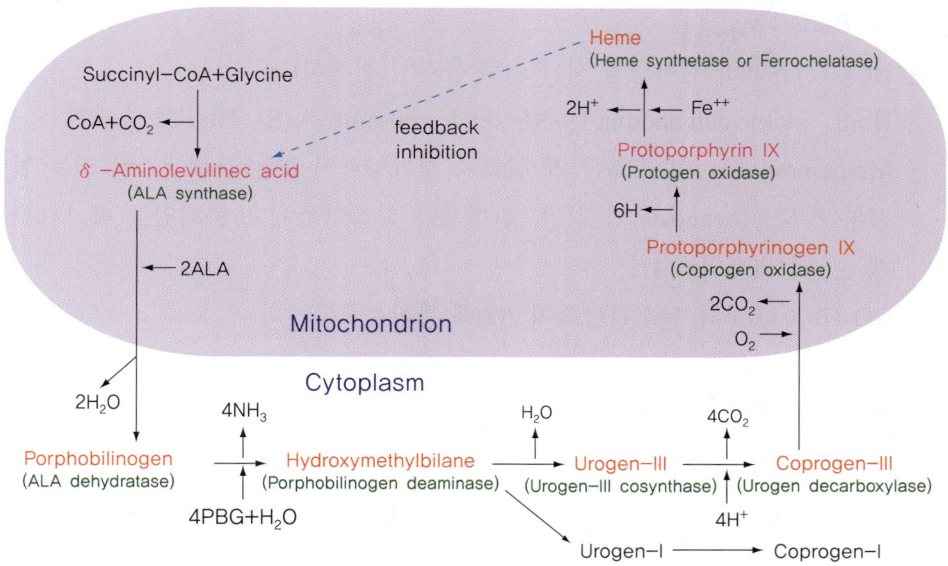

3) Globin 합성 : 세포질 내 ribosome에서 합성

(1) 16번 염색체 : α와 ζ chain, 141개의 아미노산으로 구성

(2) 11번 염색체 : β, γ, δ, ε chain, 146개의 아미노산으로 구성

4) 혈색소 1 gm + 산소 1.34 mL 결합

5) 혈색소의 종류 : 전기영동과 아미노산 배열차이 및 alkali 변성 차이로 구분

(1) 정상인의 분포

① Hb A1 = $\alpha_2\ \beta_2$, 정상혈색소의 98%

② Hb A2 = $\alpha_2\ \delta_2$, 정상혈색소의 1~2%, β-thalassemia, 거대적혈모구빈혈 시 증가

③ Hb F = $\alpha_2\ \gamma_2$, 정상혈색소의 1% 이하, 태아의 주된 혈색소, 낮은 산소 분압에서도 산소와의 친화력이 매우 높음. 산과 알칼리에 저항성이 강함. β−thalassemia, 재생불량빈혈, 소아 악성빈혈 시 증가

④ 그 외 성인은 Met Hb, Hb-CO 등을 미량 간직

(2) 이상 혈색소

① Embryonic Hb(배태혈색소) : Gower I & II, Portland

② Hb H (β_4) : α−thalassemia 때 증가, 전기영동 시 가장 멀리 영동됨 Hb A보다 산소친화력이 높음

③ Hb Barts : γ_4

④ Hb C : crystal, 전기영동 시 최소로 움직임(천천히)

⑤ Hb S : sickle cell anemia (S/S), sickle cell trait (A/S), Hb F도 증가됨

⑥ Methemoglobin : Fe^{3+}를 가진 산소와 결합능력이 없는 갈색색소를 띠는 혈색소, 피부 청색증(cyanosis)의 원인, 산화제나 화학약품에 노출되었을 때 나타남, 전체 순환혈색소의 0.4%

⑦ CO-Hb : O_2보다 산소결합력이 200배 강함

(3) Cellulose acetate (pH 8.6)에서 전기영동

(−) : Hb C, A_2 → S → F → A → H, I : (+)

6 적혈구의 기능

1) 산소의 운반

동맥혈은 96% 포화되어 있고 정맥혈은 64% 포화되어 있으므로 운반산소의 1/3을 조직에 방출함

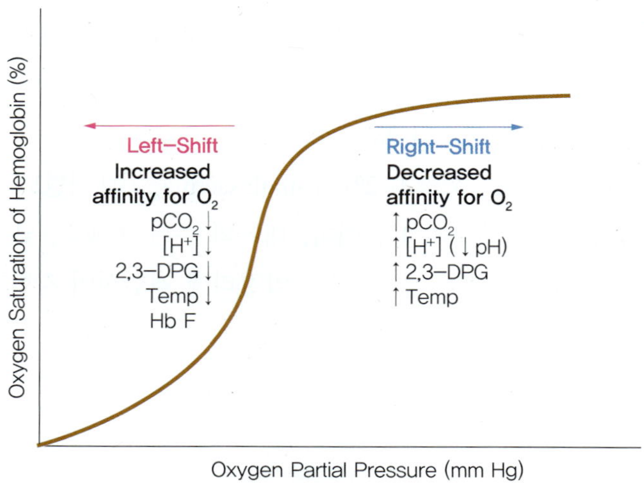

2) 탄산가스의 운반

적혈구(90%, 중탄산염 > Carbamino Hb > 세포질) + 혈장(10%)

3) Bohr effect(보어 효과)

혈액 내에 CO_2가 증가하고 pH가 감소하면 혈색소의 산소친화성이 감소되는 효과

7 적혈구의 파괴

1) 매일 적혈구의 1% 가량이 교체됨

2) 적혈구 노화과정의 변화

Increases	Decreases
Membrane-bound IgG	Several enzyme activities
Density	Sialic acid
Spheroidal shape	Deformability
MCHC	MCV
Internal viscosity	Phospholipid
Agglutinability	Cholesterol
Na+	K^+
Methemoglobin	Protoporphyrin
Oxygen affinity	

3) 혈관외 용혈(90%)

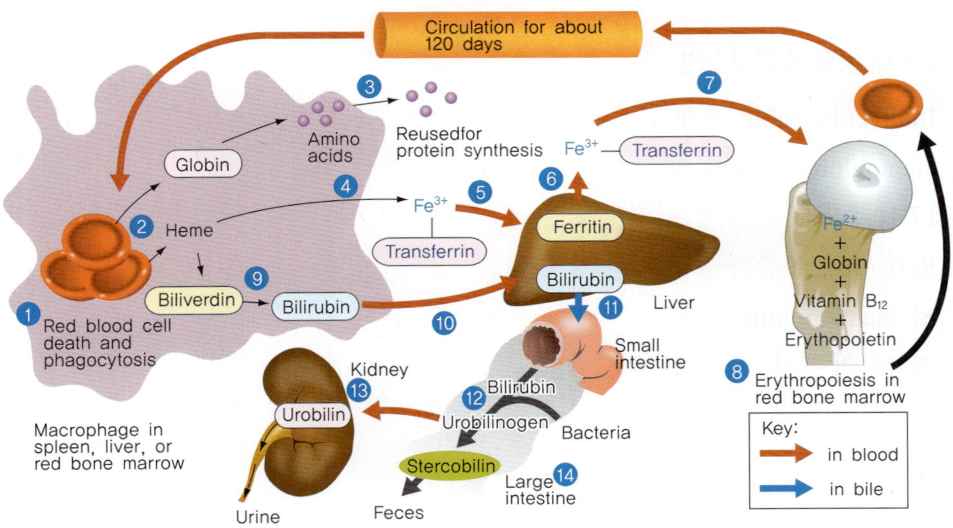

4) 혈관 내 용혈(5~10%)

(1) 원인
① 미세혈관성 용혈빈혈
② 삼투압성 용혈(구형적혈구증)
③ 발작야간혈색소뇨증(PNH)
④ 감염증(malaria)
⑤ 한냉응집소 질환
⑥ 심장판막

(2) 혈장 내 haptoglobin이 고갈되고, plasma Hb(정상 : 2~5 mg/dL)과 LDH가 증가함

(3) Hemoglobinemia(혈색소혈증), Hemoglobinuria(혈색소뇨), Hemosiderinuria.

5) 운반 단백질

운반 단백질	운반 물질
Transferrin	Iron (Fe^{3+})
Haptoglobin	Hemoglobin α β dimer
Hemopexin	Metheme
Albumin	Bilirubin, Metheme

6) 혈관 내 용혈의 검사소견

(1) Indirect bilirubin 증가
(2) Haptoglobin과 hemopexin의 감소
(3) LDH 증가
(4) Reticulocyte 증가
(5) Methemalbumin 증가
(6) 저장철의 증가
(7) 골수의 적혈구 이상 증식

8 철 대사(Iron metabolism)

1) 철의 분포

(1) 체내 총량 : 3~6 gm, 혈색소 : 3~4 mg/gm

(2) 분포 : Hemoglobin(67%), Ferritin & Hemosiderin(27%), Others(혈장, 조직, 세포, 근육 등)

2) 철의 흡수

- 철의 흡수는 Fe^{2+} 상태로 소장 점막세포에서 흡수되며, 섭취된 철분 중 5~10%만이 철의 흡수됨
- Vit. C와 위산은 철 흡수를 촉진시킴
- 매일 1 mg씩 흡수되고 배설됨

3) 철의 대사

- 흡수와 이용할 때에는 Fe^{2+} 상태로, 운반과 저장할 때에는 Fe^{3+} 상태임
- 폐쇄 대사계로 거의 재이용됨으로 체내 철량은 일정함
- 혈장 transferrin의 1/3만이 Fe^{3+}과 결합되어 있음

4) 철의 수송

(1) Transferrin

① β-globulin에 속함

② 1 transferrin + $2Fe^{3+}$

③ 골수적혈모구 표면의 transferrin 수용체와 결합하여 세포질 안으로 들어가며, 결합된 골수적혈모구 표면의 철은 heme 합성에 이용됨

9 적혈구의 형태 이상

1) 적혈구의 크기 이상

Normocyte	Microcyte	Macrocyte	Anisocytosis
6~8 μm	6 μm 이하	9 μm 이상	적혈구부동증(대소부동증)
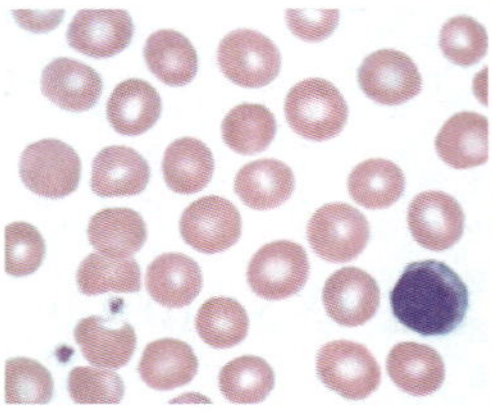	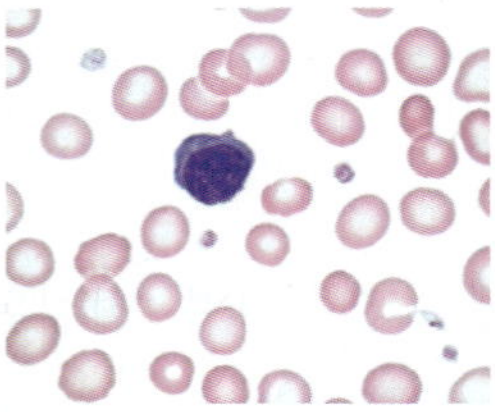	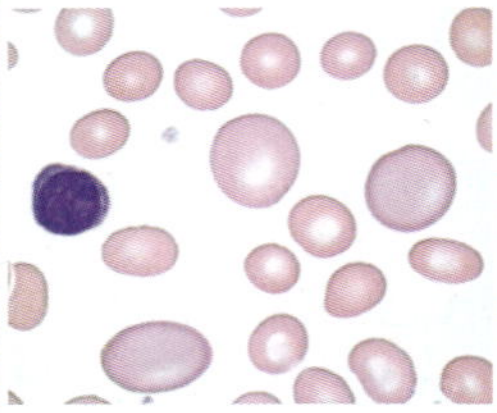	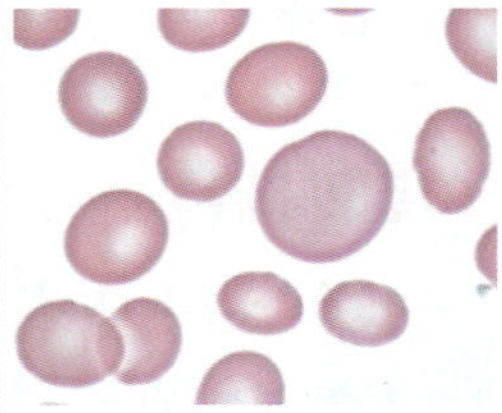
1) MCV는 80~100 fL 2) 소림프구의 핵과 같음 3) 급성출혈 4) 재생불량빈혈 5) 용혈빈혈 6) 콩팥질환빈혈	1) MCV 80 fL 이하 2) 철결핍빈혈 3) 철적혈모구빈혈 4) 지중해빈혈 5) 만성질환성 빈혈 6) 납중독	1) MCV 100 fL 이상 2) 거대적혈모구빈혈 3) 간질환 4) 그물적혈구 증가증 5) 갑상선기능 저하증	1) 크고 작은 적혈구가 함께 나타남 2) 중증빈혈 ① 거대적혈모구빈혈 ② 철결핍빈혈 3) 진단방법 ① Price-Jones curve ② 혈액도말 ③ RDW

2) 적혈구의 염색성 이상

Normochromia	Hypochromia	Hyperchromia	Polychromatophilia
(정색소성)	(저색소성)	(고색소성)	Polychromasia
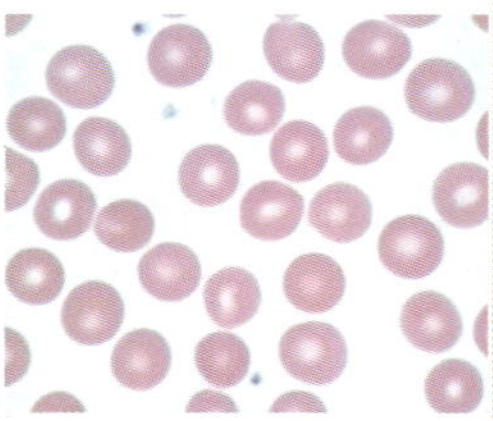	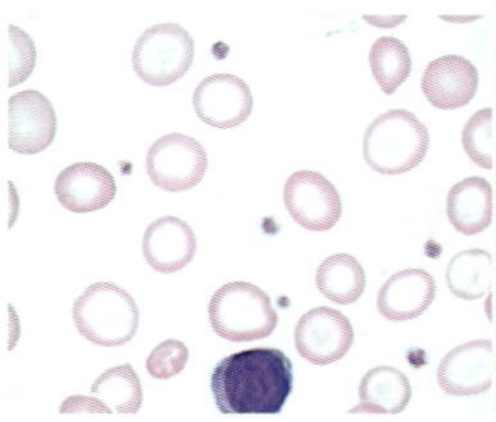	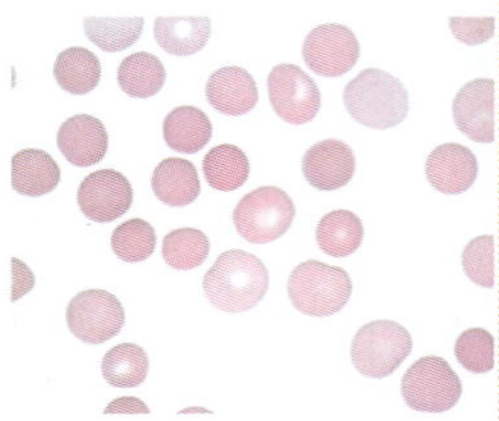	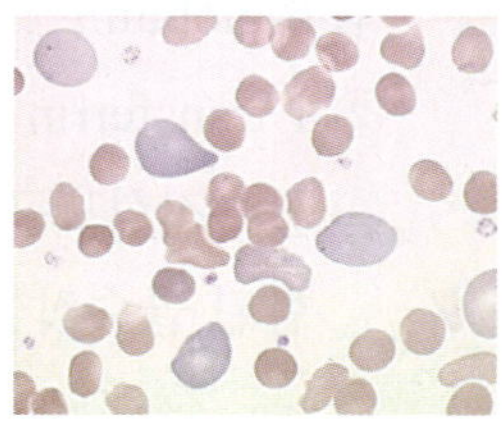
1) MCHC 정상 2) 급성출혈 3) 재생불량빈혈 4) 용혈빈혈 5) 콩팥질환빈혈	1) 철결핍빈혈 2) 철적혈모구빈혈 3) 지중해빈혈 4) 만성질환성 빈혈 5) 납중독 6) MCH와 MCHC 감소	1) MCHC 증가 2) 유전구형적혈구증 3) 면역용혈빈혈	1) RNA와 Hb이 혼합되어 청회색 2) 골수 내 적혈구 조혈의 증가를 반영함 3) 초생체 염색을 하면 그물적혈구로 나타남 4) 참고치 : 0.5~1.5%

3) 적혈구의 형태 이상

Poikilocytosis (변형적혈구)		Echinocyte = Burr cell (톱니적혈구)	
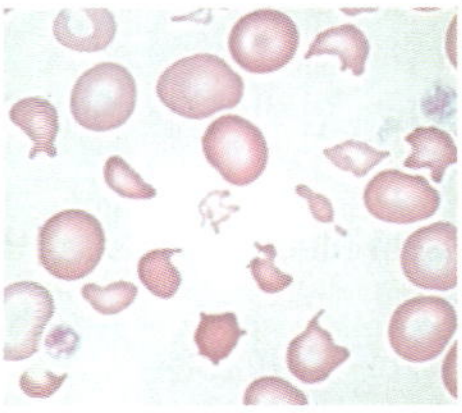	1) 모양이 서로 다름 2) 중증 빈혈 ① 거대적혈모구빈혈 ② 철결핍빈혈 ③ 용혈빈혈	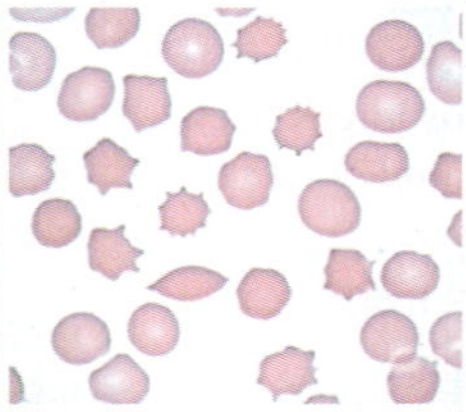	1) 작고 균일한 돌기 2) 요독증 3) pyruvate kinase 결핍증 4) 간질환 5) 용혈빈혈 6) DIC, 위암 및 위궤양
Acanthocyte = Spur cell (가시적혈구)		**Schistocyte = schigizocyte (분열적혈구)**	
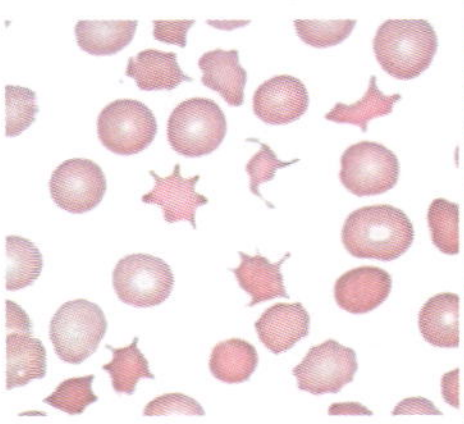	1) 크고 불규칙한 돌기 2) β 지단백질결핍증 3) 비장절제술 4) 간경화증 5) DIC	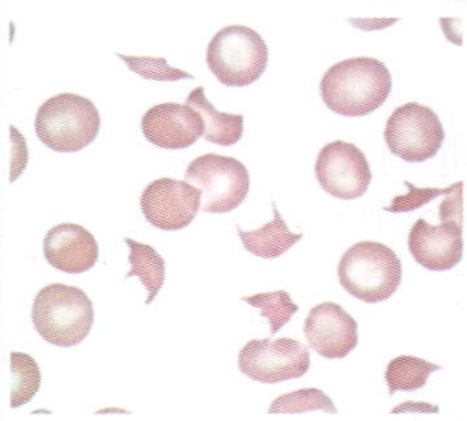	1) 기계적 장애를 받아 파괴된 세포 2) DIC, TTP, 혈관염 3) 심장판막증 4) 신우신염 5) 신장이식 거부반응 6) 중증 화상
Sickle cell = Drepanocyte (낫적혈구)		**Spherocyte (구형적혈구)**	
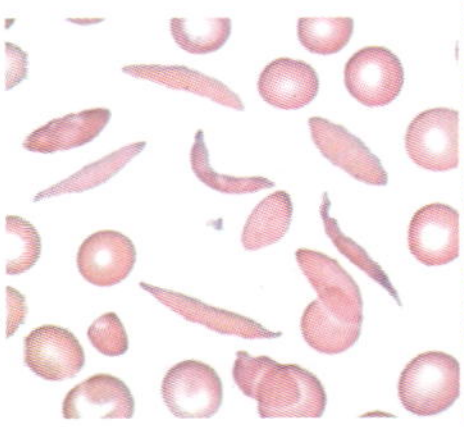	1) 낫 모양의 세포 2) Hb S/S 3) Hb S/trait	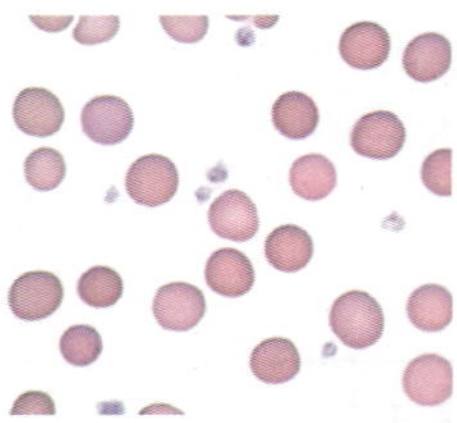	1) 작은 구상의 세포 2) 중앙에 창백대가 없음 3) MCV는 정상 또는 감소 4) 세포내 Na^+ 증가 5) 삼투압 취약성 증가 6) 유전구형적혈구증 7) 면역용혈빈혈 8) 수혈 후
Stomatocyte (입모양적혈구)		**Target cell = Codocyte, Leptocyte (표적적혈구)**	
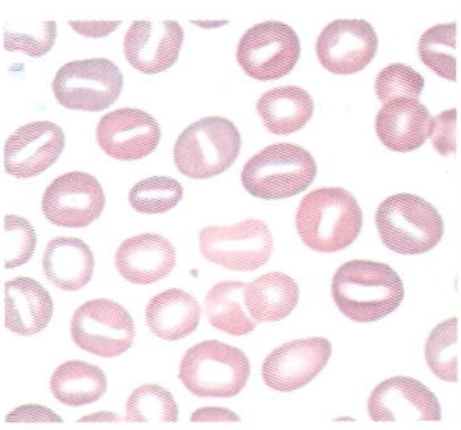	1) 입술모양 2) 세포내 Na^+ 증가 3) 유전구순적혈구증 4) 간질환 5) 알코올중독 6) 용혈빈혈	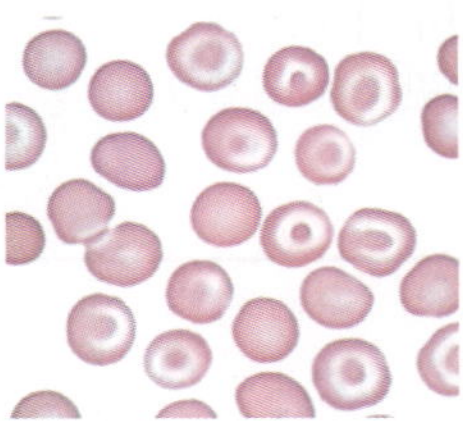	1) 표면적/용적비의 증가 2) 삼투압 취약성 감소 3) Hb S와 Hb C 질환 4) 지중해빈혈 5) 철결핍빈혈 6) 간 질환 7) 폐쇄성 황달
Elliptocyte = Ovalocyte (타원적혈구)		**Tear drop cell = Dacryocyte (눈물방울적혈구)**	
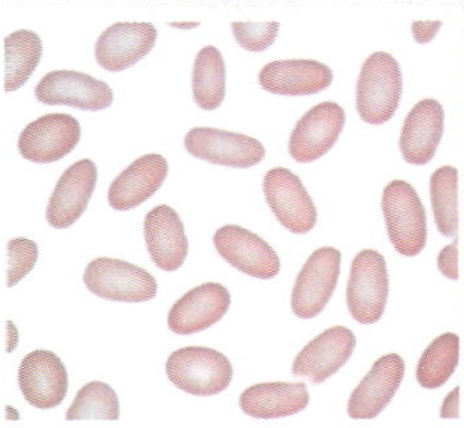	1) 유전난형적혈구증 2) 악성빈혈 3) 정상인에서도 1%정도 관찰됨	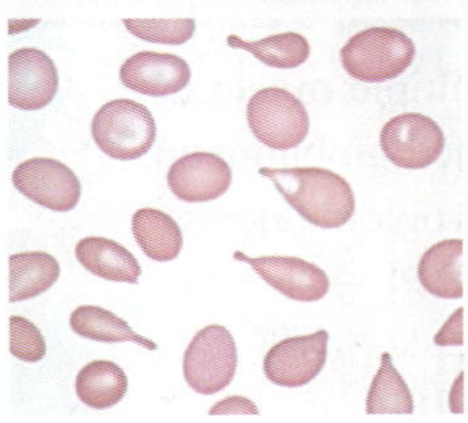	1) 눈물방울 모양 2) 골수섬유증 3) 지중해빈혈

4) 적혈구의 봉입체 이상

Basophilic stippling (호염기반점)		Pappenheimer body (파펜하이머 소체)	
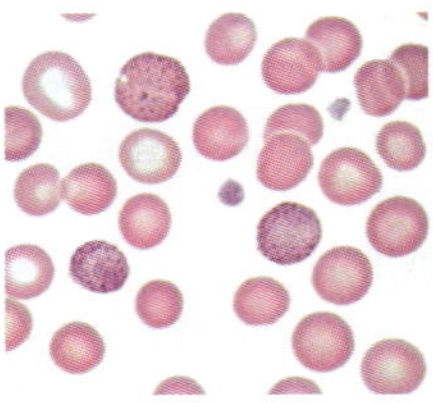	1) 암청색의 점상 봉입체 2) Ribosome RNA 3) Heme합성 결함 4) 연중독 5) 중증빈혈 6) 백혈병 7) 지중해빈혈	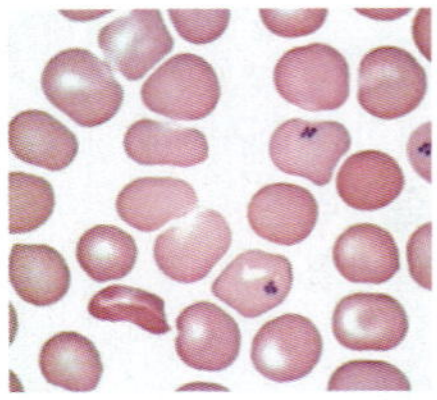	1) 철과립 2) Wright 염색에서 청자색 반점 3) Prussian blue 염색으로 감별 4) 납중독 5) 지라기능저하 6) 용혈빈혈
Howell-Jolly body (하우엘-졸리 소체)		**Heinz body (헤인즈 소체)**	
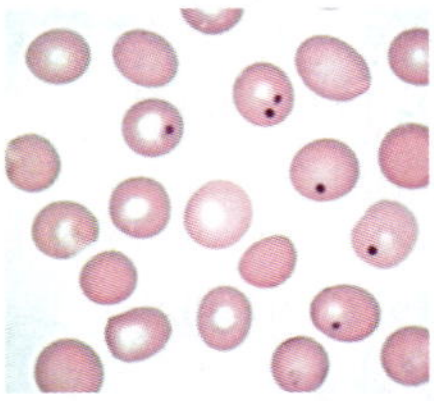	1) 핵의 잔존물(DNA) 2) Feulgen 반응 양성 (Cabot ring은 음성) 3) 용혈빈혈, 악성빈혈, 수술 후, 지라기능 감퇴	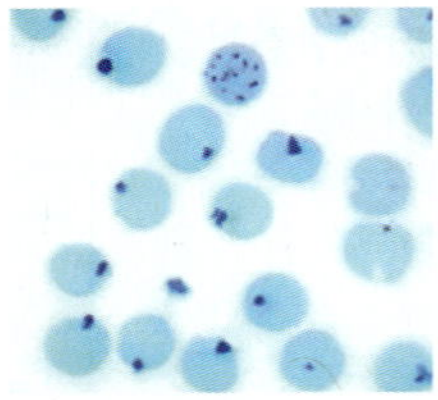	1) 혈색소가 변성침전된 것 2) 초생체 염색(New methylene blue, Brilliant cresyl blue)으로 확인 3) G-6-PD결핍 4) 용혈빈혈
Hb C crystal (Hb C 결정)		**Cabot ring (카보트고리)**	
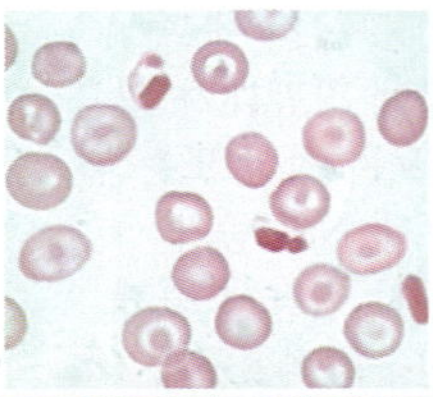	1) 적혈구 내 불투명한 사각형 모양의 봉입체 2) Hb C disease	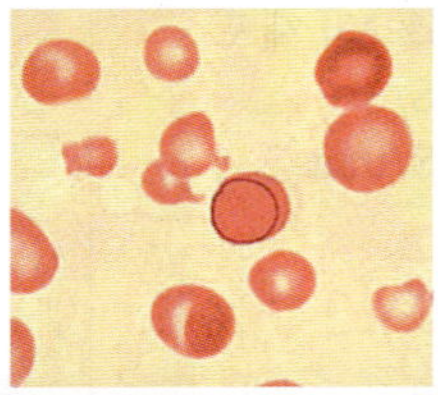	1) 자색의 8자형 또는 환형 2) 방추사 잔존물 3) 악성빈혈
Malaria (Ring form) 말라리아		**Schffner's dots**	
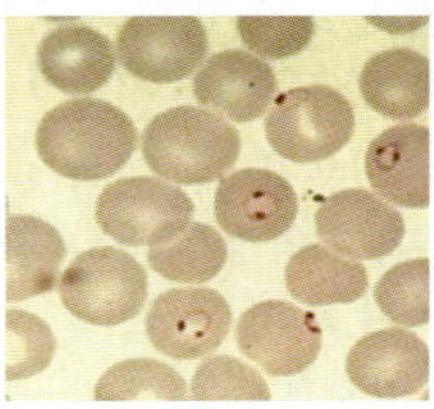	1) 말라리아 기생충의 초기 영양형 2) 적혈구위에 포개진 혈소판과 감별필요	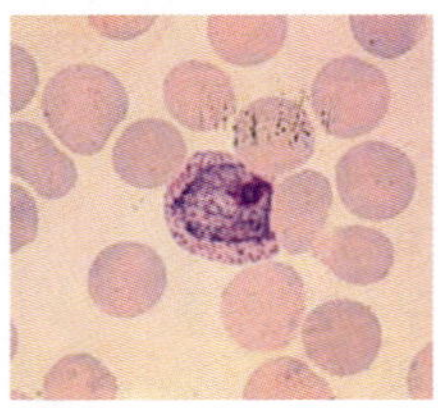	1) 삼일열과 난형열 말라리아의 영양형 시기에 적혈구 내에 나타나는 자색반점 cf) Mauer's dot : 열대열 말라리아

5) 적혈구의 분포 이상

Rouleaux formation (연전현상)		Autoagglutination (자가한냉응집)	
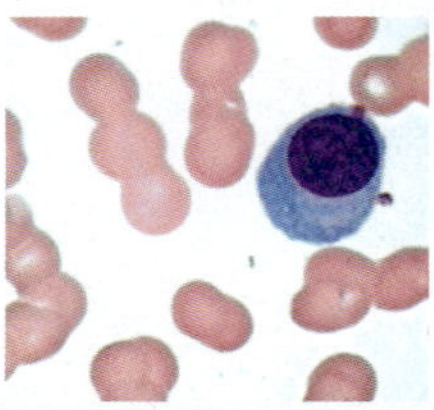	1) Multiple myeloma 2) Macroglobulinemia 3) Cryoglobulinemia 4) ESR의 증가 요인 5) 생리식염수를 가하면 분리됨	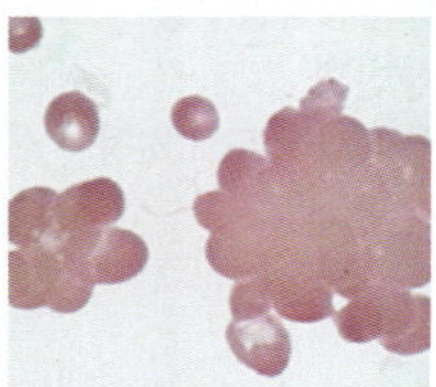	1) 적혈구의 항원항체 반응 2) 한냉응집소 질환 3) RBC 감소, MCV 증가 4) 가온한 후 재검

III. 적혈구계 질환

❶ 빈혈(Anemia)

1) 세계보건기구의 빈혈 기준

WHO criteria for anemia		
Age	Hemoglobin (g/dL)	Hematocrit (%)
6 ms ~ 6 yrs	11	33
6 ~ 14 yrs	12	36
Adult male	13	39
Adult female	12	36
Pregnant women	11	33

2) 빈혈의 분류

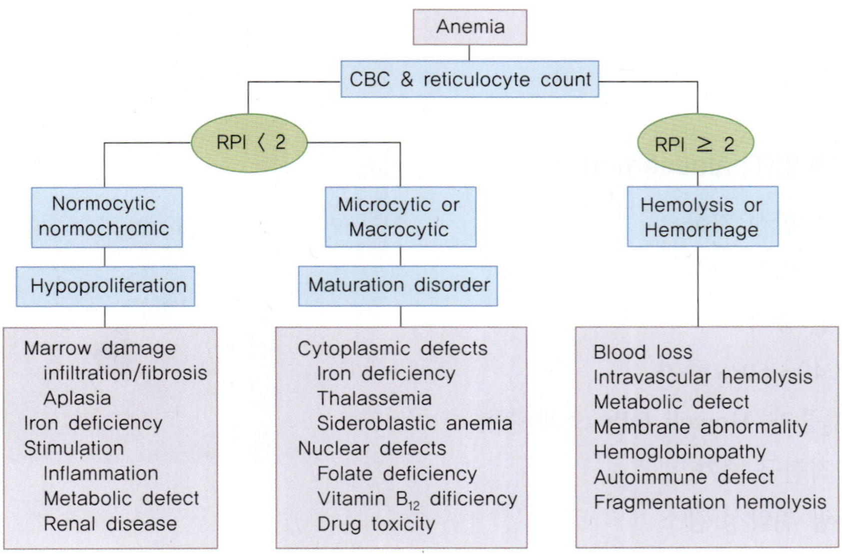

3) 철결핍빈혈(Iron deficiency anemia, IDA)

(1) 소구성 저색소성 적혈구

(2) 대소부동증(적혈구부동증)이 심함(RDW 증가)

(3) 그물적혈구 감소

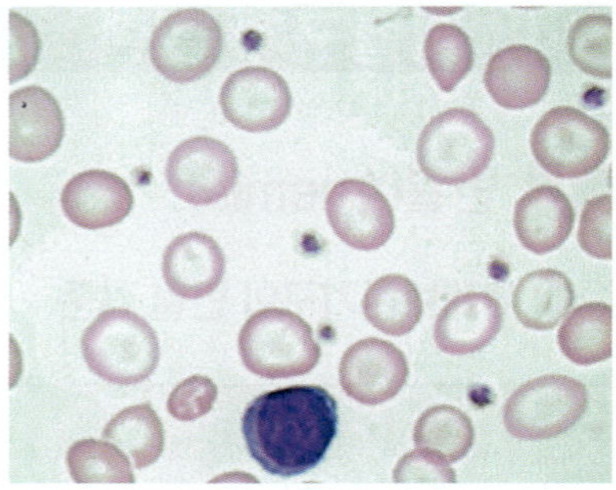

(4) MCV, MCH 및 MCHC 모두 감소
(5) 혈청철 감소
(6) TIBC와 UIBC 모두 증가
(7) 혈청 ferritin 감소
(8) 유리 적혈구 protoporphyrin 증가
(9) 골수검사: 철적혈구 감소, 저장철 감소
(10) 철결핍의 진행에 따른 변화: 저장철 감소 → 혈청철 감소 → 혈색소 철 감소 → 조직철 감소

4) 철적혈모구빈혈(Sideroblastic anemia, SA)

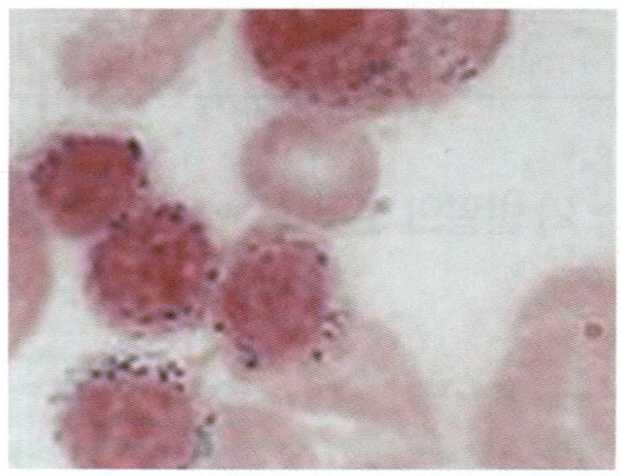

(1) Heme 합성 효소의 장애, ALA 효소 결핍
(2) 환형철적혈모구(ringed sideroblast)의 증가
(3) 저장철 증가
(4) Hemosiderin을 많이 함유한 macrophage 증가
(5) 혈청철 증가
(6) Ferritin 증가

5) 지중해빈혈(Thalassemia) : Globin 합성 장애

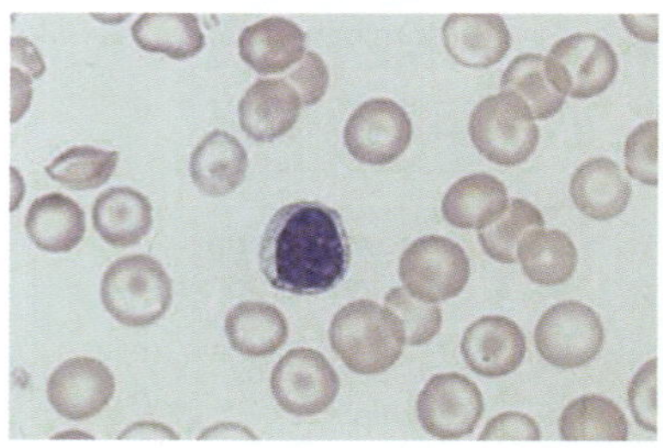

(1) 혈색소 합성 저하
(2) 표적적혈구 증가
(3) 혈청철 증가
(4) HbF 40~60% 증가
(5) HbA_2증가, Howell-Jolly 소체 출현
(6) 그물적혈구 증가
(7) 삼투압 취약성 감소

6) 용혈빈혈(Hemolyitc anemia)

(1) RBC 수명 단축
(2) 혈청 indirect bilirubin 증가
(3) Haptoglobin 감소

(4) Hemopexin 감소

(5) Methemealbumin 출현

(6) 그물적혈구 증가

(7) 말초혈액 내 적혈모구 출현

(8) 소변 중 urobilinogen 증가

(9) 대변 중 urobilin 증가

(10) Hemoglobinuria, Hemosiderinuria

(11) 유전구형적혈구증, 유전타원적혈구증, PNH, PK, G-6-PD 결핍증

(12) 이상혈색소증: Hb S, Hb M

(13) 면역용혈빈혈(Coomb's test 양성)

① 자가면역용혈빈혈(한냉응집소질환, PCH)

② 태아신생아용혈질환(HDFN)

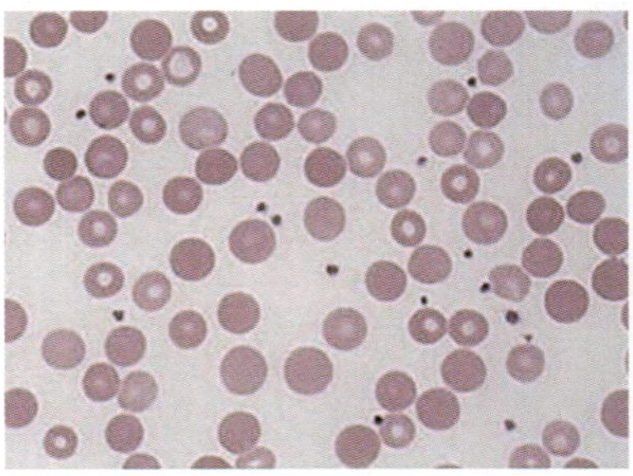

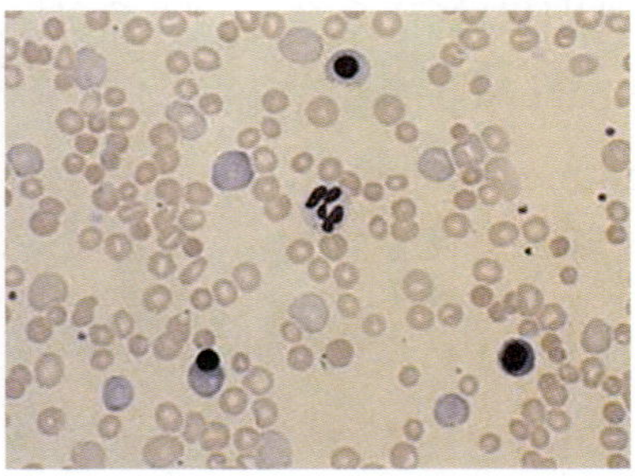

7) 용혈빈혈의 감별진단

(1) 형태학적 이상 : Spherocyte, schistocyte, polychromasia, nRBC

(2) 적혈구 취약성 검사 : 삼투압 취약성 검사, 자가용혈검사(Autohemolysis test)

(3) PNH(발작야간혈색소뇨증) 검사

(4) Coombs' test

(5) 한냉 반응성 항체 검사

① 한냉응집소(cold agglutinin) 검사

② Donath-Landsteiner 검사

(6) 혈색소 전기영동 검사

8) 낫적혈구빈혈(Sickle cell anemia)

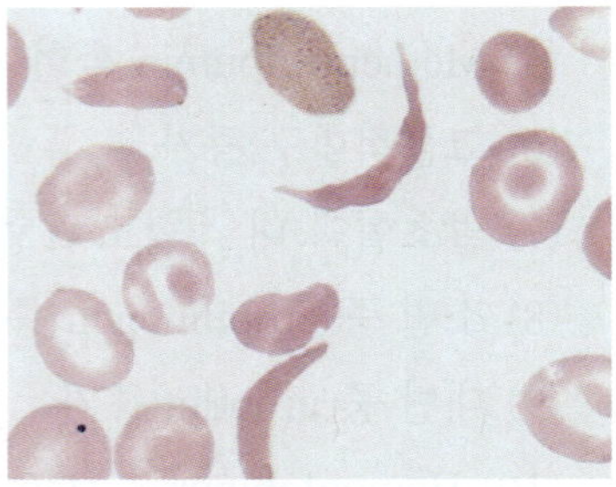

(1) Hb S가 90% 이상

(2) Hb F 증가

(3) 삼투압 취약성 감소

(4) ESR 지연

9) HbC 질환(Hb C disease)

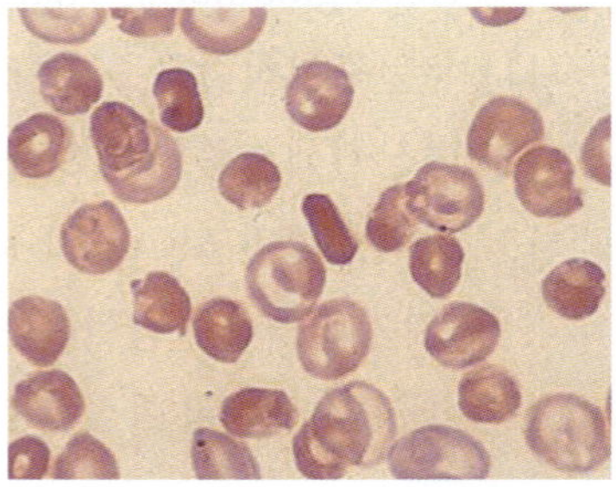

(1) 표적적혈구

(2) Hb C 증가

(3) Hb F 증가

10) 재생불량빈혈(Aplastic anemia, AA)

(1) 골수 내 지방세포(황골수) 증가 – 세포충실도 저하

(2) 온혈구감소증(pancytopenia)

(3) Normocytic normochromic

(4) 림프구의 상대적 증가

(5) 혈청철 증가, TIBC 감소, 철포화도는 100%

(6) Hb F 증가

(7) 출혈시간 연장, 혈병수축시간 연장

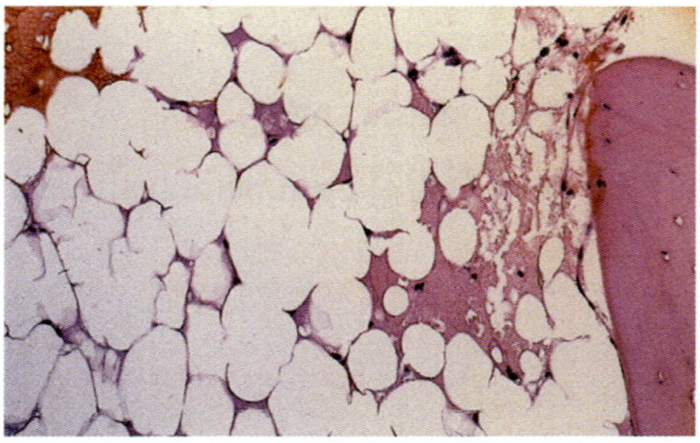

11) 거대적혈모구빈혈(Megaloblastic anemia)

(1) 엽산과 vitamin B_{12} 결핍. DNA 합성 장애

(2) DNA 합성 장애로 세포의 성숙과정에 비동시성(asynchronism)

(3) 핵의 과분엽으로 우방이행

(4) 골수에서 거대 후골수구 관찰

(5) 혈소판감소증

(6) MCV 증가(macrocytosis)

(7) Schilling test 양성 : ^{57}Co-vitamin B_{12} 투여 후 24시간 요에서 7% 이하이면 양성

(8) 악성빈혈은 내인자(intrinsic factor) 결핍으로 인한 거대적혈모구 빈혈임

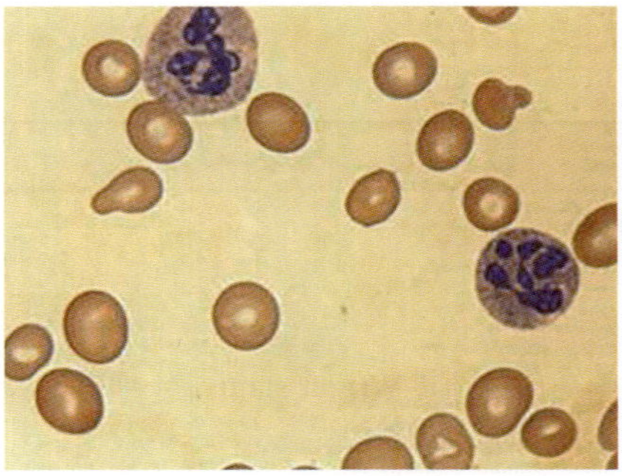

12) 진성적혈구증다증(Polycythemia vera)

(1) 말초혈액 검사 : 범혈구증가증, CBC 증가, normocytic normochromia, 대소부동증, 그물적혈구 증가, ESR 감소

(2) 골수검사 – 온혈구 과잉증식

(3) 순환혈액량 검사(Evans blue 검사, ^{131}I 증가)

(4) LAP score 증가

(5) Vitamin B_{12} 결합능 증가

(6) 혈액 점도 증가

(7) EPO 정상 혹은 감소

IV. 항응고제 및 일반 혈액 검사

1 Routine CBC (Complete Blood cell Count) 검사

WBC, RBC, PLT, Hb, Hct, RBC index (MCV, MCH, MCHC), WBC diff.

2 항응고제의 종류와 특징

종류	항응고 원리	특징
Heparin	Anti-thrombin 보조작용	1) 삼투압 취약성 검사 2) Blood gas 측정 3) 림프구 분리검사 4) 백혈구와 혈소판을 변형시키고 Wright stain에서 배경을 푸르게 함으로 도말표본 검사에는 부적합함
EDTA	Ca^{++} 착염제거	1) Ethylene Diamine Tetraacetic Acid (EDTA) 2) 혈구 파괴와 변형이 적음으로 CBC 검사에 적합 3) 혈소판 응집을 방지함으로 혈소판응집능검사에는 적합 4) ESR은 2시간 내에 검사해야 함
Sod. citrate (3.2%)	Ca^{++} 활성방지	1) 응고인자(V, VIII)와 혈소판의 활성보존에 좋음으로 응고검사(혈액 : 항응고제 = 9 : 1)에 적합함 2) Hct치가 55% 이상일 경우 항응고제 양을 줄이는 것으로 보정함 3) Westergren ESR(혈액 : 항응고제 = 4 : 1)
Double oxalate	Ca^{++} 침전제거	1) 혈소판을 Clumping 유발하여 혈소판수 검사에 부적합 2) 림프구의 변형을 초래하고 공포 형성하여 형태학적 검사에 부적합 3) Ammonium oxalate : Potassium oxalate = 3 : 2

* 실온에서 6시간 이상 방치할 경우, 적혈구 팽창이 일어나 Hct와 MCV는 증가하고, MCHC와 ESR은 감소함

3 채혈

1) 채혈부위

(1) 성인의 통상적 정맥채혈부위는 정중주정맥(팔오금 중간정맥), 요측피정맥

(2) Lancet 채혈 : 손가락 끝, 귓불, 엄지발가락 끝(소아), 발바닥 좌우 뒤꿈치(신생아)

2) 진공 채혈관 순서

세균배양용 → Sodium citrate → SST → Heparin → EDTA → NaF

3) 정맥채혈 시 용혈의 원인

(1) 건조가 불충분한 주사기

(2) 주사기내 기포

(3) 압박대(구혈대) 2분 이상 경과시

(4) 작은바늘(22G, 23G)로 채혈시

(5) Plunger를 너무 세게 잡아당길 때

(6) 혈종이 있는 곳 채혈이나 조직액이 혼입되었을 때

4 Hemoglogin 검사

1) Cyanmethemoglobin법

(1) 측정원리 : Hb + $K_3Fe(CN)_6$ → Methemoglobin (Met-Hb + KCN)
→ Cyanmethemoglobin (HiCN)

(2) 5 mL Drabkin 용액(갈색병)을 사용함
- Sod. bicarbonate ($NaHCO_3$)
- Pot. cyanide (KCN)
- pot. ferricyanide [$K_3Fe(CN)_6$]
- DW

(3) Sahli pipette의 용적은 20 μL(0.02 mL)이므로 희석배수는 251배

(4) 540 nm에서 흡광도 측정

(5) Blank(맹검)로는 Drabkin 용액을 사용함

(6) Sulfhemoglobin은 측정되지 않음

2) Acid hematin 법(Sahli-Hellige 법)

전혈에 0.1 N HCl을 가하여 황색의 acid hematin으로 전환시킨 다음 이를 증류수로 희석하면서 표준색조와 비교하여 판독함

3) SLS (sodium lauryl sulfate) 법 : 자동혈구계산기에서 주로 이용됨

4) 참고치

(1) 남자 : 13～18 g/dL

(2) 여자 : 12～16 g/dL

(3) 임산부 : 11～12 g/dL

(4) 신생아 : 17～19 g/dL

5 이상 혈색소 검사

1) Sickle cell 검사

(1) Sodium metabisulfate 법 : 혈액과 시약 혼합하면 혈액속의 산소 결핍 상태가 되어 낫형으로 변형

(2) Ferrohemoglobin(= Dithionite) 법 : 용해도 검사(solubility test)로 Hb S와 Hb D를 구분

2) Hb F ($\alpha_2\gamma_2$) 검사

: Alkaline denaturation법, Acid elution법, HPLC, 혈색소 전기영동

(1) 전기영동점이 Hb A보다 느려 Hb A와 Hb C 중간지점에 위치

(2) 강알칼리 변성에 저항 : alkaline denaturation method (KOH)

(3) Acid elution (Kleihauer-Betke test)에 대한 저항은 Hb A의 2배

(4) 높은 산소친화력(2, 3-DPG에 대한 친화력은 감소)

(5) Hb A보다 2배 빨리 methemoglobin으로 산화됨

3) Hb H (β_4) 검사

- 초생체 염색 : Blue inclusion body가 보임
- Heinz body보다 더 작고 많은 봉입체가 관찰됨

4) Hb Bart (γ_4) 검사 : 태아수종

5) Hb A_1C(당화혈색소) : HPLC, 총혈색소의 5.3~7.5%

6) 혈색소 이상 확인검사 : 전기영동법

6 Hematocrit (Packed Cell Volume, PCV) 검사

전혈 중 적혈구성분이 차지하는 용적을 백분율로 표시한 적혈구용적 백분율로 빈혈이나 다혈증의 진단에 이용

1) 측정법

(1) Wintrobe 법(Macrohematocrit 법) : 3,000 rpm/30 min

(2) Microhematocrit법 : 11,000~12,000 rpm/5 min

- Heparin이 처리되어진 capillary tube로 3/2가량 전혈을 채운후, critoseal로 막고, 원심분리 후 Hematocrit reader에서 용적 판독
- Wintrobe 보다 3~5% 낮지만 이 측정치가 Hct 실측치임

(3) 자동혈구계산기 : MCV × RBC count

- 자동혈구계수기 장비의 결과는 Microhematocrit법이나 Wintrobe법보다 낮음 (1.3~3.0%)

2) 참고치 : 수기법에서는 자동혈구계산기법보다 약간 높게 나옴

(1) 남 : 40~48%(47%)

(2) 여 : 36~45%(42%)

7 적혈구 수 계산

1) 희석피펫과 혈구계산반(Neubauer chamber)의 구조

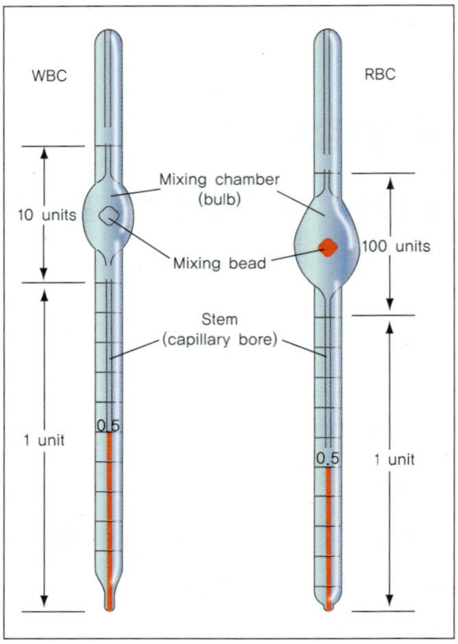

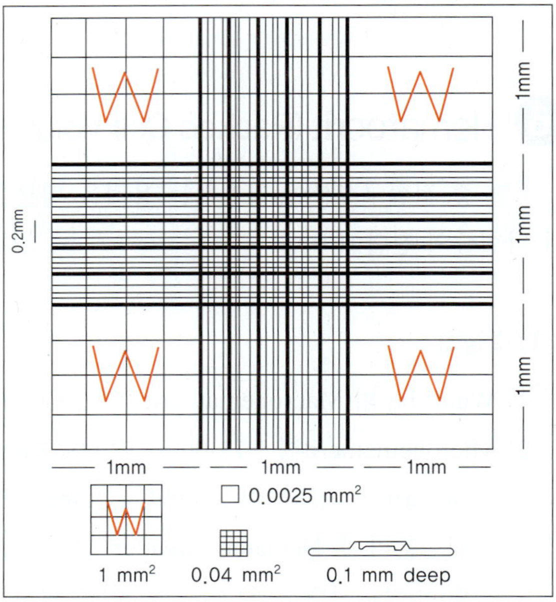

2) 희석액

혈액과 삼투압이 등장액으로 응집을 방지하는 시약

Hayem's sol. Toisson's sol. Gower's sol. 0.85% NaCl, Dacie's sol. Strong's sol.

3) 계산(혈액 0.5 mark, 희석액 101 mark 채울 때)

Chamber에서 계산된 R × 5(계수면적) × Chamber의 깊이(10) × 희석배수(200)

4) 구획마다 20개 이상 차이가 나면 재검

5) 정상치

- 남자 : 4.5～5.5 × 10^6/μL
- 여자 : 4.0～5.0 × 10^6/μL

8 적혈구 지수(Wintrobe indices)

1) MCH (Mean Corpuscular Hemoglobin) : 평균 적혈구 혈색소량

- MCH = Hb (g/dL) × 10/RBC 수(백만 단위)
- 참고치 : 28~32 pg
- MCH 감소 : 철결핍빈혈, 지중해빈혈, 철적혈모구빈혈

2) MCV (Mean Corpuscular Volume : 평균 적혈구 용적) : 적혈구응집 시 증가

- MCV = Hct(%) × 10/RBC 수(백만 단위)
- 참고치 : 82~92 fL
- MCV 감소 : 철결핍빈혈, 지중해빈혈, 철적혈모구빈혈
- MCV 증가 : 거대적혈모구빈혈

3) MCHC (Mean Corpuscular Hemoglobin Concentration) : 평균 적혈구 혈색소 농도

- MCHC = Hb (g/dL) × 100/Hct(%)
- MCHC = MCH × 100/MCV
- 참고치 : 32~36 g/dL
- 증가 : 선천성 구형적혈구증

4) RDW (Red cell Distribution Width)

RBC의 용적에 따른 분포, anisocytosis의 지표 Price-Jones 곡선은 직경에 따른 분포

RDW 증가하면 선천성 대소부동증(Anisocytosis)

참고치 : RDW-CV = 11.5~14.5%, RDW-SD = 35~47 fL

9 백혈구 수 계산

1) 희석액 : 적혈구는 용혈되고 백혈구만 남음, 유핵적혈구는 백혈구로 계산됨

(1) Türk sol.

① Glacial acetic acid → RBC 용혈

② Gentian violet → 핵염색

(2) 0.1N HCl → RBC 용해

2) 계산(4개의 대구획)

$$\text{백혈구 수} \times \text{Chamber 깊이}(10) \times \frac{1}{4} \times \text{희석배수}$$

3) 대구획마다 12개 이상 차이가 나면 재검

4) 백혈구 수의 교정

감별검사에서 백혈구 100개당 nRBC(유핵적혈구)가 10개 이상일 때 교정

교정백혈구 수 = 교정전 백혈구 수 × 100/(유핵적혈구 수 + 100)

5) 참고치 : $4 \sim 10 \times 10^3/\mu L$

⑩ 혈소판 수 계산

1) 희석액

(1) 직접법

① Rees and Ecker method → Rees and Ecker sol.

② Brecher-Cronkite method → 1% ammonium oxalate sol.

(2) 간접법

① Fonio's method → 14% Magnesium sulfate ($MgSO_4$)

2) 참고치 : $150 \sim 350 \times 10^3/\mu L$

• **호산구 수 계산**

1) 호산구의 절대치를 μL(1 mm^2)으로 산출하는 방법

2) 희석액 : Randolp sol. Hinkelman sol. Dunger sol. Manner's sol, pilot's sol.

3) 아침에 가장 낮고 야간이 가장 높다(약 30%)

4) Thorn test : 부신피질기능이 정상인 사람은 ACTH의 자극을 받으면 cortical hormone의 작용으로 4시간 이내에 호산구가 50% 이하로 떨어지는 원리

- Cushing 질환 : 0~30/mm^3
- Addison's 질환 : 호산구 변화 없음

5) 참고치 : 70～440 /μL

⑪ 그물적혈구 수 계산

1) 임상적 의의

RNA를 함유하고 혈색소 합성과정에서 핵이 없어져 핵이 없는 어린 적혈구로 골수 내 적혈구 조혈능력의 지표

2) 초생체 염색 : EDTA 전혈을 염색시약과 동량으로 모세관에서 혼합 후 도말 검경

(1) New methylene blue

(2) Brilliant cresyl blue

3) 그물적혈구의 계산방법

(1) 그물적혈구 백분율 : 적혈구 1,000개 중의 그물적혈구를 백분율로 환산(Miller disk)

참고치 : 성인(0.5~1.5%), 신생아(2~6%)

(2) 절대 그물적혈구수 : (환자의 적혈구수 × 그물적혈구 백분율)/100

참고치 : 60,000~100,000/μL

(3) 교정 그물적혈구 백분율 : (교정전 그물적혈구 백분율 × 환자의 Hct)/45

(4) RPI (Reticulocyte Production Index) : 그물적혈구 생성 지수

① 교정 그물적혈구 백분율/말초혈액 성숙기간(일)

② Normal RPI = 2.0

③ RPI >2.0 = 적혈구 파괴의 증가, RPI < 2.0 = 적혈구 생산의 감소

4) 자동 그물적혈구 계산기

(1) 염색시약 : 그물적혈구 내 RNA와 반응시킴

① 형광염색법(Auramine-O, Thiazole Orange)

② 광산란법(New methylene blue, Oxazine)

(2) 형광 강도에 의해 그물적혈구 영역은 세 가지 분획으로 구분됨

① LFR (Low Fluorescent Ratio)

② MFR (Middle Fluorescent Ratio)

③ HFR (High Fluorescent Ratio)

(3) IRF (Immature Reticulocyte Fraction) = MFR + HFR

(4) IRF 참고치 = 8.0~22.0%

5) 증가(골수 조혈기능 항진)

용혈빈혈, 급성실혈, 지중해빈혈, 낫적혈구성 빈혈, 철적혈모세포빈혈, 태아적혈모구증

6) 감소(골수 조혈기능 불량)

재생불량빈혈, 철결핍빈혈, 악성빈혈, 백혈병, 골수 무형성증, 기타 골수장애 질환

12 도말표본과 염색

1) 혈액도말 : 웨지법(박층–일반혈액, 후층–기생충), 커버스립법, 자동화기기법

2) 혈액도말 길이는 3/4~2/3, 각도 25~30도

3) 혈액도말이 두꺼워(짧아)지는 경우

혈액 양이 많을 때, Hct가 높을 때, 미는 속도가 빠를 때, 각도가 클 때

4) Wright 염색법

과립염색이 양호함. 고정과정 불필요

5) Buffer의 pH : 6.4~6.8, 농도

6) 진한 청색 또는 자색으로 염색이 되는 경우

과염색, 세척미비, pH가 알칼리인 경우, 도말이 두꺼운 경우

7) 적색 또는 오렌지색으로 염색이 되는 경우

과세척, 불충분한 염색시간, pH가 산성인 경우

8) Giemsa 염색법

핵염색이 양호함, 고정과정 필요, 원충류 검사에 적합, 시간이 오래 걸림

9) Differential WBC Count

분엽호중구 > 림프구 > 단구 > 간상호중구 > 호산구 > 호염구

⑬ 자동혈구분석기

1) 기본원리

(1) **전기 저항법(Electronic Impedance)** : 전극 사이의 작은 구멍(Aperture)을 통과할 때 발생하는 전기 변화를 감지 측정하여 혈구수를 계산

(2) **고주파(Radiofrequency)** : 고주파 저항과 저압직류저항(Low voltage direct current) 또는 고압전기자석 저항을 이용하여 측정, 직류는 세포크기에 비례한 저항, 고주파는 세포내부의 밀도 핵의 양이나 형태에 따라 파장의 크기가 다르게 형성되는 것을 분석

(3) **광 산란법(Optical Scatter)**

- 흐름세포측정(Flowcytometry)이라고 하며 세포들이 특징에 따라 다른 레이저 빔의 간섭을 이용하여 각 세포의 형태를 분리 검출하고 이를 모아서 최종적으로 계산
- 전반 산란광(Forward scatter)은 크기와 양을 측정하고, 측방 산란광(Side scatter)은 세포내부의 복잡한 정도와 큰 구조물들을 측정

2) Coulter counter 측정원리

전기 저항방식(electrical impedance)

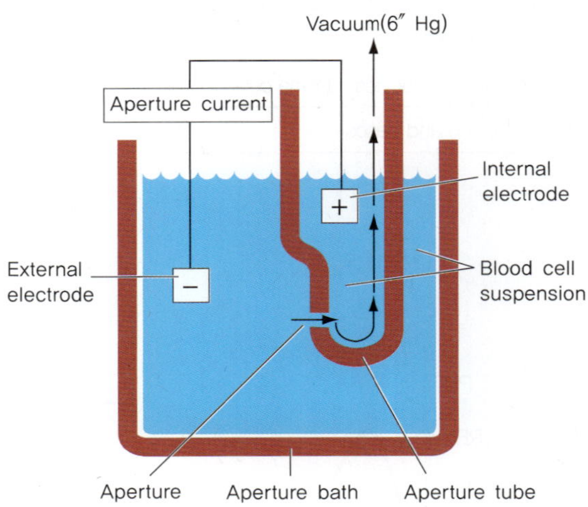

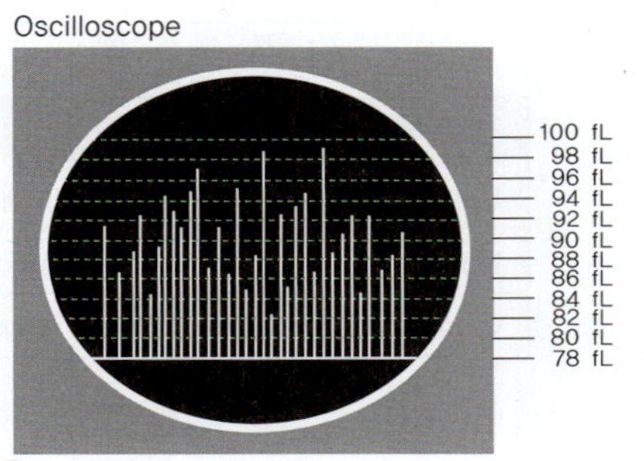

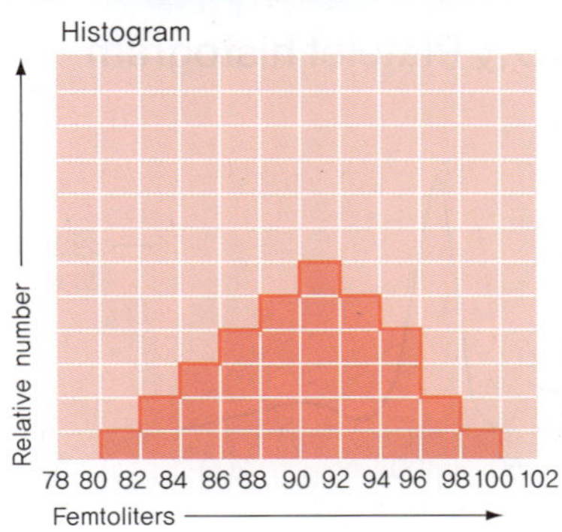

3) Coulter counter 결과보고

(1) WBC (N × 10^3/mm^3) : 35 fL 이상의 Cell을 WBC Chamber에서 계수

(2) RBC (N × 100^3/mm^3) : 36 fL 이상의 Cell을 RBC Chamber에서 계수

(3) Hb (g/dL) : Cyanmehemoglobin 법(540 nm에서 흡광도 측정)

(4) RDW (%) : RBC histogram에서 계산됨

(5) Platelet (N × 10^3/mm^3) : 2~20 fL의 Cell을 RBC Chamber에서 계수

(6) PDW (%) : Platelet histogram에서 계산됨

(7) WBC Diff Count (%) : RF, DC 방법에 의해 scattergram으로 5-diff 분류

(8) RBC, Hb, WBC, Platelet는 직접 측정되는 항목

4) WBC histogram

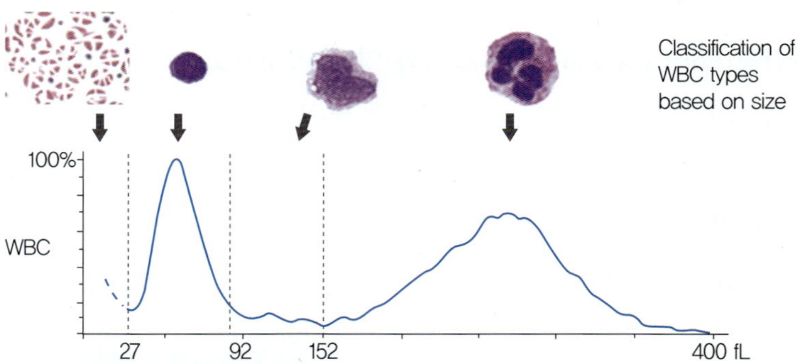

Cell type	Size range	Cells that fall within this size range
Lymphocytes	35–90 fL	lymphs and atypical lymphs
Mononuclear	90–160 fL	Monos, promyelocytes, myelocytes, plasma cells and blasts
Granulocyte	160–450 fL	segs, bands, metas, eos and basos

5) RBC & Platelet histogram

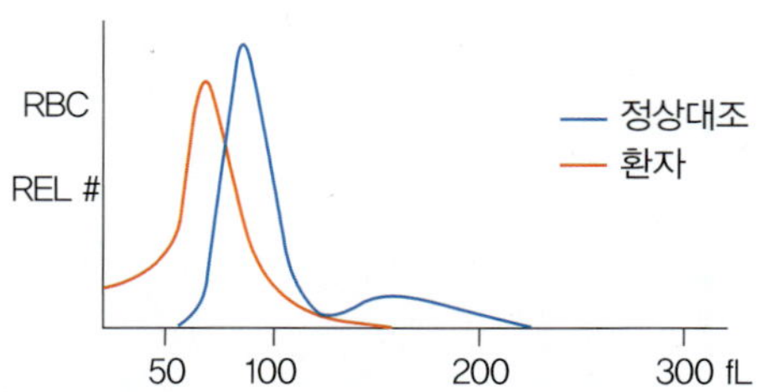

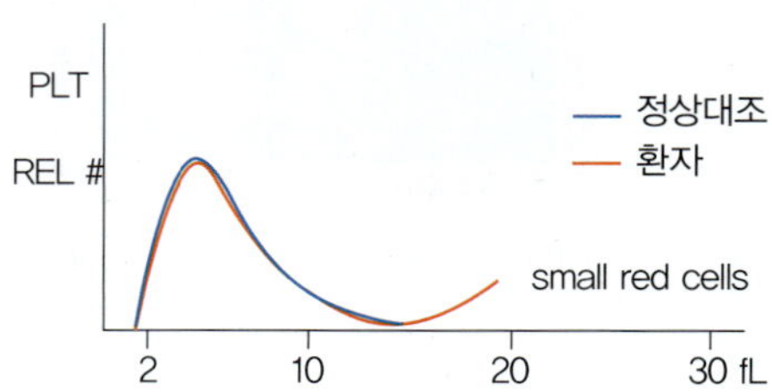

6) 정도관리

변화치 검색(delta check) : 전번 검사결과와의 차이에 대한 변동을 검증

(1) 입력시킨 참고치의 범위를 벗어나면 positive (flag)

(2) 경고치 검색(panic value) : 참고치에서 벗어난 비정상적인 결과를 검정

7) 자동혈구계산기에서의 측정오류 원인

자동혈구계산기에서의 측정오류 원인					
측정오류	자가응집	백혈구증가증 (>50,000/uL)	과혈당 (>600 mg/dL)	과지혈증	기타
↑ Hb		+		+	단클론 단백질 고빌리르빈혈증 한냉글로블린
↓ Hb					응고혈액
↑ Hct		+	+		한냉글로블린
↓ Hct		+			응고혈액
↑ MCV	+	+	+		
↓ MCV					한냉글로블린
↑ MCH		+			위혈색소증가 위적혈구감소
↓ MCH					위혈색소감소 위적혈구증가
↑ MCHC	+				위혈색소증가 위헤마토크리트감소 응고혈액
↓ MCHC		+	+		위혈색소감소 위헤마토크리트증가

8) CBC 정상 참고치

Normal Reference RangeFDP			
Hematocrit	40~52% (Male)	MCV	80~100 fL
	37~46% (Female)	MCH	27~34 pg
	31~43% (Child)	MCHC	31~36 g/dL (or %)
Hemoglobin	13.2~16.2 gm/dL (Male)	RDW	11.5~14.5% (CV)
	12.0~15.2 gm/dL (Female)		
RBC Count	4.3~6.2 × 10^6/μL (Male)	Reticulocyte	0.5~1.5% (Adult)
	3.8~5.5 × 10^6/μL (Female)		0.5~3.1% (Infant)
	3.8~5.5 × 10^6/μL (Infant/Child)		1.1~4.5% (Newborn)
WBC Count	4.1~10.9 × 10^3/μL	PT	11~14 seconds
WBC differential count		aPTT	36~40 seconds (Newbron) 23~35 seconds (Adult)
Neutrophil	35~80%	TT	10~16 seconds
Band	0~10%	Fibrinogen	150~350 mg/dL
Lymphocyte	20~50%	FDP	< 5 μg/mL
Monocyte	2~12%	Bleeding time	1~5 min (Duke)
Eosinophil	0~7%		1~9 min (Ivy)
Basophil	0~2%	Serum iron	70~200 μg/dL
Platelet Count	150~400 × 10^3/μL	TIBC	253~435 μg/dL
ESR (Westergren)	0~15 mm/hr (Male)	Transferrin	204~360 mg/dL
	0~20 mm/hr (Female)	Ferritin	20~250 ng/mL

⑭ 적혈구 침강속도(Erythrocyte Sedimentation Rate, ESR)

1) 적혈구의 부유안정도(suspension stability)를 측정하는 비특이적인 검사로 형성과정은 연전형성(10분), 침강(40분), 다져짐(10분)

2) Westergren 법

(1) 항응고제 : Sod. citrate (1 : 4)

(2) 크기 : 길이 300 mm, 눈금 200 mm

(3) 참고치 : 남자 = 0∼15 mm/hr, 여자 = 0∼20 mm/hr

3) Wintrobe 법(Macrohematocrit method)

(1) 항응고제 : EDTA

(2) 크기 : 길이 120 mm, 눈금 100 mm

(3) 참고치 : 남자 = 0∼9 mm/hr, 여자 = 0∼20 mm/hr

4) ESR에 영향을 주는 요인

촉진(증가)인자	지연(감소)인자
(1) Fibrinogen 이나 globulin 의 증가	(1) Albumin의 증가
(2) 적혈구의 감소(빈혈)	(2) 적혈구의 증가
(3) 시험관이 경사질 때	(3) 시험관이 짧고, 내경이 작을 때
(4) 시험관이 길고, 내경이 클때	(4) 실온이 낮을 때
(5) 진동이 있을 때	(5) 채혈후 3시간 이상 방치한 경우
(6) 실온이 높을 때	(6) 오염된 시험관을 사용한 경우
(7) 질환	(7) 과잉의 항응고제를 사용한 경우
① 조직의 파괴나 염증	(8) 응고된 혈액을 사용한 경우
② 혈장단백의 이상	(9) 기포가 있는 경우
③ 다발성 골수종	(10) 질환
④ 교원병	① 진성다혈증, 구형적혈구증, 낫적혈구증
⑤ 악성종양	② Fibrinogen의 현저한 감소(DIC)
(8) 노인	(11) 출산 전후
(9) Heparin 치료	

5) Corrected ESR

Wintrobe 법에서 빈혈이 있는 경우 여자는 Hct = 42%, 남자는 Hct = 47%을 기준으로 보정

⑮ 적혈구 취약성 검사

1) 구형적혈구에 의한 용혈빈혈 진단에 유용

항응고제 : Heparin

2) 시약

(1) Sanford 정성법 : 1% NaCl

3) 참고치

(1) Begin : 0.46～0.40%

(2) Complete : 0.36～0.30%

4) 취약성

- 취약성 증가(저항성 감소) : 유전구형적혈구증
- 취약성 감소(저항성 증가) : 간질환, 비장적출 후, Sickle cell anemia, 지중해빈혈

5) 자가용혈검사(Autohemolysis Test)

유전구형적혈구증 진단과 비특이용혈빈혈의 여러 형을 구분하는 검사로 용혈빈혈과 깊은 관계가 있는 적혈구 효소(G-6-PD, PK)의 결핍을 구분

⑯ Heinz 소체 염색

1) 주로 G-6-PD 효소의 결핍으로 혈색소가 변성되어 적혈구 내 가장자리에 침전

2) 초생체 염색(New methylene blue, Brilliant cresyl blue)으로 관찰

⑰ 혈색소 전기영동(Hemoglobin electrophoresis)

1) 혈색소의 전기영동 순서

(1) Cellulose acetate (pH 8.4~8.6) : (−) : A_2 C, E, S, F, A1, H : (+)

(2) Citrate agar gel (pH 6.3) : (−) : F, A=D=A_2, S, H (point) : (+)

2) 주요 혈색소질환의 전기영동상

Hemoglobin Electrophoresis(Cellulose acetate)

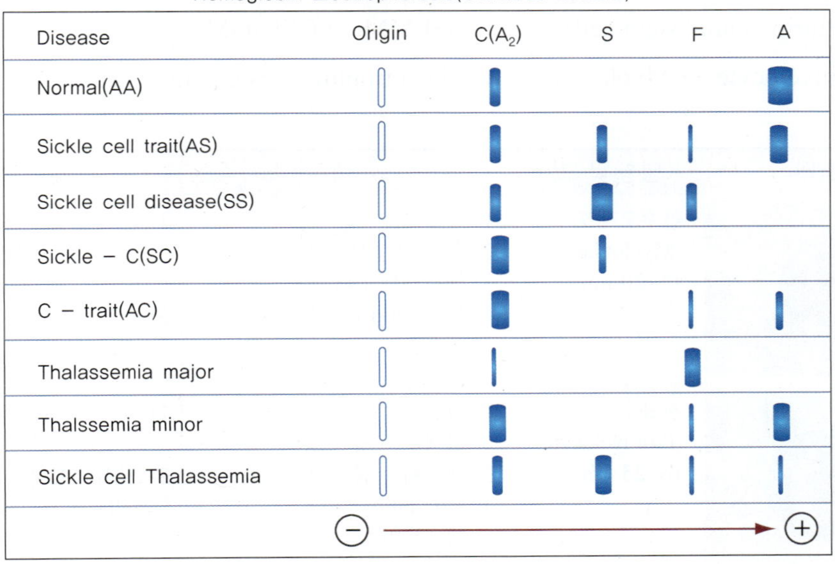

2 백혈구계

1 백혈구의 성숙과정과 기능

1) 호중구의 성숙과정

PSC (Pluripotential stem cell) → CFU-GEMM → CFU-GM → CFU-G → Myeloblast → Promyelocyte → Myelocyte → Band neutrophil → Segmented neutrophil

형태	명칭 및 크기	핵	세포질
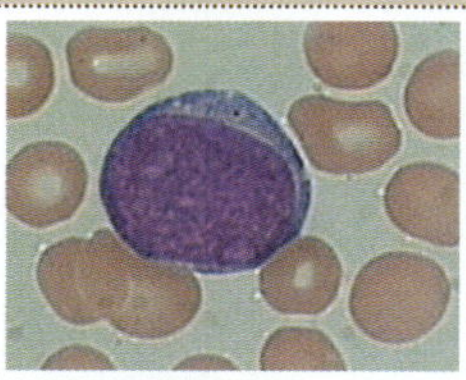	골수모세포 (Myeloblast) 15~20 μm	1) 원형 또는 타원형 2) 염색질은 섬세함 3) 핵소체는 1~3 4) N/C ratio = 8:1 5) 세포분열	1) 과립 없음 2) 급성백혈병에서 Auer body가 관찰됨 3) CD34, CD33, CD13, HLA-DR
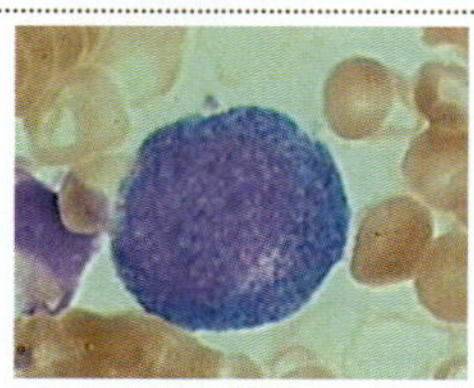	전골수세포 (Promyelocyte) 16~25 μm	1) 타원형 2) 염색질은 약간 농축 3) 핵소체는 불분명함 4) N/C ratio = 4~6:1 6) 세포분열	1) 비특이적인 1차 과립이 풍부함 2) AML M3에서 Faggot cell이 많이 나타남
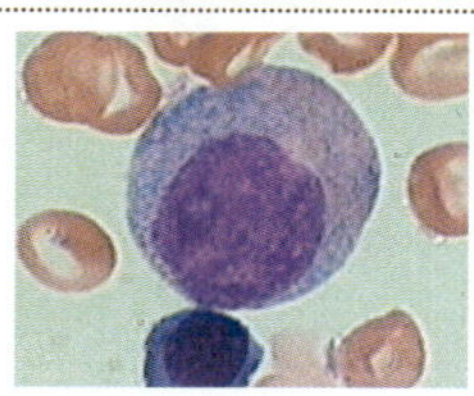	전골수세포 (Promyelocyte) 16~25 μm	1) 원형 또는 난원형 2) Golgi체 가까운 면은 편평함 3) 핵소체는 없음 4) 염색질은 농축됨 5) N/C ratio = 2:1 6) 세포분열	1) 2차 과립(특이 과립)이 만들 어지면서 호중구, 호산구, 호염기구로 나누어짐
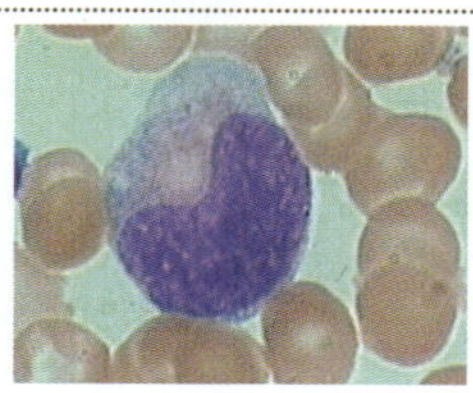	후골수구세포 (Metamyelocyte, Juvenile) 10~15 μm	1) 많이 함몰되어 있음 2) 염색질은 농축됨 3) N/C ratio = 1.5:1 4) 세포분열을 하지 않음	1) 2차 과립(특이 과립)이 만들어지면서 호중구, 호산구, 호염기구로 나누어짐

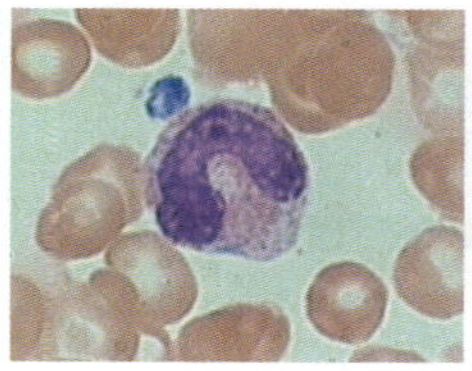	간상핵구 (Neutrophil band; stab) 10~15 μm	1) 분절되어 있지 않음 2) C, S자 모양	1) 2차 과립(특이 과립)이 만들어지면서 호중구, 호산구, 호염기구로 나누어짐 2) 정상적으로는 말초혈액에 나타나지 않음
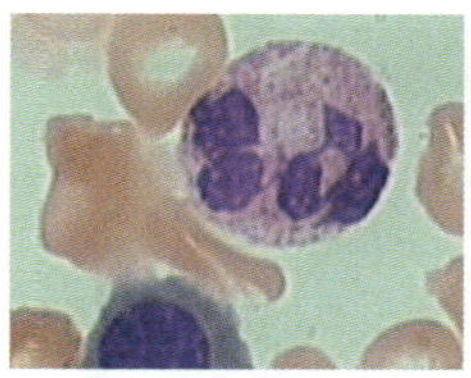	분절핵구 (Segmented form) 10~15 μm	1) 분절되어 filament로 연결되어 있음 2) 보통 3~5엽 3) 분엽상태가 1~2엽이면 좌방이행, 6엽 이상이면 우방이행(과분엽)으로 악성빈혈에서 나타남	1) 2차 과립(특이 과립)이 만들어지면서 호중구, 호산구, 호염기구로 나누어짐

2) 성숙 백혈구의 특징

종류	호중구	림프구	단구	호산구	호염기구
형태	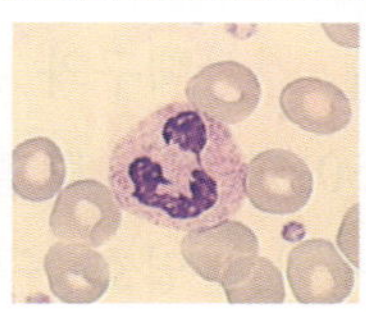	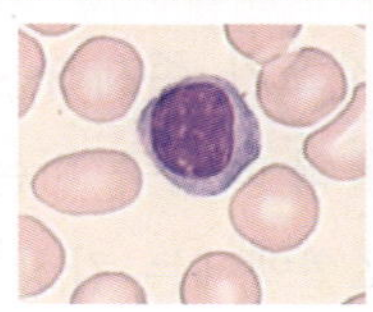	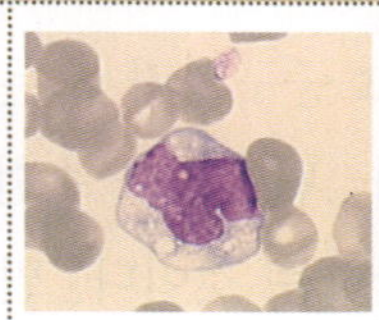	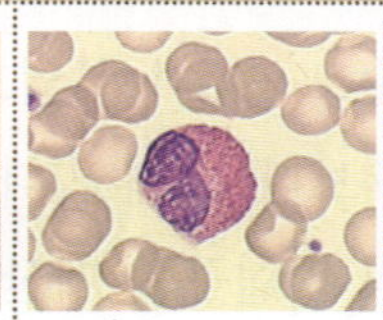	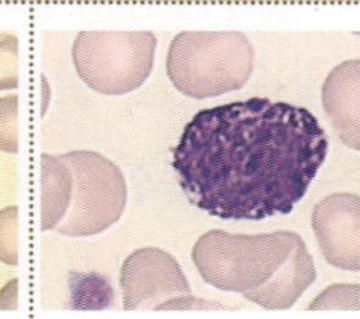
특징	1) 3~5개 분엽 2) 6개 이상은 과분엽 3) 농축된 염색질 4) 미세한 2차 과립 5) 50~70% 차지 6) 탐식기능 7) 수명 혈관 내 : 6~10시간 8) 혈관 외 : 4~5일	1) 농축된 염색질 2) 대림프구는 과립이 있음 3) 소림프구는 세포질 양이 적고핵의 크기는 적혈구와 비슷함 4) 20~30% 차지 5) 수명 • T세포 : 4년 • 기억T세포 : 20년 • B세포 : 3~4일	1) 백혈구중 가장 큼 2) 핵의 모양이 불규칙함 3) 섬세한 염색질 4) 세포질은 회색으로 흔히 공포가 있음 5) 수명은 8.4일	1) 핵은 2분엽이 많음 2) 세포질은 굵은 호산성 과립이조밀함	1) 적은수의 호염기성(수용성) 과립 2) 핵의 형태가 불분명함 3) 1% 미만

3) 호중구의 순환

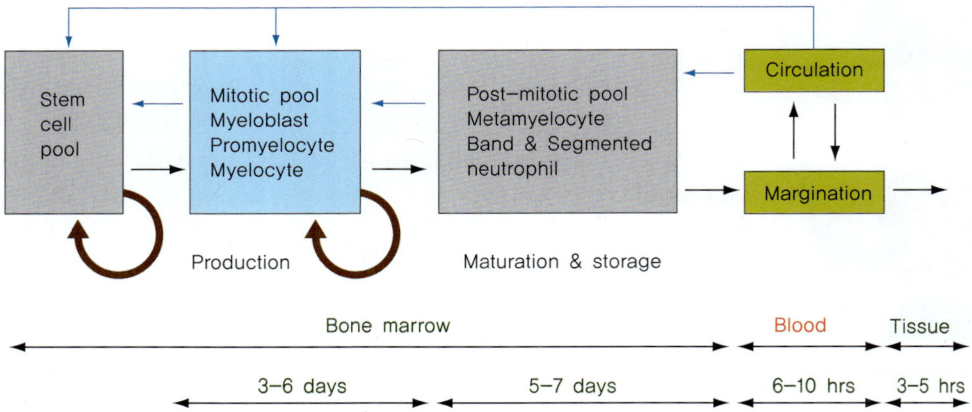

4) 골수와 혈액 내의 호중구 분포

골수에는 골수모구부터 분엽호중구까지 모든 세포가 존재하는데, 간상핵구와 분엽호중구는 순환혈액보다 25배 많다. 변연풀과 순환풀의 과립구 비는 50:50이고, 백혈구 수 계산은 순환풀의 백혈구를 계산하는 것이다. 말초혈액에는 간상핵구와 분엽호중구가 존재하고 그 비는 1:10이다. 간상핵구의 비가 높아지면 백혈구의 좌방이행(Shift to left)이라고 한다.

5) 호중구의 과립

(1) 호중구의 1차 과립(Primary or non-specific or azurophilic) 성분

Myeloperoxidase, superoxide anion, lysozyme, neutral and acid hydrolases, cationic proteins

(2) 2차 과립(Secondary or specific granules) 성분

Alkaline phosphatase, lysozyme, collagenase, lactoferrin, protease

6) 호중구 성숙과정의 이상

(1) 좌방이행(Shift to left) : 말초혈액 내 미성숙 호중구의 출현(중증감염)

(2) 우방이행(Shift to right) : 말초혈액 내 과분엽 호중구의 출현(거대적혈모구빈혈)

7) 말초혈액에 호산구는 4% 미만, 호염기구는 1% 미만 존재

8) 단구의 성숙과정

CFU-GM → CFU-M → Monoblast → Promonocyte → Monocyte → Macrophage

9) 단(핵)구의 기능

(1) 탐식능
(2) 암세포의 성장 억제
(3) 혈관 생성 자극
(4) 림프구에 항원 제공(APC)
(5) 분비기능

10) 림프구의 성숙과정

Lymphoid stem cell (CFU-L) → Lymphoblast → Prolymphocyte → Prelymphocyte → Immature lymphocyte → Mature lymphocyte (B cell) → Plasmocyte (CD38)

11) 림프구 생성과 순환

(1) 림프구의 생성은 1차 조혈기관으로 B 림프구는 골수, T 림프구는 흉선이며, 2차 조혈기관은 B와 T 림프구 모두 림프절과 림프조직
(2) 림프구는 순환 혈액보다 조직에 약 50배 많이 존재하며, 혈액과 림프액을 재순환하는 능력이 있음.

12) 형질세포(Plasma cell)의 특성

(1) 정상적으로는 말초혈액에 출현하지 않음
(2) 형태학적 특징
  ① 핵은 편재성이며, 염색질은 거칠고 차륜모양(cart wheel)
  ② 세포질은 풍부하고 호염기성이 강하며, 핵 바로 옆에 밝고 커다란 핵주명정(Golgi 체)이 관찰됨
  ③ N/C ratio는 1:2 정도
(3) Grape cell (berry cell, mott cell, morula cell), flame cell, Russell body, Dutcher body 등은 형질세포의 이상 형태

❷ 백혈구 수의 증가와 관련 질환

1) Neutrophilia

(1) 급성 감염 : 세균감염증(포도상구균, 폐렴구균)

2) Lymphocytosis

(1) 바이러스성 감염 : influenza, 홍역, 풍진, 간염

(2) 만성 감염 : 결핵, 매독, 장티푸스

(3) 신생물 : ALL, CLL, Hodgkin's disease, 다발성 골수종

(4) 자가면역질환

3) Eosinophilia

활동성 알레르기성 질환(천식), 피부 질환, 기생충 질환, 악성빈혈, 난소종양, 성홍열, 만성 임질

4) Basophilia

CML, basophilic leukemia, 천연두

5) Monocytosis

(1) 세균감염 : 결핵(T.B) 매독, 급성감염의 회복기

(2) 원충감염 : 말라리아, 아메바성 이질, SLE

3 백혈구의 형태 이상

Hairy cell(털 세포)

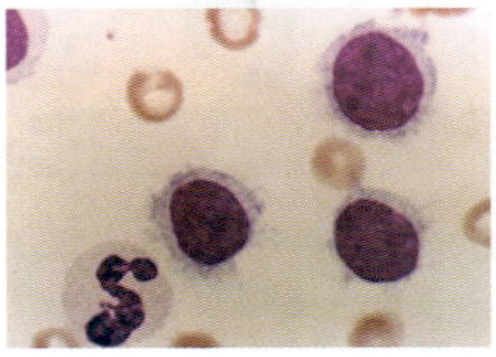

1) 세포주위에 섬모모양의 돌기
2) Hairy cell 백혈병(B-CLL)
3) TRAP (Tartrate resistant acid phosphatase) 양성

Atypical lymphocyte(비정형 림프구)

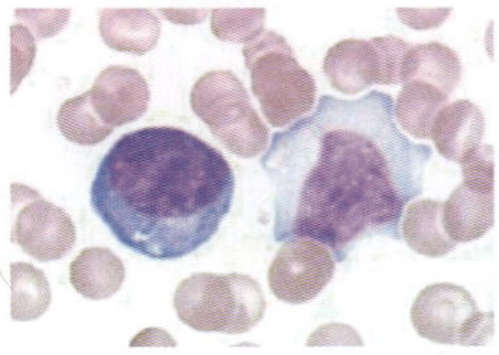

1) 크고(8~30 μm) 호염기성이며 드물게 공포를 형성함
2) Immunocyte, virocyte, Türk cell, Downey cell이라도 함
3) 감염단핵구증과 같이 바이러스성 질환에서 흔히 관찰됨

plasma cell = plasmocyte(형질세포)

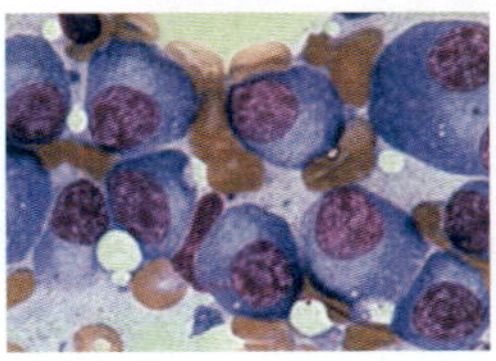

1) 핵은 편재성
2) 염색질은 거칠고, 차륜모양
3) N/C ratio = 1 : 2
4) 세포질은 호염기성이 강함
5) 핵주위에 넓은 핵주 명정
6) 말초혈액에는 나타나지 않음

Russell body(러셀 소체)

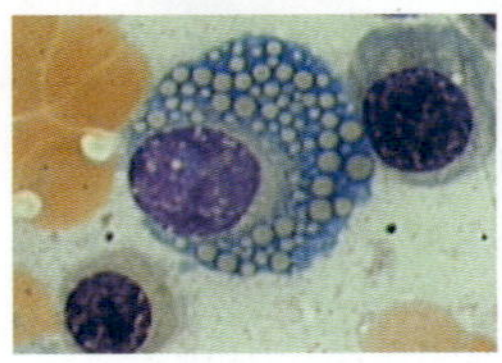

1) 형질세포에서 관찰됨
2) 면역글로불린 봉입체
3) PAS 양성
4) Grape cell (berry cell, mott cell, morula cell), flame cell은 형질세포의 이상 형태임

Auer body(아우어 소체)

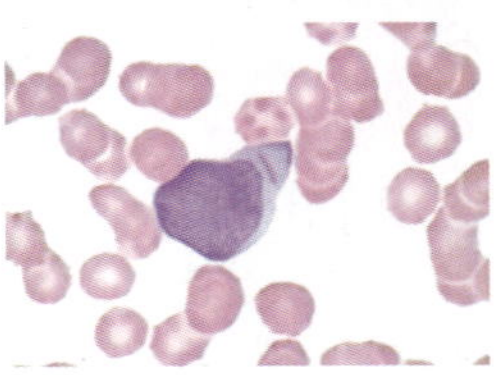

1) 적자색의 간상물질
2) 급성골수세포백혈병(골수모세포, 전골수세포, 골수세포, 단모세포)에서 관찰됨
3) 림프모구에는 나타나지 않음
4) lysosomal granules
5) Peroxidase 양성

Hypersegmented neutrophil(과분엽 호중구)

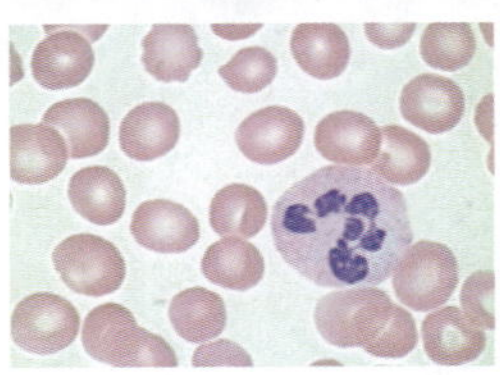

1) 호중구의 핵이 6개 이상으로 과분엽된 것
2) 악성빈혈(거대적혈모구빈혈), 만성빈혈, Down 증후군

Pelger-Huët anomaly(펠거휴트 이상증)

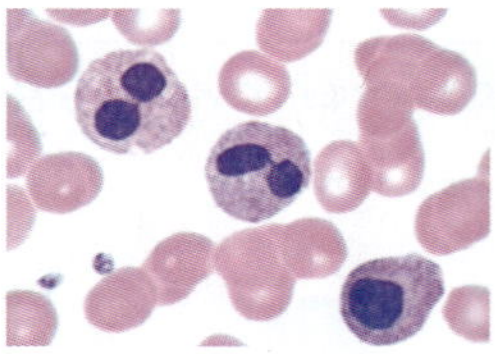

1) 호중구의 핵분엽이 2개이하인 저분엽 상태
2) 유전성 질환
3) Pseudo-Pelger 세포는 백혈병이나 무과립구증, Fanconi빈혈에서 나타남

Drum stick(북채 소체)

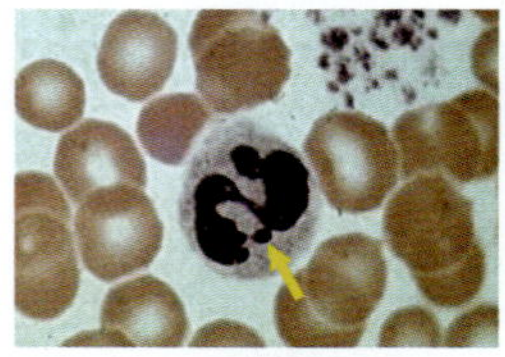

1) 호중구의 X염색체가 불활성화된 것으로 여성에서 나타남
2) 성염색체에 이상이 있는 XXY (Klinefelter syndrome) 남성에서도 많이 관찰됨(Barr body)

Dohle body(돌 소체)

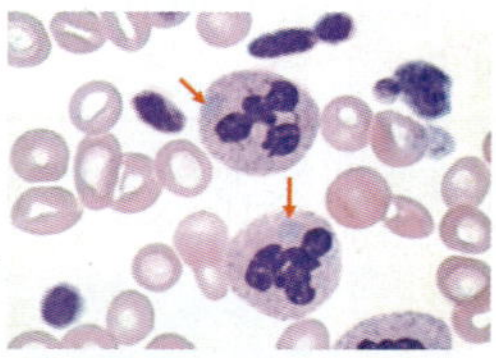

1) 연한 청색의 봉입체
2) ribosome RNA
3) 분엽호중구나 간상호중구
4) 세균감염, 임신, 화상, 암 및 중독증에서 관찰됨
5) 종종 독성과립과 같이 발견됨

Toxic granulation(독성과립)

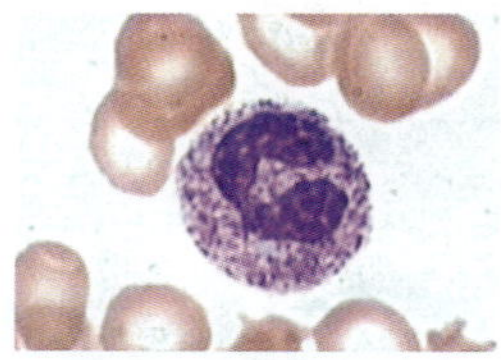

1) 진한 염기성의 흑청색과립
2) 심한 감염증(폐렴, 패혈증)이나 중독 및 화상
3) Lysosomes 또는 면역복합체

Vacuolization(공포)

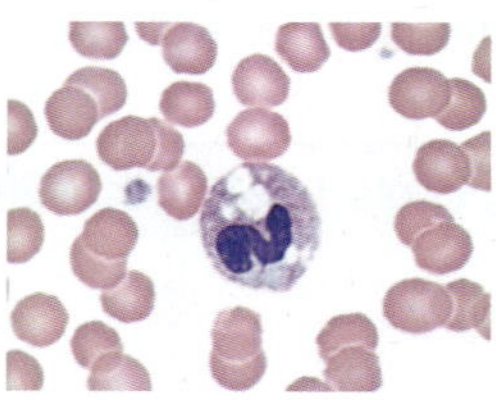

1) 감염증
2) 면역복합체 질환
3) 알코올중독증

Chediak-Higashi 증후군

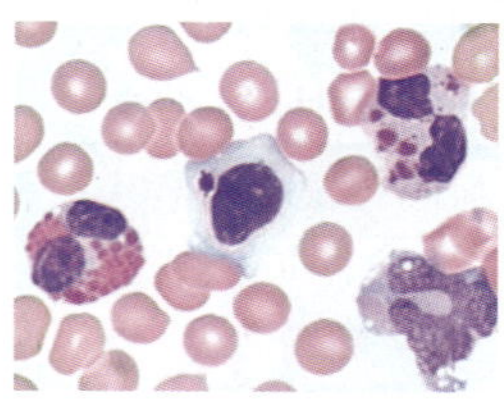

1) 상염색체 열성유전
2) 백색증이나 출형성 질환
3) 봉입체의 크기, 형태, 염색성이 다양함
4) 과립구와 비과립구에서 모두 나타남
5) Peroxidase 양성

<table>
<tr><th>Alder-Reilly 이상</th><th>May-Hegglin 이상</th></tr>
<tr><td>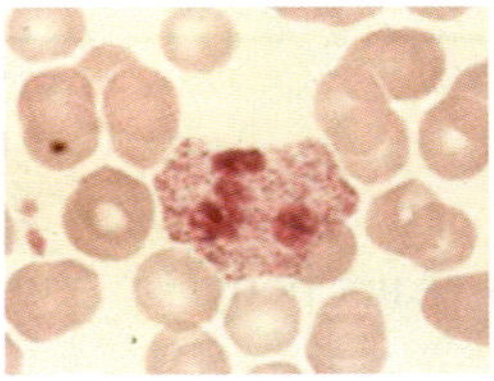
1) 점액다당류 분해효소 결핍으로 인한 유전성 muco 다당체 축적증
2) 다핵백혈구의 세포질에 크고 검은 Azuro 과립출현</td><td>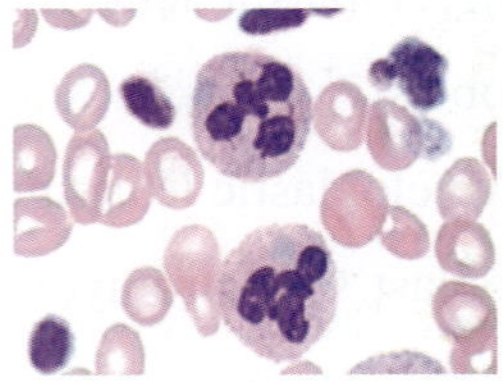
1) MYH9 유전자 변이와 관련된 상염색체성 우성 유전질환
2) 호중구 내 푸른색 봉입체
3) 거대혈소판과 혈소판감소증 특징</td></tr>
<tr><th>LE cell</th><th>Smudge cell(압좌세포)</th></tr>
<tr><td>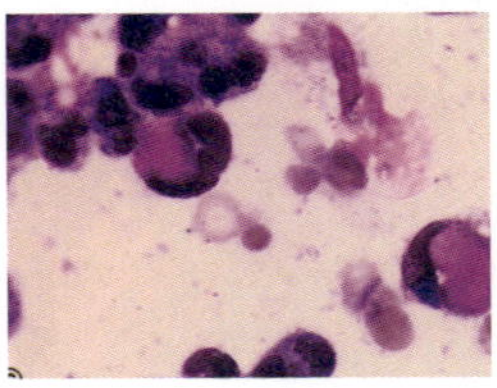
1) SLE 환자의 시험관 검사에서 관찰됨
2) LE인자(자가 항핵항체)에 의해 핵염색질이 변성되어 LE 소체가 되며, 호중구가 탐식하여 LE cell이 됨</td><td>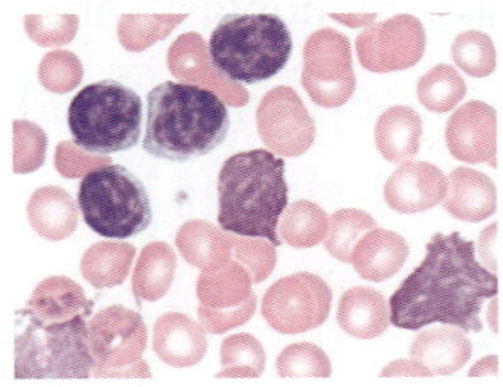
1) 세포의 핵이 압좌되어 변형
2) CLL에서 흔히 관찰됨</td></tr>
</table>

4 백혈병(Leukemia)

1) AML

- FAB 분류 → MIC 분류(Morphology, Immunology, Cytogenetics)
- Peroxidase, SBB 양성이 blast의 3% 이상 → 골수성
- Peroxidase, SBB 양성이 blast의 3% 미만 → 림프구

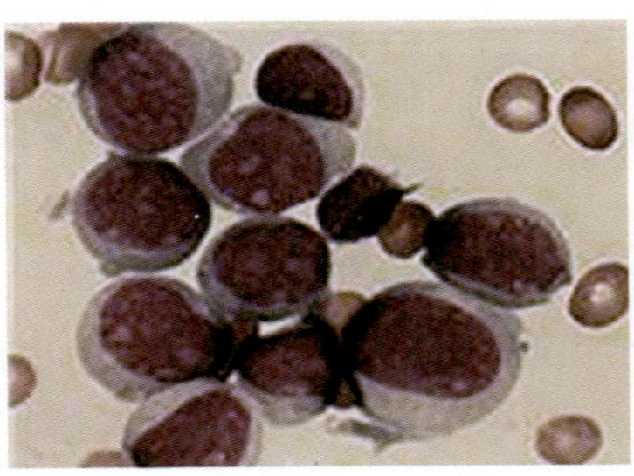

(1) M0 (Acute undifferentiated leukemia)

(2) M1 (Myeloblastic leukemia without maturation)
Myeloblast가 대부분. Auer body, cellularity 증가

(3) M2 (Myeloblastic leukemia with maturation)
Myeloblast 이외 promyelocyte, myelocyte가 10%, Auer body(+)

(4) M3 (APL-acute promyelocytic leukemia)
Promyelocyte가 30% 이상(azure 과립), Auer body(+), Faggot cell. DIC를 동반해 출혈증상이 심한 경우가 많음, PT 연장, fibrinogen감소

(5) M4 (Myelomonocytic leukemia)
과립구계의 myeloblast, promyelocyte
단구계의 monoblast, promonocyte, monocyte가 혼재

(6) M5 (Monocytic leukemia)
단구계 세포가 80% 이상
M5a : 단구계 세포의 80% 이상 monoblast
M5b : 단구계 세포의 80% 미만 monoblast

(7) M6 (Erythroleukemia)
적혈모구가 30~50% 이상, PAS 양성

(8) M7 (Megakaryoblastic leukemia)
거핵모구가 30% 이상, 골수섬유증 동반

2) ALL

(1) TdT (terminal deoxynucleotidyl transferase) : 95%가 양성
(2) 림프모구의 증가가 뚜렷함
(3) L1, L2, L3 아형으로 분류

3) CML

(1) 골수모세포부터 분엽호중구까지 모든 성숙단계가 관찰됨
(2) 호산구와 호염기구 증가가 뚜렷함
(3) LAP score는 감소
(4) Philadelphia 염색체 − t(9;22) (q34;q11)

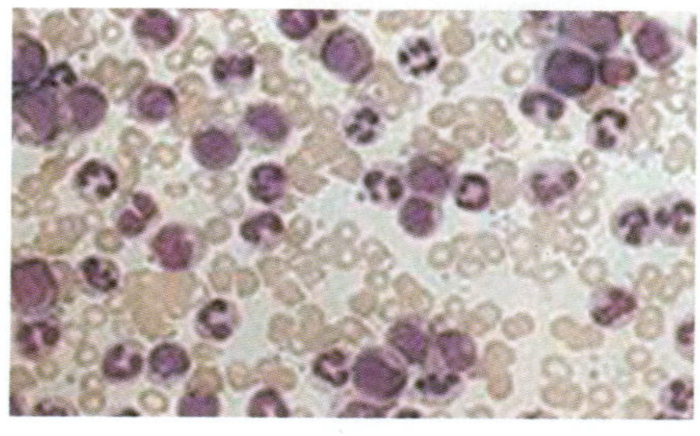

(5) LAP score가 증가하는 중증 세균감염 현상인 유백혈병반응(leukemoid reaction)과의 감별이 필요함

4) CLL

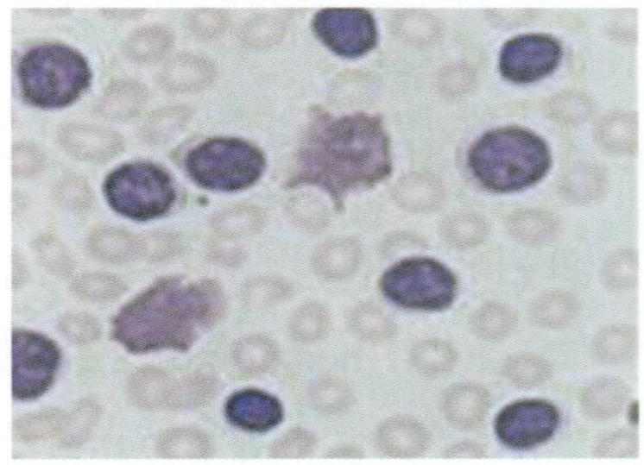

성숙림프구 증가

압좌세포(smudge cell)들이 많이 발견됨

5 다발골수종(Multiple myeloma)

(1) 형질세포의 증식, 적혈구의 연전현상, ESR 증가, Bence-Jones protein 양성

(2) M 단백에 해당하는 면역글로불린(γ-globulin) 증가, plasma viscosity 증가

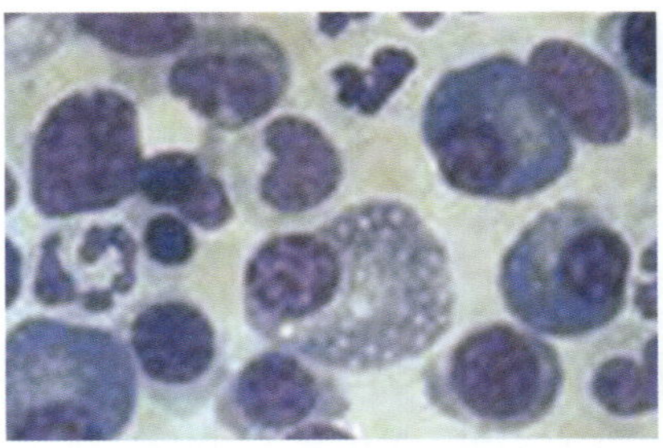

6 감염 단핵구증(Infectious mononucleosis)

(1) Epstein-Barr 바이러스 감염으로 젊은 층에 호발

(2) 비정형(이형)림프구의 증가, 림프구의 절대적 증가

(3) 이호성 항체가 나타남

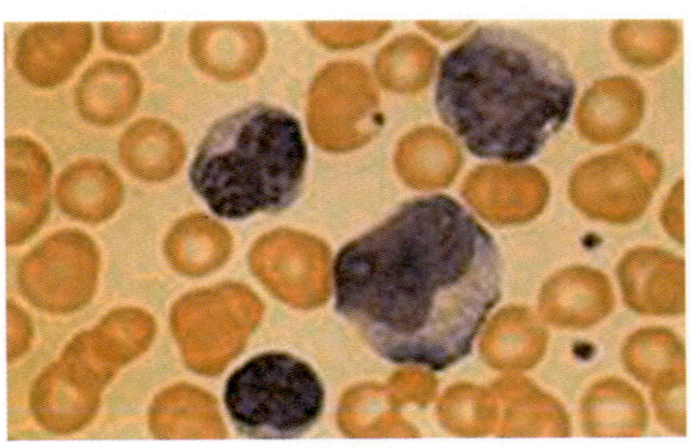

7 세포화학 염색법

1) Peroxidase 염색

(1) 검사목적

AML (SBB와 함께 양성세포 3% 이상)과 ALL의 감별진단

(2) 원리

① 기질(benzidine) + H_2O_2 + MPO → 기질의 산화물(청색) + $2H_2O$

② 기질종류에는 bengidime(현재는 발암물질로 사용금지), Diaminobenzidine (DAB), aminocarbazol, Diaminofluoren 등

③ 발색반응은 기질에 따라 다른 색깔로 나타남

(3) 결과

① 양성반응 - 호중구, 호산구, 단구(약양성)

② 음성반응 - 림프구, 거핵구, 혈소판, 형질세포, 호염구, 적혈모구

③ AML 3% 이상, ALL 3% 미만

2) Leukocyte alkaline phosphatase (LAP)

(1) 검사목적 : CML과 leukemoid reaction의 질환을 감별하는 보조검사

(2) 원리 : 반응액 중의 기질인 naphthtol AS-BI phosphate가 ALP 효소작용에 의해 나프톨과 인산으로 분해되어 디아조니움염이 결합하여 발색되어지고, 효소활성 부위에 불활성의 붉은 색 침전물을 형성함. 100개의 성숙호중구(간상호중구와 분엽호중구)를 계수함

(3) LAP score 참고치 : 13～130

(4) 결과 해석

① LAP 증가 - Leukemoid reaction(100 이상), 진성다혈증, Down 증후군, 세균감염증, ALL

② LAP 감소 - CML(13 이하), PNH, 급성간염, 전염단핵구증

③ EDTA는 phosphatase 효소반응을 저해함으로 heparin 첨가혈액이나 신선혈액을 사용하여야 함

3) Sudan black B (SBB)

(1) 지질(중성지방, 인지질)을 함유하고 있는 과립구계에 흑색이나 흑갈색의 양성과립을 보임

(2) Peroxidase와 유사

(3) 결과

① 양성반응 – 전골수세포, 단구, Auer body

② 음성반응 – 림프구

③ AML에서 Blast의 3% 이상이 SBB 양성

4) Periodic acid Schiff (PAS)

(1) 다당류의 거의 대부분은 glycogen으로서 급성백혈병 중에서 AML(거의 모든 blast는 PAS 음성)과 ALL (PAS 양성)의 감별에 이용됨

(2) 적백혈병(Erythroleukemia, M6)의 적혈모구(강한 PAS 양성)와 거대적혈모구빈혈의 적혈모구(PAS 음성)의 감별에도 이용됨

(3) 결과

① PAS 반응의 양성은 적색 또는 적자색으로 세포질 내 또는 그 주변에서 관찰됨

② AML에서 골수모세포, 전골수세포 : 대부분 음성, 일부는 산만성 약양성

③ ALL의 림프모구, 적백혈병의 적혈모구 : 강한 양성(과립이 농축된 환형모양)

④ 지중해빈혈, 재생불량빈혈, 골수섬유증, 철결핍빈혈의 경우 : PAS 양성

⑤ 악성빈혈 시 거대적혈모구는 음성

⑥ 혈소판 : 산만성의 강한 양성

⑦ 성숙 림프구는 음성, 소수의 양성 과립

5) Esterase

(1) 비특이적 에스터라아제(NSE) : 단구계에 많이 존재

기질 : ANA (α-naphthyl acetate), ANB (α-naphthyl butyrate)

(2) 특이적 에스터라아제(SE) : 과립구계에 많이 존재

기질 : Naphthol AS-D chloroacetate

(3) 단모구를 동정하거나 AML-M4 백혈병 구분 시 반드시 실시

(4) 비특이적 에스터라아제 염색법에서 NaF 저해시험을 실시 – 단구계 세포는 NaF에 의해 활성이 저해됨

(5) 결과 해석

① M2, M3 AML – 특이적 에스터라아제 양성 : 청색

② M5 AML – 비특이적 에스터라아제 양성 : 적갈색

③ M4 AML – 이중염색법(Dual esterase) 양성 : 청색 + 적갈색

6) Acid phosphatase (ACP)

(1) 모든 백혈구계 세포에 효소활성이 있음

(2) Naphthol AS BI phosphate 기질을 사용

(3) 중등도 양성도 : 림프구, 호산구, 호중구, 적혈모구, 혈소판

(4) 강양성 : 단구, 조직구, 거핵구, Hairy cell

(5) 주석산 저항성 검사(TRAP) : Hairy cell과 T-ALL의 blast cell은 저항성이 강함

7) Iron stain

(1) 철적혈모세포나 철적혈구에서 철과립 증명, 3가 철을 염색

(2) 철적혈모구의 증가는 heme 합성장애, 철대사이상으로 인한 질환에서 증가

(3) 환형철적혈모구(ringed sideroblast)의 증가는 sideroblastic anemia 진단에 필요(철 증가)

(4) 철결핍빈혈 : 철적혈모구 감소

(5) 재생불량빈혈 : 증가

(6) 철오염 방지를 위하여 증류수 사용

(7) 철적혈구 정상치 : 0.4～0.6%

(8) 철적혈모세포 정상치 : 다염성 및 정염성 적혈모구의 30～50%

8) NBT 환원 검사(Nitroblue tetrazolium reduction, NBT)

(1) 원리 : 세균감염 시 호중구에 의해 탐식 → 대사성 변화(활성산소 증가)로 NBT 용액과 반응시키면 흑청색의 침착물이 형성

(2) 주로 만성육아종의 진단에 이용

3 거핵세포계 및 지혈

I. 거핵세포계 및 혈소판

❶ 거핵세포계의 성숙과정

CFU-GEMM → CFU-M → Megakaryoblast → Promegakaryocyte → Megakaryocyte → Platelet

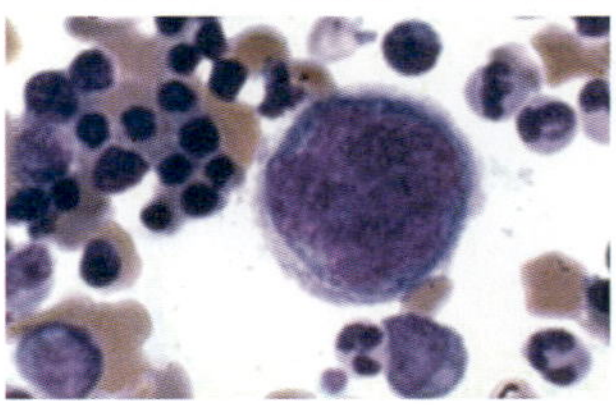

거핵모구(10~30 μm)

1) Thrombopoietin의 자극에 의해 성숙
2) 소림프구와 비슷한 형태
3) 핵소체가 관찰

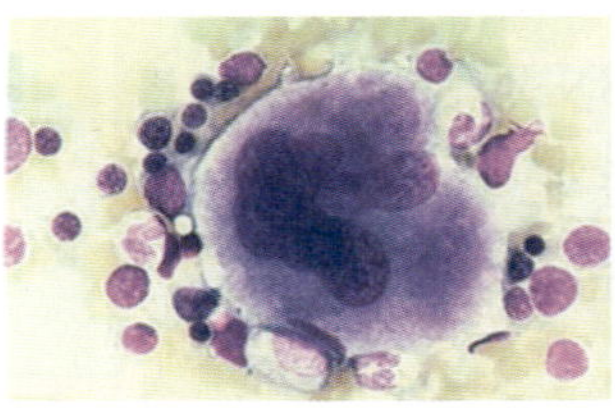

거핵구(30~150 μm)

1) 골수에서 가장 큰 세포
2) 8~16N 배수체
3) 거핵구 한 개당 평균 1,500~2,000개의 혈소판 생성

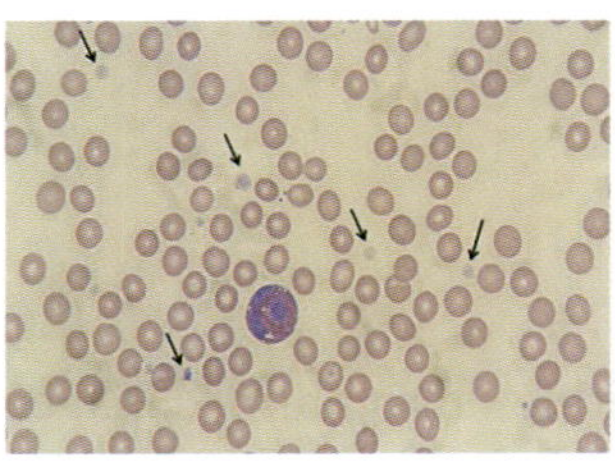

혈소판(2~4 μm)

1) 알파과립과 고밀도과립
2) 참고치 : $150\text{~}450 \times 10^3$/uL
3) 수명 : 약 10일
4) 혈소판의 약 30%는 비장에 저장

❷ 혈소판의 구조

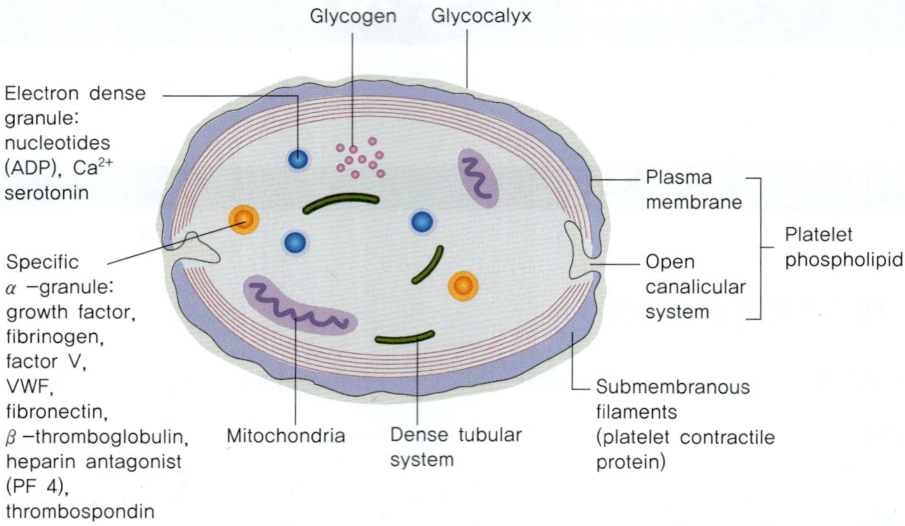

❸ 거핵구 및 혈소판의 역학

(1) 성숙에 소요되는 기간 : 5일

(2) 핵 내분열(endomitosis)에 의한 다배수체(polyploidy) : 8N 또는 16N

(3) 전체 혈소판 중 2/3는 순환혈액에 존재, 1/3은 비장에 존재
비장비대 환자는 위혈소판감소증(pseudothrombocytopenia)

(4) 혈소판의 수명 : 7～10일

❹ 혈소판 활성화 과정

(1) 혈소판 활성화 물질 : ADP, thromboxan A_2, epinephrine, thrombin, collagen, ristocetin 등

(2) 혈소판 억제 물질 : aspirin, heparin, hirudin, prostacyclin (PGI_2) 등

5 혈소판 과립

과립	기능
Alpha	
β-Thromboglobulin PF4 Fibrinogen, Factors V & VIII Von Willebrand factor Plasminogen Plasminogen activator inhibitor−1 Platelet-derived growth factor Fibronectin	Heparin 기능 억제: 혈관 수복 Heparin 기능 억제: 혈관 수복(민무늬근 세포 성장) Fibrin 형성 혈소판 부착 Plasmin 형성 섬유소용해 억제 혈관섬유모구와 평활근세포 증식 부착분자
Dense (δ−granule)	
ADP ATP Calcium Serotonin	P2Y1과 P2Y12에 결합하여 혈소판 응집조절 혈소판 활성 시 방출 혈소판 활성과 응집을 조절 혈관 수축
Lysosomes	
Proteolytic, hydrolytic enzymes	혈관벽 matrix와 debris 등을 소화

6 혈소판 기능

(1) 점착반응 : 혈소판이 혈소판이 아닌 이물질에 부착하는 것

GpIb-IX + vWF + Collagen

(2) 응집반응 : 혈소판이 혈소판끼리 결합하는 것

GpIIb-IIIa + fibrinogen + GpIIb-IIIa

(3) 과립 방출 : 고밀도과립과 α 과립 내 저장물질을 방출

(4) 모세관 투과억제 작용기전

(5) 혈액응고인자 활성화 작용 : 혈소판제3인자(PF3, phospholipid)과 관여

(6) Serotonin에 의한 혈관 수축

(7) 혈병 수축 : actin과 myosin 관여

(8) Plasminogen의 활성화 억제 작용 : plasminogen activator inhivitor(PAI)

(9) 섬유모세포(fibroblast) 성장 촉진 작용 : PDGF

7 비정상 혈소판

(1) 소형 혈소판 : 1 μm 이하이고 혈소판 감소증 동반, Wiskott-Aldrich 증후군
(2) 거대 혈소판 : 5 μm 이상이고 세포질의 호염기성이 증가,
Bernard-Soulier 증후군, May-Hegglin 이상 등
(3) 혈소판위성현상 : EDTA 처리 시 호중구에 혈소판이 부착되는 현상
자동혈구계산에서 혈소판의 거짓감소를 발생

II. 혈액응고와 억제제 및 섬유소용해계

1 지혈에 영향을 주는 요소

1) 혈관−혈관수축
2) 혈소판(1차지혈)−혈소판 점착, 응집에 의한 백색혈전
3) 혈액응고(2차지혈)−혈액응고인자의 섬유소 형성에 의한 적색혈전
4) 섬유소용해

2 혈액응고

1) 응고인자들의 특성

혈액 응고인자의 국제명과 그 동의어

Roman Numeral	Synonyms
I	Fibrinogen
II	Prothrombin
III	Tissue factor, Tissue thromboplastin
IV	Calcium ions
V	Proaccelerin, labile factor
VII	Proconvertin, stable factor
VIII	Antihemophilic globulin (AHG), Antihemophilic factor A

IX	Plasma thromboplastin component (PTC), Antihemophilic factor B, Christmas factor
X	Stuart factor, Prower factor
XI	Plasma thromboplastin antecedent (PTA), Antihemophilic factor C
XII	Hageman factor
XIII	Fibrin stabilizing factor
Prekallikrein (PK)	Fletcher factor
High molecular weight kininogen (HMWK)	Fitzgerald factor, Williams factor, Flaujeac factor

혈액응고인자의 특성상 분류

Factors	Characteristics of Group
FIBRINOGEN GROUP Factor I Factor V Factor VIII Factor XIII	– 비타민K 비의존성 – $BaSO_4$ 흡착혈장에 있음 – 혈청에 없음
PROTHROMBIN GROUP Factor II Factor VII Factor IX Factor X Protein C Protein S	– 비타민K 의존성 – $BaSO_4$ 흡착혈장에 없음 – II를 제외하고 혈청에 있음 – 경구용항응고제에 저해받음
CONTACT GROUP Factor XII Factor XI Fletcher factor Fitzgerald factor	– 비타민K 비의존성 – $BaSO_4$ 흡착혈장에 있음 – 혈청에 없음

2) 응고과정

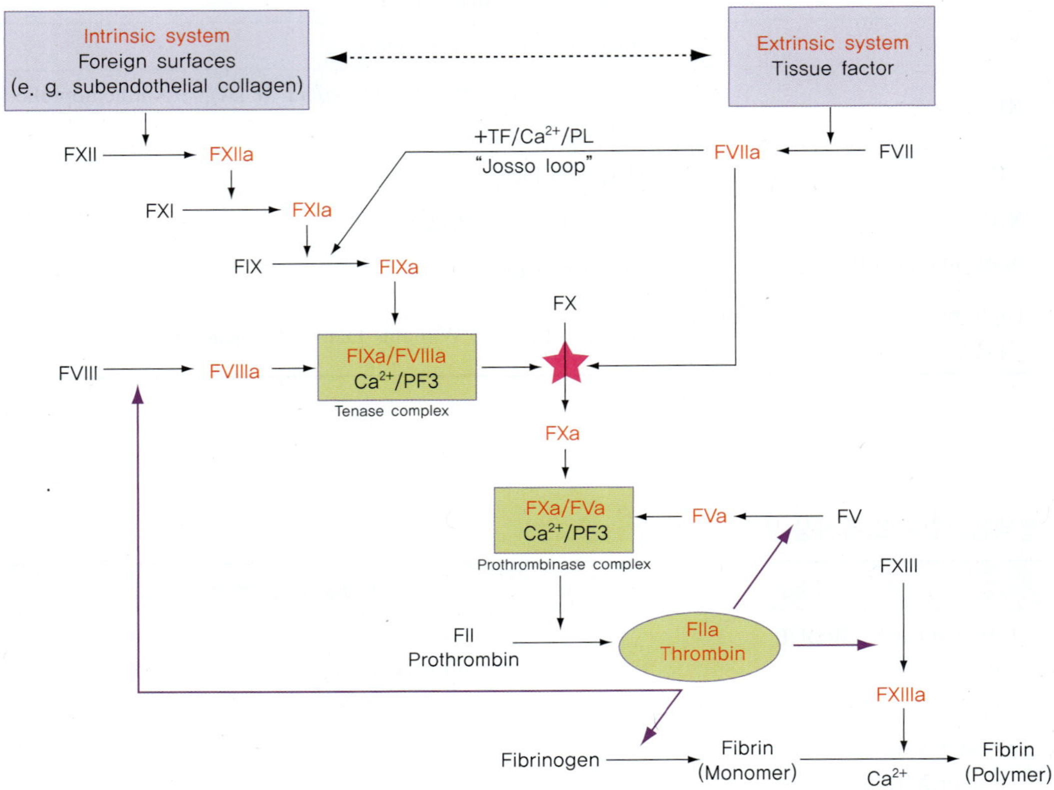
Intrinsic system
Foreign surfaces
(e. g. subendothelial collagen)
Extrinsic system
Tissue factor
FXII
FXIIa
+TF/Ca2+/PL
"Josso loop"
FVIIa
FVII
FXI
FXIa
FIX
FIXa
FX
FVIII
FVIIIa
FIXa/FVIIIa
Ca2+/PF3
Tenase complex
FXa
FXa/FVa
Ca2+/PF3
Prothrombinase complex
FVa
FV
FXIII
FII
Prothrombin
FIIa
Thrombin
FXIIIa
Fibrinogen
Fibrin
(Monomer)
Ca2+
Fibrin
(Polymer)

3) 억제 인자

종류	억제물질
Antithrombin-III (AT-III)	Thrombin, Xa, IXa, XIa, XIIa, Kallikrein, Plasmin, t-PA
C_1−inhibitor	Kallikrein, Plasmin, C_1, XIIa and Xia
α_2−macrogrobulin	Kallikrein, Plasmin, Thrombin, t-PA
α_2−antiplasmin	Plasmin, Kallikrein, Thrombin, t-PA
α_2−antitrypsin	XIa, Thrombin, Kallikrein
Heparin cofactor II	Thrombin
PAI−1 & PAI−2	t-PA and u-PA
protein C	Va, VIIIa
protein S (Protein C cofactor)	Va, VIIIa
TFPI	VIIa and Xa

TFPI : Tissue Factor Pathway Inhibitor
t-PA : tissue Plasminogen Activator, u-PA : urine Plasminogen Activator

③ 섬유소 용해계의 활성화 및 억제작용

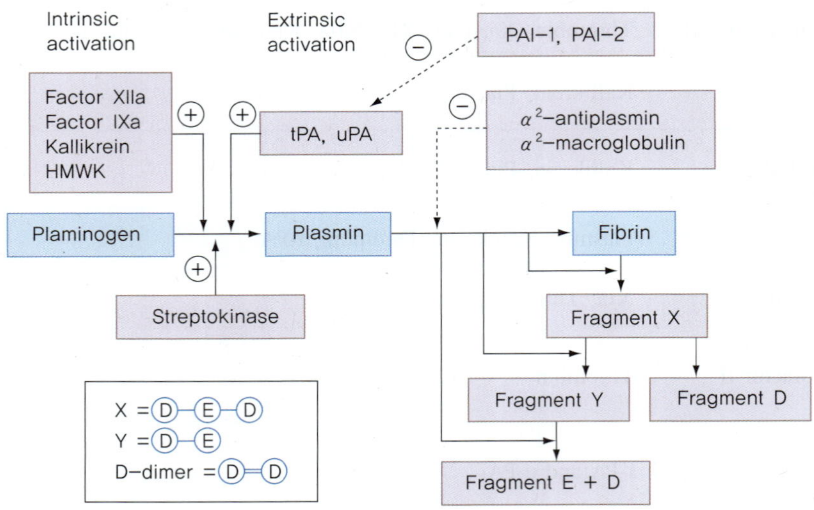

III. 지혈관련 검사

① 혈소판 기능 검사

1) 출혈시간(Bleeding time, BT)

- 모세혈관벽의 수축성과 저항성, 혈소판의 수 및 혈소판의 점착응집능 등 기능에 의해 좌우됨
- 최소한 검사 10일 전부터 aspirin 복용을 금지하도록 함

(1) Duke 법

① Lancet로 귓불을 2~3 mm 깊이로 천자한 다음 혈액이 자연히 나오기 시작하면 30초 마다여과지를 가볍게 접촉하여 출혈이 자연히 멈출 때까지의 시간을 측정

② 참고치 : 1~4분

(2) Ivy 법

① 혈압기로 상박부에 40 mmHg의 압력을 가한 다음 template로 상박부의 피부에 작은 절개를 내어 출혈이 자연히 멈출 때까지의 시간을 측정

② 참고치 : 2~6 분

2) PFA-100(Platelet Function Analyzer)

① 원리 : 체내에서 일차 지혈과정을 유발하는 높은 전단력(shear flow)에 의한 스트레스 상태를 체외에서 시뮬레이션 함으로써 혈소판의 기능이상을 알아보는 선별검사임

② 1차 선별검사(Collagen + Epinephrine),
2차 추가검사(Collagen + ADP)

③ 검사과정 : 혈소판이 collagen에 부착되면 혈소판 활성을 위한 최초 물리적 자극을 일으키고 epinephrine (or ADP)은 혈소판을 활성화시켜 혈소판 응집을 유발하게 되는데, 그 결과 platelet plug에 의해 막의 구멍이 막혀 전혈의 흐름이 멈출 때까지의 폐색시간(Closure Time, CT)을 측정하게 됨

④ 기존의 출혈시간(bleeding time, BT)에 비해 민감도, 특이도가 뛰어나며 비침습적이고 검사과정이 간단해 BT 검사를 대체하고 있는 추세임

⑤ 참고치 : (COL + EPI) = 81~192 초, (COL + ADP) = 61~110 초

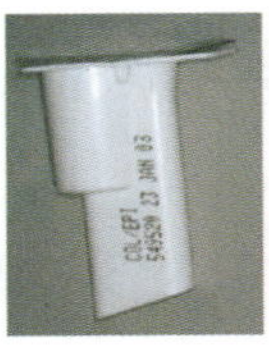

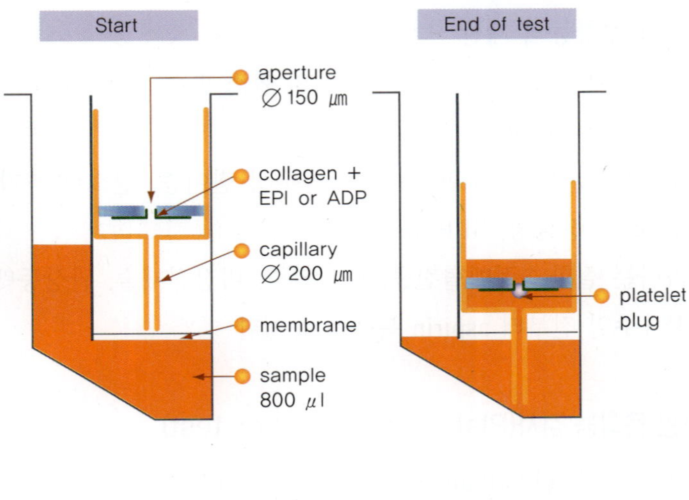

3) 모세혈관 저항성 검사(Capillary resistance test, Capillary fragility test, Rumpel-Leede tourniquet test)

(1) 최고와 최저 혈압의 중간압으로 5분간 출혈시킨 후 출혈반점의 수를 셈

(2) 참고치 : 출혈반점이 5개 이하

(3) 혈소판의 수, 기능 및 모세혈관의 취약성을 평가

4) 혈병 수축 검사(Clot retraction test)

(1) 혈소판감소증(수 및 기능이상)이나 혈소판 무력증에서 혈병 수축 저하

(2) 결과

① 정성검사 : 1시간 이내 수축이 시작되어 4시간 이내 완료됨

② 정량검사 : 44~64% (혈청량/전혈량 × 100)

③ 혈병 수축 검사결과가 심하게 불량하면 혈소판 점착 검사, 혈소판응집능검사, fibrinogen 정량검사 및 thromboelastography (TEG) 측정

5) 혈소판 점착능 검사(platelet adhesiveness test)

(1) 검체혈액과 대조혈액을 EDTA 시험관에 채혈하여 혈소판수를 계산

① 검체혈액 : 유리구슬이 들어 있는 관을 통과한 혈액

② 대조혈액 : 유리구슬이 들어 있지 않은 관을 통과한 혈액

(2) 혈소판 점착능의 계산

(대조혈액의 혈소판 수 − 검체혈액의 혈소 판수) × 100/대조혈액의 혈소판 수

(3) 참고치 : 10~51%

(4) 감소하는 질환 : 혈소판 무력증, 골수성 변이증, 혈소판 증가증 및 von Willebrand disease, 저장풀병, SLE 등

(5) 증가하는 질환 : 정맥혈전증, 폐색전증, 비장절제술, 관상동맥 질환 및 당뇨

(6) 검사 1주일 전부터 aspirin 복용을 중지함

6) 혈소판 응집능 검사(Platelet aggregation test)

(1) 혈소판 풍부 혈장(Platelet Rich Plasma, PRP)에 혈소판의 응집을 자극시키는 물질을 가하여, 실시간으로 혈소판의 응집반응을 혈소판 결핍 혈장(Platelet Poor Plasma, PPP)을 blank로 하여 투과광의 그래프로 기록함

(2) 혈소판응집 자극물질 : ADP, Epinephrine, Thrombin, Collagen, Ristocetin 등

(3) 검체 : 3.2% sodium citrate

(4) 참고치 : 68~80%

(5) 정상인의 혈소판 응집곡선

(6) 혈소판 질환에서의 혈소판 응집 양상

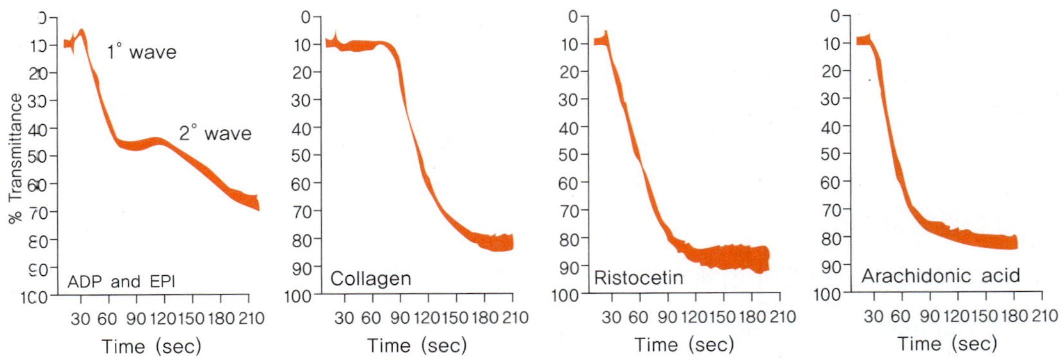

Typical Aggregating Pattern in Platelet Disorders					
Reagent / Disorders	Collagen	ADP	Epinephrine	Ristocetin	Arachidonic acid
Normal	2° wave only	1° and 2° wave	1° and 2° wave	1° and 2° wave	2° wave only
von Willebrand disease	Normal	Normal	Normal	No response	Normal
Bernard-Soulier syndrome	Normal	Normal	Normal	No response	Normal
Glanzmann's thrombasthenia	No response	No response	No response	Normal	No response
Storage pool disease	No response	1° wave only 1°	wave only	Normal	Normal
Aspirin ingestion	No response	1° wave only 1°	wave only	Normal	No response

❷ 혈액응고계 검사

1) 검체의 준비

(1) 3.2% sod. citrate 항응고제가 들어있는 시험관에 채혈
(2) 항응고제와 혈액의 비율은 1:9 가 적당함
(3) 채혈 즉시 3,000 rpm에서 15분간 원침 후 혈장 분리
(3) 3시간 내에 검사를 완료해야 함
(4) Hematocrit가 55% 이상이면 혈장에 비해 항응고제의 양이 너무 많아 시약 내 calcium의 작용을 중화시켜 응고시간이 연장됨

2) 전혈 응고 시간

(1) 내인계 응고인자의 전체적인 활성을 알아보기 위한 선별검사
(2) Capillary 법 : 2~6분
(3) Lee & White 법 : 5~15분
(4) 연장되는 질환 : 간질환, DIC, heparin 치료, 순환항응고제
(5) VII 인자, XIII 인자 결핍 시에는 정상

3) 혈장 칼슘재가 시간(Plasma recalcification time)

(1) 내인계 응고인자의 전체적인 활성을 알아보기 위한 선별검사
(2) 검사원리 : 환자혈장 + $CaCl_2$
(3) 참고치 : 90~120초

4) Prothrombin time (PT)

(1) 외인계 응고인자의 전체적인 활성을 알아보기 위한 선별검사
(2) 검사원리 : 환자혈장 + (complete tissue thromboplastin + $CaCl_2$)
(3) 참고치
① Second : 12~14초
② 활성도(%) : 80~100%
③ Ratio : 1 (환자 PT/정상대조 PT)
④ INR : 1.0~1.3

INR (International Normalized Ratio : 국제표준비의 계산)

INR = (Prothrombin ratio)ISI = (환자 PT/정상대조 PT) ISI

(4) 연장되는 질환 : 간질환, 비타민K 결핍증, 경구용 항응고제, DIC, 순환항응고제

(5) 단축되는 질환 : 다발성 골수종, 급성 혈전성 정맥염, ether 마취 후

(6) 경구용 항응고제인 Warfarin (Coumadin) 치료의 관리지표로 유용하며, 가장 좋은 INR 관리 값은 2.0~3.0 임

5) aPTT (activated Partial Thromboplastin Time)

(1) 내인계 응고기전의 이상을 알아보기 위한 선별검사(III, VII 및 XIII 인자 제외)

(2) 검사원리 : [환자혈장 + (activator + partial thromboplastin)] + $CaCl_2$

(3) Activator로는 silica, celite, kaolin, ellagic acid 등이 있음

(4) Partial thromboplastin은 인지질인 cephalin을 주로 사용함

(5) 참고치 : 25~40초

(6) 연장되는 질환 : 간질환, DIC, FDP, heparin 치료, 순환항응고제, 저장혈의 대량 수혈

(7) Heparin 치료의 관리지표로 유용함

(8) 항응고제 치료여부를 반드시 확인하여 보고해야 함

(9) aPTT가 연장되면 정상혈장을 동량 섞어 혼합검사를 시행하여 교정여부를 확인함

(10) Lupus 항응고제가 있거나 항인지질 증후군 환자는 연장될 수 있으며, 이때 혈소판을 가하여 억제물질을 중화시키면 교정됨

6) Thrombin time (TT)

(1) 응고과정의 마지막 단계인 3단계 측정검사

(2) 검사원리 : 환자혈장 + Thrombin

(3) 참고치 : 22초 이하

(4) 연장되는 질환 : Fibrinogen의 질적 양적 이상, DIC, Heparin 치료, 다발성 골수종, 이상 단백혈증

(5) Reptilase time : Thrombin time과 동일한 검사로서, reptilase는 heparin의 영향을 받지 않음으로 heparin 치료중인 환자를 정확히 측정할 수 있음

(6) Fibrinogen 측정법에도 이용됨

7) Stypven time

(1) DRVVT (Dilute Russell's Viper Venom Test)

(2) 주로 X인자와 공통경로 인자의 결핍증을 반영하며, Lupus 항응고제에 예민함

(3) 참고치 : 30초 이하

8) Protein C 검사

(1) Protein C는 정상혈장 내에 존재하는 비타민 K 의존성 응고억제 인자로서, 활성화된 protein Ca는 protein S의 도움을 받아 Va와 VIIIa를 억제함

(2) Protein C의 활성화 : Thrombin이 혈관 내피세포의 thrombomodulin 수용체에 결합된 다음 보조인자인 phospholipid와 Ca^{++}의 도움을 받아 활성화시킴

(3) 검사원리 : 특이 활성물질에 의해 활성화된 protein C는 Va와 VIIIa를 억제하여 aPTT를 연장시킴

(4) 참고치 : 70～130%

(5) 결과해석

① Protein C가 감소하면 혈전형성을 일으킴

② Protein C의 감소 : 간질환, DIC, 경구용 항응고제 치료

③ 선천적 결핍증은 type 1과 type 2가 있으며, type 1의 경우 protein C의 활성도와 항원량이 동시에 감소하고, type 2의 경우에는 활성도만 감소

9) Lupus 항응고제 검사

(1) Lupus 항응고제는 항인지질 항체로서 프로트롬빈 활성화 복합체 ($Xa+Va+CaCl_2$ + phospholipid) 형성을 방해하여 응고시간을 연장시킴

(2) Lupus 항응고제의 존재를 진단하기 위한 세 가지 조건

① 인지질 의존성 응고검사에서 비정상적으로 연장됨

(예) PT, aPTT, kaolin clotting time, DRVVT

② 정상혈장을 이용한 혼합검사에서 교정되지 않음

(예) aPTT mixing test

③ 인지질 또는 혈소판을 가하면 교정됨

(3) 참고치 : 정상인은 음성(비율이 1.2 이하)

① Normal LA – 비율이 1.2 이하

② Morderate LA – 비율이 1.2~2.0

③ Strong LA – 비율이 2.0 이상

(4) 생체 내에서는 혈전증과 색전증의 원인이 됨

(5) VDRL 위양성

10) Prothrombin 소비시험(Serum Prothrombin Time)

(1) 검사목적 : 내인계 응고인자(주로 VIII, IX)의 결핍과 혈소판감소증의 선별검사

(2) 검사원리 : 정상 응고과정에서는 prothrombin은 thrombin으로 거의 소비되어 혈청에는 남아있지 않으나, 응고장애 시에는 남아있게 됨

(3) 검사방법

환자혈청 + (Prothrombin free rabbit plasma + Tissue thromboplastin + $CaCl_2$)

(4) 참고치 : 20~25초 이상

(5) 혈우병 : 5~9초

(6) VII 인자 결핍에서는 정상

11) Fibrinogen 검사

(1) 검사원리 : Thrombin time의 변법

(2) 검사방법 : 10배 희석혈장에 bovine thrombin을 가하여 응고시간을 측정한 다음, 반비례 검량곡선에서 농도를 판독

(3) 참고치 : 200~400 mg/dL

(4) 60 mg/dL 이하 : 출혈성 경향을 보이고, 각종 응고검사에서 응고시간이 연장됨

(5) 700 mg/dL 이상 : 혈전형성 경향을 보임

(6) 감소 : 중증 간질환, 패혈증, DIC, 섬유소용해 항진증, ESR이 지연됨

(7) 증가 : 급성감염증, 심근경색, 악성종양, ESR이 촉진됨

12) Factor XIII Assay (5M urea solubility test)

(1) XIII 인자는 thrombin에 의해 활성화되며, 활성화된 XIIIa 인자는 섬유소를 공유결합시킴으로서 불용성의 섬유소 중합체를 만듦 – Fibrin stabilizing factor

(2) 검사원리 : 수소결합을 파괴시키는 urea에 의해 용해되지 않음

(3) 검사방법 : (환자혈장 + $CaCl_2$) + 5M urea → 용해반응

(4) 참고치(정상인) : 24시간 방치해도 용해되지 않음

(5) 2~3시간 내에 응괴가 용해되면 XIII 인자의 결핍을 의미함

(6) 결핍질환 : 다발성 골수종, Waldenström's macroglobulinemia, 악성종양, 중증 간경변증, 악성빈혈, 다혈증, gammaglobulinemia, 납중독

(7) XIII 인자는 각종 응고검사에 관여하지 않음

13) Thromboelastography (TEG) : 혈전탄성측정법

전혈 응고과정에서 혈액의 점액탄성이 증가하게 되는데, 이것을 pin의 회전속도에 의해 실시간으로 기록함으로써 혈액응고 과정, 혈병수축 과정 및 섬유소용해 과정을 종합적으로 측정할 수 있는 방법

14) Antithrombin III test

(1) Antithrombin III는 heparin과 결합하여 serine계 응고인자인 X, XI, thrombin 및 plasmin을 억제함

(2) 검사원리 : 헤파린의 존재하에 과량의 thrombin을 넣어 반응시키고, 남은 thrombin에 특이기질(synthtic chromogenic substrate)을 가하여 발색반응을 측정. antithrombin III의 양은 발색반응에 반비례함

(3) 참고치 : 80~120%

(4) 선천적 감소 : 심부정맥 혈전증, 폐색전증, 정맥염

(5) 후천적 감소 : DIC, 간질환, 신증후군, 경구용 피임약

15) Factor VIII Assay

(1) 항혈우병 인자(AHF-A)로 von Willibrand factor와 결합하여 VIII/vWF의 형태로 혈액 내에 존재함

(2) 검사원리 : VIII 인자를 제외한 다른 응고인자를 충분히 공급한 상태에서 aPTT를 측정하여 정상 표준혈장과의 비교 활성도를 %로 보고함

(3) 참고치 : 60~140%

(4) 결과 해석

① < 1% : 중증 혈우병

② 1~5% : 중등도 혈우병

③ 5~25% : 경증 혈우병

16) Mixing test(혼합시험)

(1) PT와 aPTT 및 TT가 연장되는 경우 혈액응고인자 결핍인지, 항응고인자의 존재 때문인지를 감별 하는 시험

(2) 정상혈장과 환자혈장을 1:1로 혼합한 후 연장 되었던 PT 혹은 aPTT를 측정, 혼합시험에 의해 교정되지 않으면, 순환 항응혈소인 응고인자억제인자, 루푸스항응고물질, 항-인지질항체, Anti-prothrombin 등을 의심할 수 있음

3 섬유소 용해계 검사

1) 전혈응고 용해 시간

(1) 과잉의 섬유소 용해 → 신속히 응고용해 현상

(2) 정상 : 48시간 이내에 응고용해가 관찰되지 않음

2) Euglobulin clot lysis time (ELT)

(1) 혈장에 1% 초산을 가하면 euglobulin 침전

(2) Plasminogen, Plasmin activator, fibrinogen 함유, anti plasmin은 거의 없음, 여기에 thrombin을 가해 fibrin 응고를 형성시키고, 가온시키면 fibrin 응괴를 용해함

(3) fibrinolysis activity의 선별검사로 이용

(4) 참고치 : 2시간 이내에는 용해되지 않음

3) fibrinogen-fibrin degradation product (FDP)

섬유소원(fibrinogen)이나 섬유소(fibrin)의 Plasmin 분해산물

(1) Latex 응집반응(반정량 검사)

① FDP tube (soyabean trypsin inhibitor + bovine thrombin)에 채혈하여 혈청을 분리

② 검사방법 : 환자혈청 FDP + anti-FDP 감작 Latex 입자 → Latex 응집반응

③ 참고치 : 10 ug/mL 이하(1 : 5 음성)

(2) 임상적 의의

① 혈액 내 FDP 증가 : 자간, 알코올성 간경화, 수술 후 합병증, 심부정맥혈전증(DVT), 파종성 혈관 내 응고증(DIC), 신질환, 갑상선기능항진증

4) D-dimer test

(1) D-dimer는 XIIIa에 의해 형성된 불용성 섬유소 중합체의 plasmin 분해과정에서 형성되는 최종 분해산물

(2) 검사방법 : 환자혈장 D-dimer + anti-D−dimer specific MoAb
→ Immunoturbidimetry

(3) 참고치 : 0.5 μg/mL 이하

(4) 임상적 의의 : 파종성 혈관 내 응고증(DIC), 신질환, 간경화증, 폐색전증 및 악성종양 시(AML-M3)에 증가함

4 출혈질환

1) von Willebrand's disease

- 혈소판 수 정상
- BT 연장
- 혈병수축 정상
- 혈소판점착능 검사 불량
- 혈소판응집능검사 : Ristocetin 응집 : 불량
  ADP, collagen 응집 : 정상

2) 혈우병(Factor VIII deficiency)

- 혈소판 수 정상
- 모세관 취약성 정상
- BT 정상
- PT 정상
- APTT 연장
- 프로트롬빈 소비시험 연장
- Factor VIII activity 감소

3) DIC (Disseminated Intravascular Coagulation: 파종성 혈관 내 응고증)

미세혈관 내에 여러 가지 원인에 의해 응고작용이 항진되어 미세혈전이 형성되고, 2차적으로 섬유소 용해가 일어나는 증후군

- 혈소판 수 감소
- PT, APTT 및 TT 모두 연장
- Fibrinogen 감소
- FDP 증가
- Anti-thrombin III 감소
- Plasminogen 감소
- Schistocyte 증가

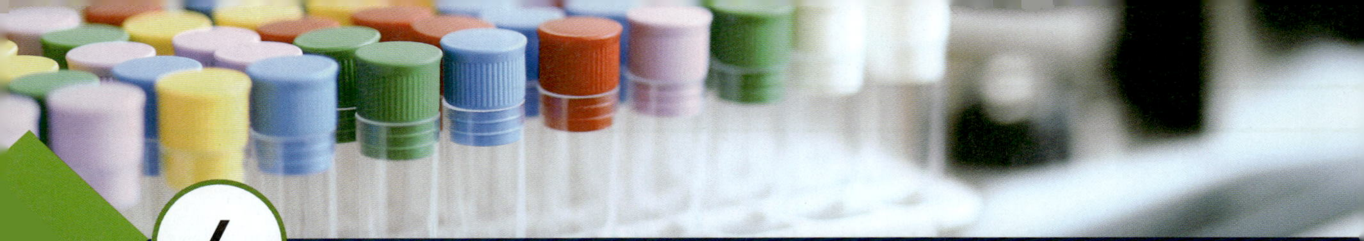

4 기타 검사

❶ 골수검사

1) 골수검사의 적응증

혈액질환의 진단, 피료경과 관찰, 예후판정, 암의 골수 전이를 위해

– 악성빈혈, 재생불량빈혈, 백혈병, 골수종, 악성조양의 골수전이, 골수형성이상증후군, 골수섬유증 등

* 골수검사 예외 질환 ; 혈우병, 유사혈우병군, 혈소판 감소에 의한 출혈 등

2) 골수천자 부위

후장골능(뒷엉덩뼈 능선)

3) 골수천자 검사 결과

(1) 골수용적(myelocrit)

참고치 : 혈장층 52.5%, 지방층 1.7%, 유핵세포증 6.4%, 적혈구층 39.4%

(2) 유핵세포 수(5～20만 /μL)

(3) 거핵구 수(40～150 /μL) : 매시야당 1～3개/(×400)

(4) 세포충실도(cellularity) : 골수전체 용적에서 조혈세포(적골수)가 차지하고 있는 정도

지방세포 : 조혈세포 = 50:50

(5) 과립구계 : 적혈구계 비율(M/E ratio) = 2～5 : 1 (3～4 : 1)

① 정상 : 진성다혈증, 재생불량빈혈

② 증가 : CML, 감염증

③ 감소 : 과립구감소증, 용혈빈혈, 악성빈혈, 적백혈병

(6) 골수 내 조직 고정세포

① 내피세포(endothelium)

② 파골세포(osteoclast) : 다수의 균일하고 분리된 소형의 핵 포함, 단독출현

③ 골아세포(조골세포 osteoblast) : 대형, 핵편재, 형질세포와 비슷, 무리를 만듦

(7) 골수상의 견해

정상치			
유핵세포 수			18.4만(10~25만)
거핵구 수			80(50~150)
M/E 比			2.6:1(2:1~4:1)
과립구 골수구계	골수모세포		1.0(0.1~1.5)(%)
과립구 골수구계	호중구	전골수모세포	5.1(2.0~6.5)
과립구 골수구계	호중구	골수세포	9.5(4.5~11.0)
과립구 골수구계	호중구	후골수세포	10.3(6.0~12.5)
과립구 골수구계	호중구	간상핵구	14.4(6.0~16.0)
과립구 골수구계	호중구	분절핵구	9.9(5.0~14.0)
과립구 골수구계	호산구		3.5(1.0~5.5)
과립구 골수구계	호염기구		0.1(0~1.0)
과립구 골수구계	과립구 분해		+(0~0.5)

정상치			
림프세포계	단구		4.3(1.5~6.5)
림프세포계	림프구		19.3(9.5~24.5)
림프세포계	형질세포		1.2(0.4~2.0)
림프세포계	세망세포		0.7(0~1.5)
적아구계	전적모구		0.2(0.1~1.0)
적아구계	호염	적모구	0.6(0.3~1.5)
적아구계	다염	적모구	0.3(2~1.5)
적아구계	정염	적모구	+(0~1.0)
적아구계	호염	적모구	1.3(0.5~4.0)
적아구계	다염	적모구	14.7(10.0~18.0)
적아구계	정염	적모구	2.5(1.0~4.5)
적아구계	적모구 분해		0.5(0~1.5)

2 Flow cytometry(유세포분석법)

1) 유세포분석기의 구조

(1) Laser light system
(2) Fluidic system
(3) Optical system
(4) Electronic system
(5) Computer system

2) 유세포분석기의 측정법

(1) 전방산란광(FSC) : 세포의 크기
측방산란광(SSC) : 세포의 과립도를 측정하여 세포의 형태학적 종류 감별
(2) 형광표지 단클론항체를 이용하여 CD marker를 분석
(3) 형광색소로 : FITC (green), PE (orange)를 주로 사용

3) 유세포분석기의 응용

(1) Surface marker 분리검출 – 백혈병의 감별

(2) DNA 정량 – 세포주기 감별

(3) Apoptosis 측정 – DNA 분해산물 정량

4) 주요 CD marker

Major Leukemia CD Marker	
Stem cell	CD34
Mature T cell	CD3
Helper T cell	CD4, CD2, CD3, CD4, CD7
Cytotoxic or Suppressor T cell	CD8, CD2, CD3, CD4, CD7
B cell	CD10, CD19, CD20, CD21, CD22, HLA-DR
NK cell	CD16, CD56
Myelid/monocytic marker	CD13, CD14 (monocyte), CD33
ALL	TdT (located in nucleus)
Erythroblast	Glycophorin A
CALLA	CD10

TdT = Terminal Deoxynucleotidyl Transferase
CALLA = Common Acute Lymphoblastic Leukemia Antigen

3 염색체 검사

1) 염색체 검사의 검체와 적응증

(1) 말초혈액 : Heparin 항응고제를 이용하며 Down, Turner, Klinefelter 증후군 같은 염색체에서 기원하는 질환을 확진하는데 주로 이용

(2) 고형조직 : 혈액채취가 부적절하거나 모자이시즘이 의심되는 경우 이용

(3) 양수세포 및 융모 : 태아의 유전적 발육이상을 확인하는데 이용

(4) 골수 : 골수증식성질환의 진단 또는 예후추정을 위해 이용

2) 염색체 표본의 제작순서

(1) 세포배양 조작단계(PHA mitogen 첨가) : 골수나 다른 악성종양에서는 생략

(2) Colcemid 처리 단계(Colcemid는 방추사의 작용과 동원체의 분리를 억제함으로서 세포주기를 유사분열 중기에서 정지하도록 하기 위함)

(3) 저장액 처리 단계(1% Sodium citrate / 0.075M KCl) : 세포를 팽창시킴

(4) 고정액 처리 단계(Methanol과 빙초산 혼합액으로 팽창된 세포를 고정함)

(5) 세포표본의 전개와 Giemsa 염색 단계

3) 염색체의 이상

(1) 수적인 이상

① Monosomy : 상염색체 또는 성염색체가 1개인 경우

ex) Turner Syndrome (45,X)

② Trisomy : 상염색체 또는 성 염색체가 3개인 경우

ex) Down Syndrome (47,XX (XY), +21)

Edwards Syndrome (47,XX (XY), +18)

Patau Syndrome (47,XX (XY), +13)

Klinefelter Syndrome (47,XXY)

(2) 구조적 이상

① 전좌(Translocation) : 비상동염색체 간에 염색체의 일부가 바뀌는 것으로 reciprocal과 Robertsonian의 두 가지 형태가 있음

골수구성 백혈병	
t(9;22)	CML(95%), AML, ALL(25~30%)
t(8;21)	AML-M2
t(15;17)	AML-M3

② 결손(Deletion) : 염색체의 일부가 상실된 것

ex) Cat cry syndrome[46,XX (XY),del (5)(p15)]

Wolf-Hirschhorn syndrome[46,XX (XY),del (4)(p16)]

③ 중복(Duplication) : 염색체의 일부 유전자가 중복되어 유전물질의 총량을 증가시키는 것

④ 역위(Inversion) : 단일 염색체에서 두개의 결손이 있고 결손 사이의 염색체의 일부분이 거꾸로(180°) 배열되는 경우로 paracentric과 pericentric의 두 가지의 형태가 있음

⑤ 등완염색체(Isochromosome) : 염색체가 횡축으로 분리되어 단완과 장완의 크기가 동일한 염색체

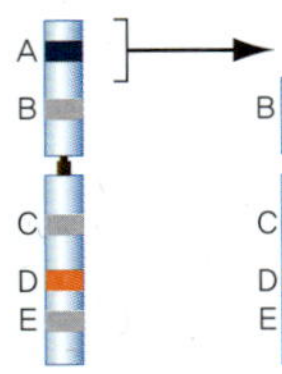

DELETION

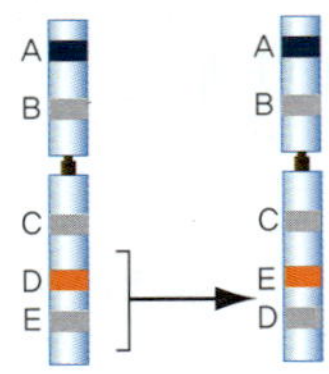

INVERSION

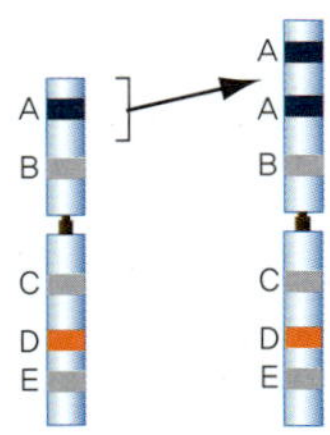

DUPLICATION

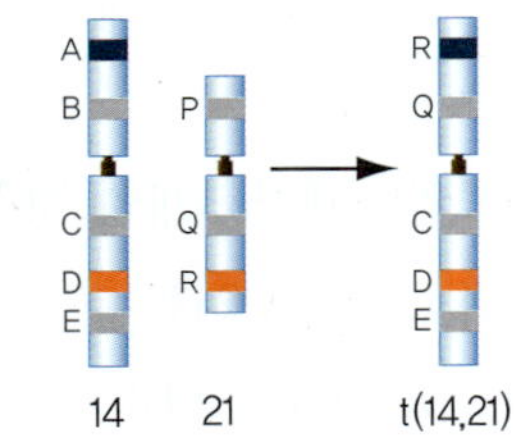

ROBERTSONIAN TRANSLOCATION

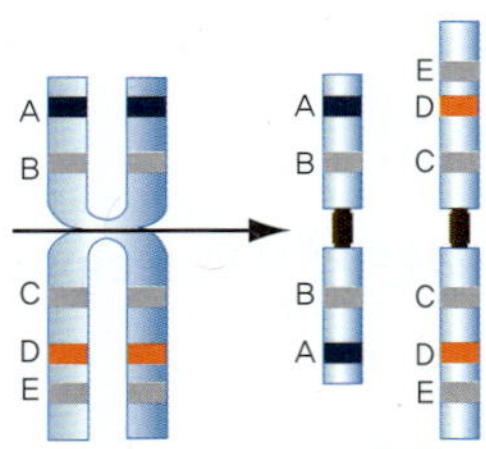

ISOCHROMOSOMES

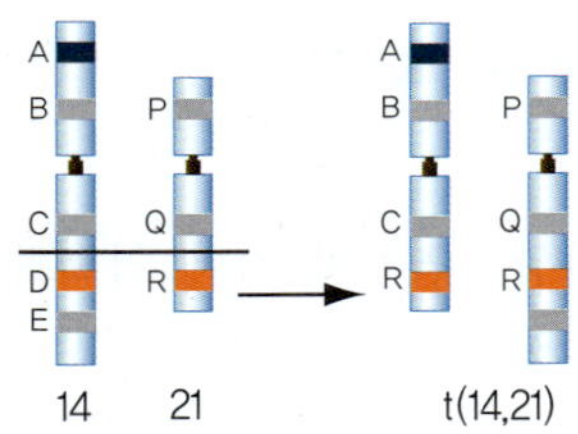

RECIPROCAL TRANSLOCATION

4) Fluorescent In-Situ Hybridizaion (FISH, 형광 동소 보합법)

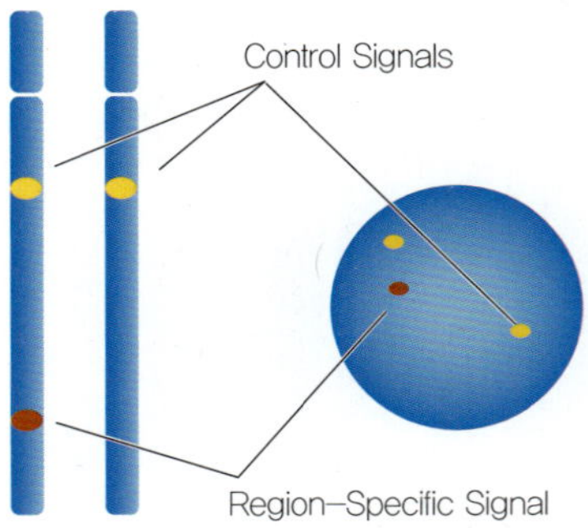

1) 형광물질을 표지한 DNA probe(탐침자)를 교집반응(hybridization)을 통하여 염색체에 결합시키게 되면, 염색체에 부착된 DNA probe는 자외선에 노출될 때 형광빛을 방출함으로서 대응하는 DNA 염기서열의 유무 및 염색체상의 위치를 보여 주는 분자세포 유전학적 방법
2) FISH 방법은 G banding 법으로는 관찰하기 어려운 미세결실(microdeletion)을 검출할 수 있고, 세포주기의 중기(metaphase)뿐만 아니라 간기(interphase)의 핵으로도 분석

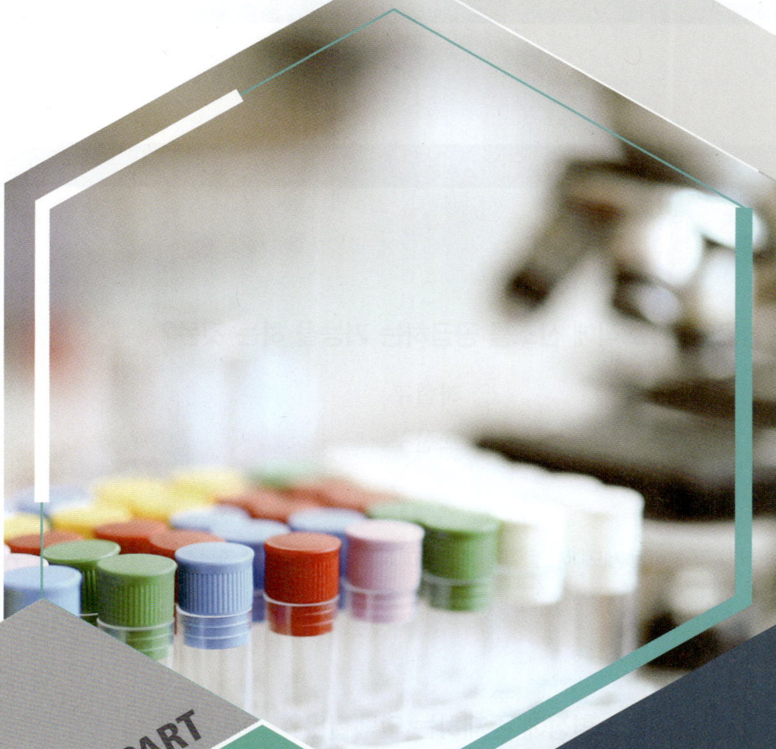

PART 2

혈액학

1. 적혈구계
2. 백혈구계
3. 거핵세포계 및 지혈
4. 기타 검사

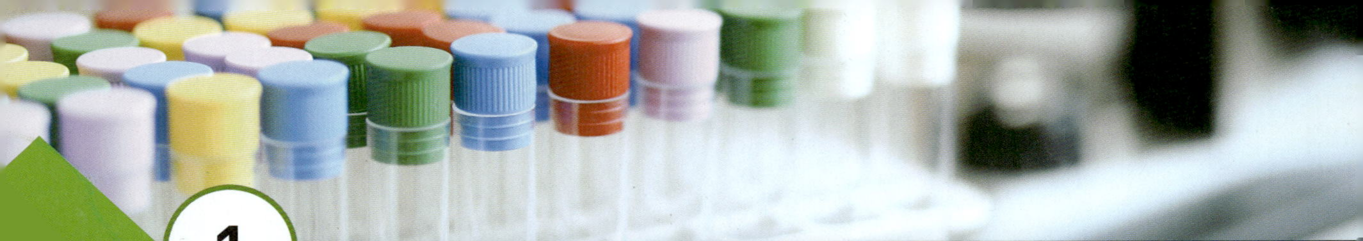

1 적혈구계

I. 총론

제1절 혈액의 개념

01. 혈액의 구성물질 중 조직에 산소를 공급하는 기능을 하는 것은?

① 혈장　　② 적혈구
③ 혈소판　　④ 호산구
⑤ 호중구

●●●
혈장은 항상성 유지 및 분비된 세포대사 물질을 운반하고 적혈구는 산소운반, 혈소판은 지혈작용, 백혈구는 이물질에 대한 방어 작용을 한다.

02. 혈청에는 존재하지 않고 혈장에 존재하는 단백질은?

① 알부민　　② α-글로불린
③ β-글로불린　　④ γ-글로불린
⑤ 피브리노겐

03. 전혈을 원심분리 했을 때 비중이 큰 순서는?

① 혈장-적혈구-백혈구-혈소판
② 혈장-백혈구-적혈구-혈소판
③ 적혈구-백혈구-혈소판-혈장
④ 적혈구-혈소판-백혈구-혈장
⑤ 백혈구-적혈구-혈소판-혈장

제1절　01. ②　02. ⑤　03. ③

04. 전혈 중 적혈구가 차지하는 용적을 뜻하는 용어는?

① hemoglobin ② hematocrit
③ plasma ④ serum
⑤ MCV

•••
전혈 중 적혈구가 차지하는 비율을 적혈구용적백분율, 즉 hematocrit이라 하며 빈혈 및 적혈구증가증 진단에 이용된다.

05. 정상인의 혈액 내에는 백혈구 1개당 적혈구가 대략 얼마의 비율로 존재하는가?

① 100 ② 300
③ 500 ④ 750
⑤ 1,000

•••
정상인의 혈액 내에는 백혈구와 혈소판 및 적혈구가 1:30:500의 비율로 존재한다.

06. Hb과 Hct 및 RBC의 정상 참고치가 가장 높은 연령군은?

① 신생아
② 1～5세의 어린이
③ 17세 이상의 남자
④ 17세 이상의 여자
⑤ 60세 이상의 노인

•••
신생아는 적혈구조혈이 왕성해서 적혈구 수, 혈색소, 적혈구용적 수치가 모두 높다.

07. Buffy coat 층에 속하는 혈액은?

① 혈소판, 혈장
② 백혈구, 혈소판
③ 적혈구, 백혈구
④ 적혈구, 백혈구, 혈소판
⑤ 적혈구, 백혈구, 혈소판, 혈장

04. ② 05. ③ 06. ① 07. ②

08. 영양분이나 노폐물운반, 전해질 및 수분 평형에 관련된 기능을 하는 혈액구성물질은?

① 혈장
② 적혈구
③ 호중구
④ 림프구
⑤ 혈소판

●●●

혈장은 혈액의 항상성 유지 및 영양과 분비된 세포대사 물질을 운반하고 적혈구는 산소운반, 호중구는 이물질에 대한 방어 작용, 림프구는 면역반응, 혈소판은 지혈작용을 한다.=

09. 백혈구 백분율 산정 시 가장 낮은 비율을 차지하는 것은?

① 단(핵)구
② 호중구
③ 호산구
④ 호염기구
⑤ 림프구

●●●

백혈구 백분율 참고치는 호중구 : 50~70%, 호산구 : 2~4%, 호염기구 : 0.5~1%, 림프구 : 25~45%, 단구 : 3~8% 내외이다.

10. 혈소판의 기능은?

① 지혈
② 산소운반
③ 이물질 방어
④ 세포대사물질 운반
⑤ 이물질 방어 및 식균

제2절 조혈

01. 태생기 조혈기능 순서로 옳은 것은?

① 난황주머니 – 지라 – 골수 – 간
② 난황주머니 – 골수 – 간 – 지라
③ 난황주머니 – 간 – 지라 – 골수
④ 난황주머니 – 골수 – 지라 – 간
⑤ 난황주머니 – 지라 – 간 – 골수

●●●

태아기의 조혈이 시작되는 순서는 난황주머니(10일), 간, 지라(2~3개월), 골수, 림프절(4개월) 순이다.

08. ① 09. ④ 10. ① 제2절 01. ③

02. 태생기 4개월 경 조혈을 시작하는 장기는?

① Liver ② Lung
③ Thymus ④ Yolk sac
⑤ Bone marrow

03. 태생기 4~5개월경 조혈이 가장 활발한 장기는? (국시22)

① 간(liver)
② 콩팥(kidney)
③ 이자(pancreas)
④ 큰창자(large intestine)
⑤ 작은창자(small intestine)

04. 태생기 혈구 생성 순서로 바른 것은?

① Erythroblast – megakaryocyte – monocyte – granulocyte – lymphocyte
② megakaryocyte – Erythroblast – granulocyte – lymphocyte – monocyte
③ Erythroblast – megakaryocyte – granulocyte – lymphocyte – monocyte
④ Erythroblast – granulocyte – megakaryocyte – lymphocyte – monocyte
⑤ Erythroblast – megakaryocyte – lymphocyte – granulocyte – monocyte

05. 출생 후 성인에서 조혈을 주로 담당하는 장기는?

① Liver ② Lung
③ Thymus ④ Yolk sac
⑤ Bone marrow

02. ⑤ 03. ① 04. ③ 05. ⑤

06. 수외조혈(extramedulary hematopoiesis)과 관계있는 질환은?

① 혈우병
② 유백혈병
③ 재생불량빈혈
④ 유전구형적혈구증
⑤ 급성림프모세포백혈병

•••

성인기에서 태아기때와 같이 간, 지라, 림프절에서 골수와 비슷한 조혈작용을 하는 것을 골수외조혈이라하고 이처럼 골수외조혈이 일어날 수 있게 조직변화가 생기는 것을 골수화생(myeloid metaplasia)이라고 한다.

07. 조혈의 단원론설에 의한 모든 혈구의 조상세포는?

① BFU-E
② CFU-GM
③ Myeloid stem cell
④ Lymphoid stem cell
⑤ Pluripotential stem cell

•••

CFU–GEMM에서 G는 과립구계, E는 적혈구계, M은 단구계, M은 거핵구계를 말한다.

08. 조혈줄기세포(hematopoietic stem cell)에 대한 설명으로 맞는 것은?

① 분화세포(differentiated cell)이다.
② 말초혈액에서 가장 많이 관찰된다.
③ 표면 항원의 표지(marker)는 CD34+이다.
④ 형태학적 특징이 뚜렷해서 구별이 가능하다.
⑤ 미숙하여 자가 복제(self renewal) 기능은 불가능하다.

09. 적혈구로 분화할 수 있는 가장 초기 단계의 전구세포(progenitor cell)는?

① BFU-L
② CFU-G
③ CFU-GM
④ CFU-Meg
⑤ CFU-GEMM

•••

CFU–GEMM (Colony–forming units–granulocytes, erythrocytes, macrophages and megakaryocytes)은 과립구계, 적혈구계, 단(핵)구계, 거핵구계 미성숙세포로 구성되는 세포집락으로서 과립구, 적혈구, 단(핵)구, 거핵구로 분화할 수 있다. BFU–E (burst forming unit–erythrocyte)는 단잠능성조혈간세포로 적혈구만 분화될 수 있다.

06. ③ 07. ⑤ 08. ③ 09. ⑤

10. 호중구로 분화할 수 있는 초기 단계의 전구세포는? (국시22)

① BFU-E ② CFU-E
③ CFU-G ④ CFU-M
⑤ CFU-Meg

11. 적혈구의 생성에 관여하는 조혈 성장인자는?

① CSF-L ② CSF-M
③ CSF-GM ④ EPO (erythropoietin)
⑤ TPO (thrombopoietin)

12. 혈구가 성숙하면서 나타나는 형태 변화의 일반적 특성은?

① N/C 비가 커진다.
② 성숙하면 핵소체는 소실된다.
③ 성숙할수록 핵의 비율은 커진다.
④ 핵의 염색질은 점차 희미해진다.
⑤ 세포질의 호염기성은 점차 강해진다.

13. 조혈줄기세포(hematopoietic stem cell)를 구분하는 표면항원은? (국시21)

① CD2 ② CD8
③ CD10 ④ CD34
⑤ CD55

10. ③ 11. ④ 12. ② 13. ④

II. 적혈구계 이론

제1절 적혈구계 성숙

01. Erythropoietin의 주된 작용은?

① 과립구의 자기복제 시간을 단축시킨다.
② 거핵구계 세포의 DNA 합성을 자극시킨다.
③ 골수에서 그물적혈구의 방출을 감소시킨다.
④ 적혈구 전구세포의 증식, 복제를 증가시킨다.
⑤ B 림프구에서 집락자극인자(CSF)의 생성을 증가시킨다.

•••
적혈구조혈인자인 erythropoietin (EPO)은 주로 신장에서 생산되는 α 2-globulin에 속하는 단백질로 적혈구계 세포분열을 증가시켜주고 성숙과정에서 적혈구가 자기사멸(apoptosis) 하지 않도록 보호하며 골수에서 그물적혈구의 방출을 증가시킨다.

02. Erythropoietin을 생성하는 주된 기관은?

① 골수 ② 이자
③ 콩팥 ④ 지라
⑤ 림프절

•••
콩팥(kidney)의 간질성세포에서 주로 합성되며 적은 양이지만 간에서도 합성된다.

03. 적혈구의 성숙단계가 옳은 것은?

① 정염적혈모구 → 호염적혈모구 → 전적혈모구 → 그물적혈구 → 다염적혈모구
② 다염적혈모구 → 정염적혈모구 → 전적혈모구 → 그물적혈구 → 호염적혈모구
③ 전적혈모구 → 호염적혈모구 → 다염적혈모구 → 정염적혈모구 → 그물적혈구
④ 다염적혈모구 → 그물적혈구 → 호염적혈모구 → 정염적혈모구 → 전적혈모구
⑤ 호염적혈모구 → 다염적혈모구 → 전적모혈모구 → 그물적혈구 → 정염적혈모구

제1절 01. ④ 02. ③ 03. ③

04. 골수도말 표본을 Wright 염색하여 검경할 때, 형태학적으로 감별이 가능한 가장 초기 단계의 전구세포는?

① BFU-E
② CFU-E
③ 전적혈모구(pronormoblast)
④ 호염적혈모구(basophilic normoblast)
⑤ 다염적혈모구(polychromatophilic normoblast)

05. 적혈구 성숙과정에서 세포분열이 일어나는 마지막 단계는?

① 그물적혈구(reticulocyte)
② 전적혈모구(pronormoblast)
③ 호염적혈모구(basophilic normoblast)
④ 정염적혈모구(orthochromic normoblast)
⑤ 다염적혈모구(polychromatophilic normoblast)

06. 정상적인 적혈구 성숙과정에서 골수로부터 말초혈액으로 방출되는 단계는?

① 그물적혈구(reticulocyte)
② 전적혈모구(pronormoblast)
③ 호염적혈모구(basophilic normoblast)
④ 정염적혈모구(orthochromic normoblast)
⑤ 다염적혈모구(polychromatophilic normoblast)

•••
그물적혈구는 골수에서 2일 동안 체류하다가 말초혈액으로 방출되어 1일 후 성숙적혈구가 된다.

04. ③ 05. ⑤ 06. ①

07. 적혈구계 성숙과정 중 다염적혈구에서 다염의 의미는?

① 염색 후 탈색이 된다는 의미
② 산성 색소에 주로 염색된다는 의미
③ 염기성 색소에 주로 염색된다는 의미
④ 염기성 색소와 산성 색소에 모두 염색된다는 의미
⑤ 염기성 색소와 산성 색소에 모두 염색되지 않는다는 의미

08. Wright 염색 시 8~9 μm의 크기로 핵이 없고 다염성으로 염색되는 세포는?

① 그물적혈구(reticulocyte)
② 전적혈모구(pronormoblast)
③ 호염적혈모구(basophilic normoblast)
④ 정염적혈모구(orthochromic normoblast)
⑤ 다염적혈모구(polychromatophilic normoblast)

09. 그물적혈구와 성숙적혈구의 공통점은?

① DNA를 합성한다.
② Heme을 합성한다.
③ Mitochondria가 있다.
④ 혐기성 해당작용을 한다.
⑤ 세포질에 RNA가 존재한다.

그물적혈구와 성숙세포는 핵이 없어 DNA, RNA 및 단백질 합성을 할 수 없으나 혐기성 해당작용인 Embden-Meyerhof 대사나 Hexose monophosphate 대사는 이루어진다. 성숙적혈구에는 햄합성장소인 미토콘드리아가 없어 혈색소 합성이 이루어지지 않는다.

07. ④ 08. ① 09. ④

10. 그물적혈구에 대한 설명으로 맞는 것은?

① 정상적혈구보다 조금 작다.
② 조혈기능항진 시 증가한다.
③ 그물모양구조는 핵 성분이다.
④ 성인에서 정상치는 5%이다.
⑤ Wright 염색에서 그물모양을 확인할 수 있다.

•••
그물적혈구는 초생체 염색으로 그물모양을 확인할 수 있다.

11. 적혈구 성숙의 설명으로 맞는 것은?

① 수명은 210일이다.
② 그물적혈구까지 분열 능력이 있다.
③ 혈색소는 정염적혈모구에서 합성되기 시작한다.
④ 혈색소가 합성되면서 염색성은 호염기성이 된다.
⑤ 비중이 큰 순서는 성숙 적혈구, 그물적혈구, 적혈모구순이다.

•••
적혈구 수명은 대략 120일이다. 세포분열은 다염적혈모구 단계까지이다.

12. 적혈구계 세포에 대한 설명 중 옳은 것은?

① 다염적혈모구에서 핵소체가 관찰된다.
② 적혈모구는 성숙함에 따라 크기가 커진다.
③ 그물적혈구는 성숙적혈구보다 비중이 크다.
④ 적혈구계의 조혈에는 erythropoietin이 관여하고 있다.
⑤ 다염적혈모구에서 hemoglobin 합성은 이루어지지 않는다.

•••
그물적혈구는 성숙 적혈구보다 비중이 가볍고, 적혈모구는 성숙함에 따라 크기가 작아지며, 다염적혈모구는 혈색소 합성이 왕성하여 50~80%의 혈색소 합성이 이루어진다.

10. ② 11. ⑤ 12. ④

13. 적혈구의 분화와 성숙에 대한 설명으로 맞는 것은?

① 미성숙세포일수록 비중은 크다.
② 다염적혈모구는 분열능력이 있다.
③ 정염적혈모구는 혈색소를 합성하지 않는다.
④ 성숙하면서 세포질에 2차 과립이 생성된다.
⑤ 성숙할수록 세포질은 RNA의 함량이 늘면서 더 푸르게 염색된다.

•••
미성숙세포일수록 비중은 작고, 세포분열은 다염적혈모구 단계까지이다.

14. 적혈구에 관한 설명으로 옳은 것은?

① 적혈구의 지질막은 음이온을 통과시킬 수 없다.
② CFU-GEMM, BFU-E, CFU-E 순으로 성숙한다.
③ 각 성숙 단계의 적혈구는 모두 분열 능력이 있다.
④ CFU-E나 BFU-E는 형태학적으로 쉽게 구별된다.
⑤ 적혈구 내 Na 이온의 농도는 혈장에 비해 약 25배 높다.

•••
적혈구 막은 반투막으로 음이온은 쉽게 통과시키는 반면 양이온은 잘 통과시키지 못한다. 적혈구 내 Na^+ 농도는 혈장보다 낮고(약 1/12), K^+ 농도는 높다(20~25배). 적혈구계 집락형성은 CFU-GEMM, BFU-E, CFU-E 순이고 BFU-E와 CFU-E는 형태학적으로 쉽게 구별되지 않는다.

15. 직경 7 μm의 적혈구가 3 μm의 지라 구멍을 통과할 수 있는 것은 적혈구막의 어떠한 특성 때문인가?

① 유동성(fluidity)
② 탄력성(elasticity)
③ 투과성(permeability)
④ 변형능(deformability)
⑤ 내세포운동(endocytosis)

16. 고도가 높은 곳에서 일어나는 적혈구의 주요 변화는?

① 파괴 증가
② 생산 증가
③ 크기 증가
④ 대소부동증 증가
⑤ 변형적혈구증 증가

•••
높은고도에서 발생하는 조직저산소증(hypoxia)은 EPO 생성을 증가시켜 적혈구 생산을 증가시킨다.

13. ② 14. ② 15. ④ 16. ②

17. 그물적혈구에 대해서 바른 것은?

① 재생불량빈혈에서 증가한다.
② 성인의 정상치는 4~6%이다.
③ 비중은 성숙적혈구보다 크다.
④ 10일이 지나면 성숙적혈구가 된다.
⑤ 그물구조물은 ribosome RNA이다.

•••

그물적혈구는 적혈구보다 크고 비중은 가볍다. 골수에서 1~2일 존재한 후 다시 말초혈액에서 1~2일이 지나면 성숙적혈구가 된다. 정상치는 0.2~2% 정도이고, 세포내 망상으로 염색되는 것은 ribosome의 RNA로 초생체염색에서 확인할 수 있다.

18. 그물적혈구의 증가가 의미하는 것은?

① 적혈구 조혈 증가
② 적혈구 수명 증가
③ 적혈구 크기 감소
④ 적혈구 변형능 증가
⑤ 적혈구 해당작용 감소

•••

그물적혈구는 RNA가 아직 남아있는 미성숙적혈구로 적혈구조혈의 지표가 된다. 증가하는 경우 왕성한 조혈이 발생하는 용혈빈혈을 의심할 수 있다.

19. 적혈구 성숙과정에서 세포분열이 일어나는 마지막 단계는? (국시21)

① 그물적혈구(reticulocyte)
② 전적혈모구(pronormoblast)
③ 호염적혈모구(basophilic normoblast)
④ 정염적혈모구(orthochromic normoblast)
⑤ 다염적혈모구(polychromatophilic normoblast)

17. ⑤ 18. ① 19. ⑤

20. 말초혈액을 초생체염색(supravital stain)한 도말표본에서 관찰된 적혈구 내 그물 구조의 성분은? (국시21)

① DNA
② RNA
③ 다당류
④ 철과립
⑤ 혈색소

21. 다염적혈구(polychromatophilic erythrocyte) 내에 존재하는 RNA를 확인하는 염색법은? (국시20)

① 철(iron) 염색
② 김자(Giemsa) 염색
③ 라이트(Wright) 염색
④ 초생체(supravital) 염색
⑤ 페록시다아제(peroxidase) 염색

제2절 적혈구계의 대사

01. 적혈구의 에너지 사용이 맞는 것은?

① 해당작용 중지
② 혈색소 철을 3가로 유지
③ 산화적 변성으로 세포막 보호
④ 적혈구 내 높은 Na농도 유지
⑤ 적혈구의 구형(spheric) 유지

적혈구의 에너지는 혈색소철을 2가 상태로 유지, 이온항상성 유지(적혈구 내 높은 K^+, 혈장 내 높은 Na^+, Ca^{++}농도), biconcave한 모양 유지, 해안작용의 시작과 유지, 산화적 변성으로부터 세포막 보호 등을 위해 사용된다.

20. ② 21. ④ 제2절 01. ③

02. 성숙한 적혈구에서 90% 이상의 포도당이 분해되어 ATP 에너지를 생성하는 혐기성 대사과정은?

① Kreb's TCA cycle
② Embden-Meyerhof pathway
③ Leubering-Rapoport pathway
④ Hexose monophosphate shunt
⑤ Methemoglobin reductase pathway

•••
ATP 에너지의 90%는 Embden–Meyerhof 경로에서 생성되며, glucose의 10% 정도가 hexose monophosphate 경로에서 생성된다.

03. 3가 철(Fe^{3+})을 2가 철(Fe^{2+})로 환원시키는 대사과정은?

① Nucleotide shunt
② Leuberring-Rapoport shunt
③ Embden-Meyerhof pathway
④ Hexose monophosphate shunt
⑤ Methemoglobin reductase shunt

04. 고도가 높은 곳에서 Leuberring–Rapaport 경로의 활성이 증가되어 나타나는 결과는?

① ATP 합성이 증가된다.
② 조직으로 산소방출이 증가된다.
③ 혈색소의 산소친화성이 증가된다.
④ 조직으로 이산화탄소방출이 감소된다.
⑤ 혈색소가 침전되어 Heinz 소체를 형성하게 된다.

•••
Leuberring–Rapaport 경로는 적혈구 내에 2,3–DPG 농도를 증가시켜 산소와 혈색소의 친화성이 감소되어 조직으로 산소운반을 증가시킨다.

02. ② 03. ⑤ 04. ②

05. 2,3-DPG의 농도를 조절하는 대사과정은?

① Nucleotide shunt
② Leuberring-Rapoport shunt
③ Embden-Meyerhof pathway
④ Hexose monophosphate shunt
⑤ Methemoglobin reductase shunt

06. G-6-PD 결핍과 관련 있는 적혈구봉입체는?

① Heinz body
② Carbot's ring
③ Basophilic stippling
④ Pappenheimer body
⑤ Hemoglobin C crystals

•••

G-6-PD 효소 결핍 시 환원형 글루타티온(Glutathione)을 합성 못하여 적혈구 내 산화물질인 Heinz body가 축적되어 용혈을 유발한다.

07. 적혈구 대사에서 hexose monophosphate shunt의 주된 기능은?

① Nucleotide 합성
② 2,3-DPG 농도 조절
③ Heme 철의 환원 방지
④ 막의 기능을 유지하기 위한 에너지 공급
⑤ 혈색소의 산화를 방지하기 위한 glutathione의 환원

08. 산화적자극으로 적혈구 내 비정상혈색소 봉입체를 형성하여 용혈빈혈을 초래하는 경우와 관련된 효소는?

① G-6-PD
② peroxidase
③ hexokinase
④ pyruvate kinase
⑤ LD (lactate dehydrogenase)

05. ② 06. ① 07. ⑤ 08. ①

제3절 혈색소

01. 혈색소 분자의 구조는?

① 2개의 heme + 2개의 iron + 4개의 polypeptide chain
② 2개의 heme + 4개의 iron + 4개의 polypeptide chain
③ 4개의 heme + 2개의 iron + 2개의 polypeptide chain
④ 4개의 heme + 4개의 iron + 2개의 polypeptide chain
⑤ 4개의 heme + 4개의 iron + 4개의 polypeptide chain

●●●
혈색소는 4분자의 햄과 1개의 글로빈으로 구성되어 있다. 1분자의 햄은 1개의 protoporphyrin과 1원자의 2가 철이온 (Fe^{2+})으로 되어있으며 1분자의 globin은 4개의 폴리펩티드 사슬로 구성되어있다.

02. Heme 합성과정의 순서로 올바른 것은?

A. Porphobilinogen	B. Uroporphyrinogen
C. Protoporphyrinogen	D. Coproporphyrinogen

① A → B → C → D
② A → B → D → C
③ B → A → C → D
④ C → B → A → D
⑤ D → C → B → A

03. Mitochondria에서 생성되는 것은?

① Protophophyrin
② Porphobilinogen
③ Urophophyrinogen
④ Hydronethylbilane
⑤ Coproporphyrinogen

●●●
미토콘드리아에서 δ–ALA, protoportyrinogen, protoporphyrin이 합성된다.

제3절 01. ⑤ 02. ② 03. ①

04. 햄 합성의 첫단계인 δ-Aminolevulinic acid는 어떤 물질이 결합하여 만들어지는가?

① Protoporphyrin 2분자
② Succinyl Co A와 glycin
③ δ-Aminolevulinic acid 2분자
④ Succinyl Co A와 coproporphyrinogen
⑤ Corproporphyrin과 protoporphyrinogen

05. Heme 합성의 마지막 단계에서 철과 결합하는 것은?

① Protophophyrin
② Porphobilinogen
③ Urophophyrinogen
④ Hydronethylbilane
⑤ Coproporphyrinogen

06. 146개의 아미노산으로 구성된 β-chain, ɣ-chain, δ-chain을 합성할 수 있는 유전자를 가지고 있는 염색체는?

① 1번 염색체
② 2번 염색체
③ 9번 염색체
④ 11번 염색체
⑤ 16번 염색체

04. ② 05. ① 06. ④

07. 그림에서 혈색소의 alpha chain 생성곡선은?

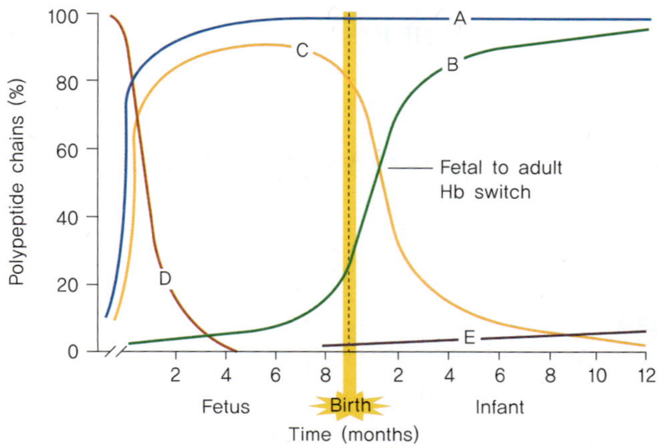

① A　　② B

③ C　　④ D

⑤ E

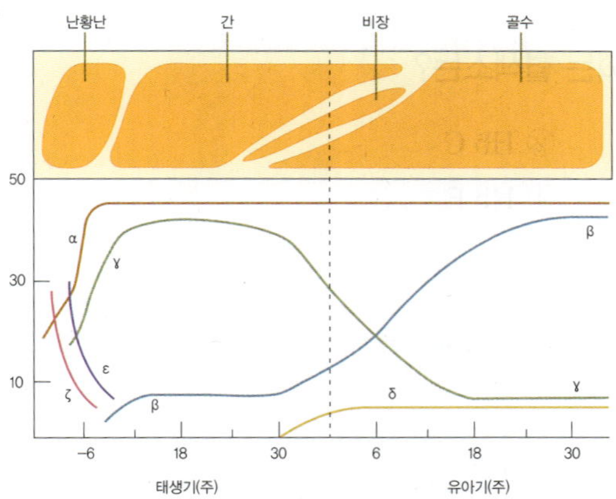

08. Hb A_2의 혈색소 구성은?

① α_4　　② β_4

③ $\alpha_2\beta_2$　　④ $\alpha_2\gamma_2$

⑤ $\alpha_2\delta_2$

07. ①　　08. ⑤

09. 정상인의 헤모글로빈 중 가장 많은 양을 차지하는 혈색소는?

① Hb A_1 ② Hb A_2
③ Hb C ④ Hb F
⑤ Hb S

●●●

정상성인의 혈색소는 Hb $A_1(\alpha_2\beta_2)$가 95~98%를 차지하고 Hb $A_2(\alpha_2\delta_2)$ 2~3%, Hb F $(\alpha_2\gamma_2)$ 1~2% 이하로 구성되어 있다.

10. Hb H의 혈색소 구성은?

① α_4 ② β_4
③ $\alpha_2\beta_2$ ④ $\alpha_2\gamma_2$
⑤ $\alpha_2\delta_2$

●●●

Hb H는 α chain을 합성하지 못하는 α 지중해빈혈에서 발견될 수 있는 혈색소로 β chain 4개로 구성되어 있으며 전기영동 시 가장 빠르게 이동하는 특성이 있다.

11. 낫적혈구(sickle cell)의 원인이 되는 혈색소는?

① Hb F ② Hb C
③ Hb D ④ Hb E
⑤ Hb S

●●●

Hb S는 β-chain의 6번째 아미노산이 glutamic acid에서 valine으로 치환된 것이며 적혈구가 낫모양으로 되는 낫적혈구의 원인이 된다.

12. Alpha chain 2개와 beta chain 2개로 구성된 혈색소는?

① Hb F와 Hb S ② Hb A와 Hb S
③ Hb A와 Hb H ④ Hb A와 Hb A_2
⑤ Hb A_2와 Hb F

●●●

Hb A는 $\alpha_2\beta_2$, Hb A_2는 $\alpha_2\delta_2$, Hb F는 $\alpha_2\gamma_2$, Hb H는 β_4, Hb S는 $\alpha_2\beta_2^{6\,val}$의 구조를 하고 있다.

09. ① 10. ② 11. ⑤ 12. ②

13. 정상 성인에서 발견되는 혈색소는?

① Hb Portland
② Hb S, Hb Gower
③ Hb F, Hb S, Hb A_2
④ Hb F, Hb A_2, Hb A_1
⑤ Hb F, Hb S, Hb A_2, Hb Gower

14. 태아의 대부분을 차지하는 혈색소는?

① Hb A_1
② Hb A_2
③ Hb F
④ Hb H
⑤ Hb Portland

Hb F ($\alpha_2 \gamma_2$)는 태아 혈색소로 태아에서 혈색소의 대부분을 차지하며 신생아일 때는 전혈색소량의 70%가량 차지하다가 성인이 될수록 점차 감소하여 1% 이하를 차지한다.

15. 전체 성인혈색소의 1~2% 이하를 차지하고 산소와의 강한 친화성 때문에, 혈중에 증가하는 경우 조직으로의 산소공급을 감소시키는 혈색소는?

① Hb F
② Hb S
③ Hb H
④ Hb M
⑤ Hb A_1C

13. ④ 14. ③ 15. ①

16. 전체 혈색소의 1.5% 이하로 산화된 철(Fe^{3+})을 가지고 있어 산소운반능력이 없는 혈색소는?

① Methemoblobin
② Sulfhemoglobin
③ Carboxyhemoglobin
④ Carbaminohemoglobin
⑤ Glycosylated hemoglobin

●●●
Carboxyhemoglobin은 혈색소에 일산화탄소(CO)가 결합되어 있는 혈색소로 정상혈색소보다 200배 높은 산소친화력을 가진다. Sulfhemoglobin은 혈색소에 황이 결합되어 있고 산소친화성 1/100로 감소된 혈색소이고 glycosylated hemoglobin(당화혈색소)는 포도당이 결합된 혈색소로 당뇨병진단의 지표로 사용된다.

17. 혈색소산소포화곡선이 왼쪽으로 이동되는 경우는?

① pH 감소
② 온도 저하
③ Hb F 감소
④ 2,3−DPG 증가
⑤ S-Hb (sulfhemoglobin) 증가

●●●
혈색소−산소 포화곡선에서 그래프가 왼쪽으로 이동하는 경우 산소친화성이 높아지며 pH 상승, 온도 감소, 2,3−DPG 농도 감소, Hb F 증가 시 등이며 sulfhemoglobin이 존재하면 산소친화성이 낮아져 그래프를 오른쪽으로 이동시킨다.

18. 혈당이 상승하면 높아지는 혈색소는?

① Met-Hb
② S-Hb
③ CO-Hb
④ Hb M
⑤ Hb A_1C

16. ① 17. ② 18. ⑤

19. 탄산가스(CO_2)의 운반 형태 중 가장 많은 부분을 차지하는 것은?

① 중탄산염(HCO_3^-)
② Carbamino 화합물
③ 혈장에 용해된 상태
④ 2,3-DPG에 결합된 상태
⑤ 적혈구 세포질에 용해된 상태

•••

탄산가스는 대부분 적혈구에 의해 운반되는데 적혈구세포질에 용해된 이산화탄소 형태로 9%, 중탄산염 형태로 78%, carbamino 화합물 형태로 13%를 운반한다.

20. 태아의 주된 혈색소로 산소 친화성이 높고 산과 알칼리에 저항성이 강한 것은? (국시20)

① Hb A
② Hb C
③ Hb F
④ Hb H
⑤ Hb S

제4절 적혈구 파괴

01. 정상 성인에서 지라의 주된 작용은?

① 혈색소 합성
② 적혈구의 저장
③ 적혈구의 생성
④ Erythropoietin의 합성
⑤ 손상되거나 노화된 적혈구의 제거

02. 순환혈액에서 적혈구가 제거된 후 혈색소는 어떻게 분해되는가?

① Heme과 hemosiderin 및 globin
② Iron과 protoporphyrin 및 globin
③ Heme과 protoporphyrin 및 globin
④ Iron과 hemosiderin 및 amino acid
⑤ Heme과 protoporphyrinogen 및 globin

19. ① 20. ③ 제4절 01. ⑤ 02. ②

03. 적혈구가 노화되면서 나타나는 특징은?

① 적혈구 내 K^+ 감소
② 적혈구 내 Na^+ 감소
③ 적혈구의 변형능 증가
④ 적혈구의 유연성 증가
⑤ 적혈구의 효소활성 증가

•••

노화 적혈구는 적혈구 내 Na^+과 Ca^{2+}이 증가하여 경직되며, 변형능과 유연성, 효소활성 등이 모두 감소한다.

04. Haptoglobin이 심하게 감소되는 질환은?

① 악성빈혈
② 용혈빈혈
③ 철결핍빈혈
④ 재생불량빈혈
⑤ 거대적혈모구빈혈

05. 적혈구 용혈이 증가했을때의 설명으로 옳은 것은?

① 혈관 외 용혈은 주로 간에서 일어난다.
② 말초혈액에서 다염적혈구가 정상보다 많이 관찰된다.
③ 혈관 내 용혈이 있으면 indirect bilirubin이 감소한다.
④ 혈관 내 용혈이 있으면 haptoglobin과 hemopexin이 증가한다.
⑤ 노화된 적혈구는 혈관 외에서보다 혈관 내에서 더 많이 용혈된다.

•••

노화된 적혈구의 파괴는 주로 혈관 외 용혈로 지라에서 일어난다. 혈관 내 용혈이 증가되면 haptoglobin과 hemopexin은 감소한다. 용혈빈혈의 검사소견은 lactate dehydrogenase (LDH), reticulocyte, methemalbumin, indirect bilirubin 및 저장 철의 증가를 볼 수 있으며, 골수 내에서는 적혈모구의 과도한 증식, 말초혈액에서는 그물적혈구의 증가를 관찰할 수 있다.

03. ①　04. ②　05. ②

06. 용혈빈혈에서 감소하는 것은?

① urobilin
② hemopexin
③ urobilinogen
④ methemalbumin
⑤ indirect bilirubin

•••

용혈이 증가되면 haptoglobin, hemopexin은 감소되고 lactate dehydrogenase (LDH), 간접 bilirubin, 저장철 등이 증가하고 methemalbumin 검출된다. 말초혈액에서는 그물적혈구 증가, 골수에서는 적혈모구 증가의 특징을 볼 수 있다.

07. 용혈이 진행될 때 나타나는 소견은?

① 빌리루빈이 산화되어 biliverdin이 된다.
② 혈장 중의 혈색소는 haptoglobin과 결합하여 간에서 처리된다.
③ 혈장 중의 metheme은 albumin과 결합하여 간에서 처리된다.
④ 직접 bilirubin은 간에서 glucuronic acid와 결합하여 간접 bilirubin이 된다.
⑤ Haptoglobin 한 분자는 hemoglobin 한 분자와 결합하여 복합체를 형성한다.

•••

간접빌리루빈은 간에서 glucuronic acid와 결합하여 직접 bilirubin이 되고 biliverdin이 환원되어 bilirubin이 된다. 1분자의 haptoglobin은 2분자의 hemoglobin과 결합하고 methemalbumin은 분자량이 커서 간으로 이동하지 못한다.

08. 혈관 내 용혈 시 관찰되는 결과는? (국시22)

① 혈색소뇨 증가
② 헤모펙신 증가
③ 합토글로빈 증가
④ 간접빌리루빈 감소
⑤ 그물적혈구 수 감소

06. ② 07. ② 08. ①

제5절 철 대사

01. 성인에서 대부분의 철이 분포되어 있는 곳은?

① 간
② 골수
③ 혈장
④ 근육
⑤ 적혈구

02. 혈장 내에서 철을 운반하는 단백질은?

① Ferritin
② Albumin
③ Hemopexin
④ Transferrin
⑤ Hemosiderin

03. 철대사에 관하여 옳은 것은?

① 콩팥에서 대부분의 철이 저장된다.
② Hemosiderin은 철의 운반형태이다.
③ 체내 철의 2/3는 혈색소에 존재한다.
④ 비타민 C와 유리염산은 철흡수를 방해한다.
⑤ 혈색소 1 g 중에 1.34 mg의 철이 존재한다.

체내 철의 2/3는 혈색소 철이고 1/3 전후는 저장철로 조직(간, 골수, 지라 등)에 존재하고 그 나머지는 혈청철이나 함철효소에 포함되어 있다. 비타민 C와 유리염산은 철흡수를 촉진하고 탄닌산 등은 흡수를 방해한다. 혈색소 1 g은 3.34 mg의 철과 결합한다. Hemosiderin은 철의 부족을 지원할 수 있는 철 저장형태이다.

04. 철의 부족이 왔을 때 인체 내 철 감소 순서는?

① 혈청철 → 혈색소철 → 조직철 → 저장철
② 저장철 → 혈청철 → 조직철 → 혈색소철
③ 저장철 → 혈청철 → 혈색소철 → 조직철
④ 혈색소철 → 조직철 → 저장철 → 혈청철
⑤ 조직철 → 혈색소철 → 혈청철 → 저장철

제5절 01. ⑤ 02. ④ 03. ③ 04. ③

05. 철결핍빈혈에서 증가하는 것은?

① TIBC ② Ferritin
③ Serum iron ④ Plasma iron
⑤ Hemosiderin

Transferrin은 총철결합능(total iron binding capacity, TIBC)을 의미하는데 철과 결합할 수 있는 transferrin의 능력을 말하며 혈청철과 불포화결합능(UIBC)의 합으로 계산되며 철결핍빈혈에 증가한다.

06. 혈색소에서 산소와 가역적으로 결합하기 위한 철의 상태는?

① 2가(Fe^{++}) 상태
② 3가(Fe^{+++}) 상태
③ Transferrin에 결합된 상태
④ Haptoglobin과 결합한 상태
⑤ 세포질 내에 유리되어 용해된 상태

07. 총철결합능(TIBC)에 대한 설명은?

① Transfrrin과 결합된 철
② 철결핍빈혈에서 감소한다.
③ 지중해빈혈에서 증가한다.
④ 철과 결합하지 못한 transferrin의 양을 뜻한다.
⑤ 혈청철과 불포화철결합능(UIBC)의 합으로 계산된다.

제6절 이상 적혈구

01. 악성빈혈에서 특징적으로 발견되는 적혈구 형태는?

① 대적혈구 ② 소적혈구
③ 구형적혈구 ④ 표적적혈구
⑤ 분열적혈구

05. ① 06. ① 07. ⑤ 제6절 01. ①

02. 철결핍빈혈에서의 적혈구 형태는?

① Microcytic hypochromic
② Macrocytic hypochromic
③ Microcytic hyperchromic
④ Macrocytic hyperchromic
⑤ Normocytic normochromic

03. Macrocytic normochromic anemia에 속하는 것은?

① 지중해빈혈
② 철결핍빈혈
③ 재생불량빈혈
④ 엽산결핍빈혈
⑤ 철적혈모구빈혈

04. 적혈구 대소부동증(anisocytosis)이란?

① 비정상적인 RBC의 수
② 비정상적인 RBC의 모양
③ 비정상적인 RBC의 크기
④ 비정상적인 핵과 세포질 비율
⑤ 비정상적인 RBC와 WBC의 비율

05. 정구성 정색소성 빈혈에 속하는 질환은?

① 악성빈혈
② 엽산결핍빈혈
③ 재생불량빈혈
④ 구형적혈구증가증
⑤ 비타민 B_{12} 결핍빈혈

•••
정구성 정색소성(normocytic normochromic) 적혈구 형태를 보이는 빈혈에는 재생불량빈혈, G-6-PD 결핍증에 의한 용혈빈혈, 불안정 혈색소증, phenylhydrazine과 같은 약제(산화제)에 의한 빈혈 및 지라 적출 후 등이 속한다.

02. ① 03. ④ 04. ③ 05. ③

06. 삼투압취약성이 증가되고 혈색소가 농후하게 포함되어 있는 작은 적혈구를 특징으로 하는 빈혈은?

① 악성빈혈
② 지중해빈혈
③ 발작야간혈색뇨증
④ 유전구형적혈구빈혈
⑤ 피루빈산 효소결핍빈혈

07. 서로 옳게 연결된 것은?

① 분열적혈구: 파종혈관내응고(DIC)
② 유극적혈구: 지중해빈혈(thalassemia)
③ 표적적혈구: 악성빈혈(pernicious anemia)
④ 구형적혈구: 재생불량빈혈(aplastic anemia)
⑤ 대적혈구: 철결핍빈혈(iron deficiency anemia)

•••
지중해빈혈(thalassemia)에는 표적적혈구, 악성빈혈(pernicious anemia)에는 대적혈구, 재생불량빈혈(aplastic anemia)에는 정구성 정색소성 적혈구, 철결핍빈혈(iron deficiency anemia)에는 소구성 저색소성 적혈구가 특징적으로 증가한다.

08. Hb S를 가지고 있으며 저장액에 대한 삼투압저항성이 증가하는 적혈구는?

① 낫적혈구
② 구형적혈구
③ 표적적혈구
④ 가시적혈구
⑤ 거대적혈모구

06. ④ 07. ① 08. ①

09. 여러 가지 비정상적인 모양의 적혈구가 말초혈액 내에 나타나는 것은?

① Dimorphism
② Anisocytosis
③ Poikilocytosis
④ Polychromasia
⑤ Polychromatophilia

•••

Polychromatophilia와 polychromasia는 Wright stain에서 연분홍청색으로 나타나는 그물적혈구를 가리킨다. Dimorphism(이형태성)은 크기나 모양 및 혈색소 농도가 서로 다른 두 가지의 적혈구가 함께 혼재되어 나타나는 것을 말하며, 빈혈 환자가 수혈을 받은 경우, 철분 치료를 받고 있는 철결핍빈혈 환자, 비타민 B_{12}와 엽산 및 철분이 복합적으로 결핍된 경우 및 철적혈모구빈혈에서 관찰될 수 있다. Anisocytosis는 크고 작은 크기가 적혈구가 함께 나타나는 것을 말한다.

10. 간질환에서 흔히 발견되며, 중앙의 창백대가 입술모양을 하고 있는 것은?

① 표적적혈구
② 낫적혈구
③ 가시적혈구
④ 분열적혈구
⑤ 구순(입모양)적혈구

•••

Stomatocyte(구순적혈구)는 알코올 중독이나 간경변 등 간 질환으로 인한 용혈빈혈에서 나타나며, 전해질 평형이 깨져서 전해질이 적혈구 안으로 밀려들어와 생긴다.

11. 지중해빈혈에서 발견되며 황소의 눈(Bull's eye)처럼 보이는 세포로 삼투압 취약성이 감소되는 적혈구는?

① 표적적혈구
② 낫적혈구
③ 가시적혈구
④ 분열적혈구
⑤ 구순적혈구

•••

Target cell (leptocyte, Bull's eye)은 저장액에 저항성이 강하여(삼투압 취약성 감소) 삼투압 취약성 곡선에서 좌방이행을 보이며 지중해빈혈, Cooley 빈혈, HbC 질환, 철결핍빈혈 및 폐쇄성 황달과 같은 간질환에서 흔히 나타난다. ESR은 감소한다.

09. ③ 10. ⑤ 11. ①

12. 구형적혈구에 대한 설명은?

① 변형능이 증가된다.
② 정상보다 직경이 크다.
③ 삼투압 저항성은 증가된다.
④ 악성빈혈일 때 흔히 발견된다.
⑤ 정상 적혈구보다 진하게 염색된다.

•••
구형적혈구는 직경이 정상보다 작고 중앙의 창백대가 없이 진하게 염색되는 적혈구로 변형능이 감소하고 삼투압취약성이 증가하여 용혈이 잘된다.

13. 조합이 맞는 것은?

① 표적적혈구: 납중독
② 분열적혈구: 악성빈혈
③ 구형적혈구: 지중해빈혈
④ 눈물방울적혈구: 골수섬유증
⑤ 구순(입모양)적혈구: 낫적혈구빈혈

14. 표적적혈구가 많이 나타나는 질환은?

① 다혈증
② 지중해빈혈
③ 철결핍빈혈
④ 유전구형적혈구증
⑤ 태아신생아용혈질환

15. 세포막 지질인 유리콜레스테롤과 레시틴이 축적되고, 삼투취약성이 감소되는 비정상 적혈구는? 국시22

① 표적적혈구(target cell)
② 구형적혈구(spherocyte)
③ 톱니적혈구(echinocyte)
④ 분열적혈구(schistocyte)
⑤ 입모양적혈구(stomatocyte)

12. ⑤ 13. ④ 14. ② 15. ①

16. 적혈구봉입체 설명으로 맞는 것은?

① Cabot ring : Fe 과립
② Heinz body : 변성 globin
③ Howell Jolly body : 리보솜
④ Pappenheimer body : RNA
⑤ basophilic stippling : 방추사

17. Schüffner's 반점이 관찰되는 질환은?

① 간질환
② 납중독
③ 지중해빈혈
④ 삼일열 말라리아
⑤ 거대적혈모구빈혈

•••
삼일열 말라리아에 감염된 적혈구에서는 Schüffner 반점이 나타나고, 열대열 말라리아에서는 Mauer's 반점 그리고 사일열 말라리아에서는 Zieman 반점이 나타난다.

18. Wright 염색에서는 관찰되지 않고 초생체 염색에서만 관찰되는 것은?

① Heinz body
② Cabot's ring
③ Howell-Jolly body
④ Pappenheimer body
⑤ Basophilic stippling

19. 적혈구 봉입체와 질환의 연결이 바른 것은?

① Schüffner's dots : 용혈빈혈
② Pappenheimer body : 연중독
③ Heinz body : G-6-PD 결핍증
④ Basophilic stippling : 철결핍빈혈
⑤ Howell-Jolly body : 삼일열 말라리아

•••
Heinz body는 적혈구막에 침전된 혈색소의 변성 글로빈으로서 초생체 염색에서 0.2~2.0 μm의 봉입체로 나타나며, 선천성 또는 산화약품 투여로 인한 용혈빈혈이나 G-6-PD 결핍증에서 흔히 발견된다. Basophilic stippling은 ribosome RNA가 응축되어 Wright stain에서 암청색의 작은 과립으로 염색된다. 납을 비롯한 중금속 중독, 지중해빈혈, 거대적혈모구빈혈, 철적혈모구빈혈, 용혈빈혈, 불안정 혈색소 질환 및 간질환 등에서 발견된다.

16. ② 17. ④ 18. ① 19. ③

20. 파펜하이머소체(Pappenheimer body)의 성분은?

① 핵 잔여물이다.
② 리보솜 성분이다.
③ 철과립 물질이다.
④ 방추사 잔유물이다.
⑤ 혈색소 변성물질이다.

21. Heinz 소체에 관한 설명으로 옳은 것은?

① 악성빈혈에서 흔히 발견된다.
② 구형적혈구와 밀접한 관련이 있다.
③ 철성분으로 prussian blue 염색에서 관찰된다.
④ 변성된 핵성분으로 Wright 염색에서 관찰된다.
⑤ 변성된 혈색소 봉입체로 초생체 염색에서 관찰된다.

22. Howell-Jolly body는?

① Ferritin 침착물이다.
② 혈장단백 응축물이다.
③ 핵내 DNA 잔존물이다.
④ 한냉응집소 응축물이다.
⑤ Ribosomal RNA 침착물이다.

23. Anisocytosis와 관련되는 적혈구 parameter는?

① MCV
② MCH
③ MCHC
④ RDW
⑤ Hemoglobin

20. ③ 21. ⑤ 22. ③ 23. ④

24. Price–Jones 곡선이 정상보다 우방 이동했다면 추측 가능한 것은?

① 지중해빈혈
② 철결핍빈혈
③ 대소부동증
④ 낫적혈구빈혈
⑤ 거대적혈모구빈혈

25. 적혈구내에 존재하는 철분과 관계있는 봉입체는?

① Cabot's ring
② Heinz bodies
③ Basophilic stippling
④ Pappenheimer's body
⑤ Howell – Jolly bodies

26. 적혈구막에 짧고 둔한 돌기가 규칙적으로 있는 세포로 요독증 환자에게 주로 나타나는 것은? (국시20)

① 톱니적혈구(echinocyte, burr cell)
② 표적적혈구(leptocyte, target cell)
③ 낫적혈구(drepanocyte, sickle cell)
④ 구순적혈구(stomatocyte, mouth cell)
⑤ 눈물방울적혈구(dacrocyte, tear drop cell)

27. G–6–PD (glucose–6–phosphate dehydrogenase)의 유전적 결핍 시 주로 나타나는 적혈구 봉입체는? (국시20)

① 될 소체(Döhle body)
② 하인츠 소체(Heinz bodies)
③ 러셀 소체(Russell's bodies)
④ 혈색소 C 결정(Hb C crystal)
⑤ 파펜하이머 소체(Pappenheimer body)

24. ⑤ 25. ④ 26. ① 27. ②

28. 낫적혈구(sickle cell)와 관련된 혈색소는? (국시21)

① Hb A
② Hb S
③ Hb M
④ Hb H
⑤ Hb D

29. 혈액염색표본에서 적혈구에 호염기반점(basophilic stippling)이 많이 나타나는 질환은? (국시21)

① 결핵
② 혈우병
③ 말라리아
④ 납(연) 중독
⑤ 파종혈관내응고

30. 초생체염색(supravital stain) 도말표본에서만 관찰할 수 있는 것은? (국시21)

① 철적혈구(siderocyte)
② 아우어소체(Auer bodies)
③ 하인츠소체(Heinz bodies)
④ 호염기반점(basophilic stippling)
⑤ 하월-졸리소체(Howell-Jolly bodies)

31. 적혈구부동증(anisocytosis)과 관련 있는 항목은? (국시20)

① 적혈구분포폭(RDW)
② 평균적혈구용적(MCV)
③ 평균혈소판용적(MPV)
④ 평균적혈구혈색소량(MCH)
⑤ 평균적혈구혈색소농도(MCHC)

28. ② 29. ④ 30. ③ 31. ①

III. 적혈구계 질환

01. 세계보건기구(WHO)의 빈혈 기준은?

① 여자: Hct 30% 이하
② 남자: Hct 36% 이하
③ 여자: Hb 12 g/dL 이하
④ 남자: Hb 14 g/dL 이하
⑤ 임산부: Hb 10 g/dL 이하

●●●

세계보건기구는 남자는 혈색소 13 g/dL 이하(Hct; 39% 이하), 여자는 혈색소 12 g/dL 이하(Hct; 36% 이하), 임산부는 혈색소 11 g/dL 이하(Hct; 33% 이하)를 빈혈의 기준으로 정의하고 있다.

02. 그물적혈구가 감소하는 경우는?

① 신생아
② 출혈 후
③ 재생불량빈혈
④ G-6-PD결핍빈혈
⑤ 유전구형적혈구증

03. 환자의 혈액도말 표본에서 pancytopenia, anisocytosis, macrocytosis, hypersegmentation을 보이는 질환은?

① 철결핍빈혈
② 지중해빈혈
③ 재생불량빈혈
④ 낫적혈구빈혈
⑤ 거대적혈모구빈혈

01. ③ 02. ③ 03. ⑤

04. 거대적혈모구빈혈(megaloblastic anemia)의 원인은?

① Cu 결핍
② 철분 결핍
③ 엽산 결핍
④ Vit B_6 결핍
⑤ 말라리아 감염

05. 비타민 B_{12} 결핍으로 인한 장애는?

① 철 흡수
② 엽산 합성
③ 소변 합성
④ DNA 합성
⑤ 내인자 분비

06. MCHC가 감소하는 질환은?

① 악성빈혈
② 용혈빈혈
③ 철결핍빈혈
④ 진성적혈구증가증
⑤ 비타민 B_{12}결핍빈혈

07. 철적혈모구빈혈(sideroblastic anemia)의 원인은?

① 저장철의 감소
② 철의 과잉 소비
③ 철의 흡수 불량
④ Heme 대사 이상
⑤ Globin 합성 이상

•••

철적혈모구빈혈(sideroblastic anemia)은 heme 합성 결함으로 적혈모구의 미토콘드리아 내에 철이 과다하게 축적되는 선천적, 후천적 혈액질환이다.

04. ③　05. ④　06. ③　07. ④

08. 재생불량빈혈의 검사소견은?

① 골수저형성과 빈혈
② 골수과형성과 지라비대
③ 골수저형성과 세포의 거대화
④ 골수의 지방화와 온혈구증가증
⑤ 골수과형성과 상대적림프구 증가

•••
재생불량빈혈은 말초혈액상에 온혈구감소증과 골수의 저형성을 보이는 질환으로 적혈구 감소로 인한 빈혈, 과립구 감소로 인한 감염, 혈소판 감소로 인한 출혈, 자반 등을 특징으로 한다.

09. 비타민 B_{12}나 엽산결핍으로 인한 빈혈의 특이적인 검사소견은?

① Low ferritin
② MCH < 30 pg
③ MCV > 105 fL
④ Pyruvate kinase 결핍
⑤ Price－Jones curve는 좌방이행

10. 지중해빈혈(thalassemia)에서의 전형적인 적혈구 소견은?

① 고염색성 소적혈구
② 저염색성 소적혈구
③ 저염색성 대적혈구
④ 정염색성 대적혈구
⑤ 정염색성 정적혈구

•••
지중해빈혈은 혈색소이상에 의해 발생하는 선천적인 소구성 저색소성 빈혈이다. 적혈구계 과잉증식으로 인해 말초혈액에 그물적혈구, 유핵적혈구가 증가한다. 철결핍빈혈과의 감별로 저장철의 증가와 TIBC 감소 소견이 관찰된다.

08. ① 09. ③ 10. ②

11. 거대적혈모구빈혈의 진단에 가장 의의가 있는 것은?

① 대소부동증
② 백혈구증가증
③ 변형적혈구증
④ 과분엽호중구증
⑤ Hb과 Hct의 감소

12. 적혈구의 성숙과정에서 DNA의 합성장애로 인하여, 핵과 세포질의 성숙이 일치하지 않고 chromatin의 구조가 섬세하게 나타나는 경우는?

① 악성빈혈
② 지중해빈혈
③ 철결핍빈혈
④ 재생불량빈혈
⑤ 태아신생아용혈질환

13. 악성빈혈환자의 검사실 소견으로 예상할 수 있는 것은?

	WBC 수	혈소판 수	그물적혈구 수
①	17,600	350,000	5.2%
②	10,500	80,000	4.1%
③	7,000	425,000	2.9%
④	3,500	300,000	1.8%
⑤	2,500	80,000	0.2%

악성빈혈은 DNA 합성장애로 인해 온혈구감소증이 발생하여 적혈구, 백혈구, 혈소판 및 그물적혈구 수 모두가 감소한다.

11. ④ 12. ① 13. ⑤

14. 용혈빈혈의 검사소견이 아닌 것은?

① hemopexin 증가
② 그물적혈구 증가
③ 구형적혈구 증가
④ 골수 내 적혈모구 증가
⑤ 요 중 urobilinogen 증가

15. 소구성 저색소성 혈구상을 보이는 환자의 검사소견이 다음과 같다. 예상되는 질환은?

- 총철결합능 : 450 μg/dL (normal : 200~350 μg/dL)
- 혈장철 : 30 μg/dL (normal : 80~150 μg/dL)

① 악성빈혈
② 철결핍빈혈
③ 지중해빈혈
④ 재생불량빈혈
⑤ 철적혈모구빈혈

철결핍빈혈에서 혈청철이 감소하고, TIBC가 증가한다.

16. 검사소견이 다음과 같다. 의심되는 질환은?

- 표적적혈구 증가
- Hb F와 Hb A_2 증가
- 혈청철 증가
- MCH 감소

① 지중해빈혈
② 낫적혈구빈혈
③ 태아적혈모구증
④ 거대적혈모구빈혈
⑤ 자가면역용혈빈혈

14. ① 15. ② 16. ①

17. 지중해빈혈이 발생하는 원인은?

① 혈색소의 철 산화
② 혈색소의 철 결핍
③ 혈색소의 구조적 이상
④ 혈색소의 헴 합성장애
⑤ 혈색소의 글로빈 합성장애

●●●
지중해빈혈은 형태학적으로 소구성 저색소성 빈혈로 글로빈합성 장애로 발생한다. 글로빈을 구성하는 α-chain이나 β-chain의 양적인 부족으로 인한 유전질환으로 용혈빈혈을 동반한다.

18. 철결핍빈혈일 때 철의 변화로 맞는 것은?

	혈청철	TIBC	저장철
①	감소	증가	증가
②	증가	증가	증가
③	감소	증가	감소
④	증가	감소	증가
⑤	감소	감소	감소

●●●
철결핍빈혈에서는 혈정철(serm iron), 저장철(storage iron)이 감소하고 TIBC가 증가하며 상대적 UIBC가 매우 증가된다.

19. 다음 중 선천적으로 적혈구 막단백질이 결손되어 나타나는 빈혈은?

① 악성빈혈
② 지중해빈혈
③ 발작한랭혈색뇨증
④ 거대적혈모구빈혈
⑤ 유전구형적혈구빈혈

17. ⑤ 18. ③ 19. ⑤

20. 서로 연결이 잘못된 것은?

① Burr cell － 요독증
② Spherocyte － 용혈빈혈
③ Heinz body － 철결핍빈혈
④ Basophilic stippling － 연중독
⑤ Howell-Jolly body － 지라절제

•••

Heinz body는 denatured hemoglobin으로서 G-6-PD 결핍, unstable Hb의 존재, 산화약제 복용 등으로 인한 용혈빈혈에서 주로 관찰된다.

21. 신생아용혈빈혈의 중요한 검사소견은?

① 혈소판의 감소
② 림프구의 증가
③ 그물적혈구의 감소
④ 과립백혈구의 감소
⑤ 유핵적혈구의 증가

•••

신생아용혈빈혈에서는 혈소판, 과립백혈구 및 그물적혈구가 모두 증가된다.

22. 발작야간혈색소뇨(PNH)에 대한 설명은?

① 비정상혈색소가 출현한다.
② Donath-Landsteiner test 양성이다.
③ 비정상 anti-P 항체 발생이 원인이다.
④ 헴합성 장애로 Pappenheimer body가 출현한다.
⑤ 적혈구막의 이형성으로 보체에 대한 과민반응으로 인해 용혈이 발생한다.

•••

PNH는 조혈줄기세포의 PIG-A 유전자의 돌연변이로 적혈구 세포막에 보체를 조절하여 막을 보호하는 단백질인 CD55, CD59의 결함으로 용혈빈혈과 온혈구감소증을 유발하는 질환이다.

20. ③ 21. ⑤ 22. ⑤

23. 유세포분석기에서 발작야간혈색소뇨증(PNH)을 진단하기 위한 CD 표지자로 옳은 것은?

① CD18, CD19
② CD22, CD24
③ CD35, CD38
④ CD42, CD45
⑤ CD55, CD59

24. Hb 5.0 g/dL, RBC 250만/mm^3, Hct 18%일 때 다음에서 예상되는 질환은?

① 악성빈혈
② 용혈빈혈
③ 철결핍빈혈
④ 적혈구증가증
⑤ 재생불량빈혈

•••

문제에서 빈혈의 종류를 예상하려면 MCV, MCH를 파악해야 하는데 MCV = 72 fL(82~92fL), MCH = 20 pg(27~33 pg), MCHC = 27.8%(32~36%)로 모두 낮으므로 철결핍빈혈이 예상된다. 악성빈혈에서는 MCV가 높고, 적혈구증가증이나 재생불량빈혈에서 RBC index는 대체로 정상범위를 보인다.

25. 산소결핍에 의한 erythropoietin 증가 때문에 일시적으로 적혈구가 증가하는 질환은?

① Dehydration
② Polycythemia vera
③ Sideroblastic anemia
④ Relative polycythemia
⑤ Secondary polycythemia

23. ⑤ 24. ③ 25. ⑤

26. 체내 산소 결핍으로 인한 생리적 반응으로 적혈구형성인자(erythropoietin, EPO) 생성이 증가하여 적혈구가 증가하는 것은?

① 위적혈구증가증
② 태아적혈모구증
③ 진성적혈구증가증
④ 이차적적혈구증가증
⑤ 상대적적혈구증가증

27. 악성빈혈의 원인은 무엇인가?

① 단백질 합성장애로 발생한다.
② Fe^{3+}에서 Fe^{2+}로 산화되지 못해 발생한다.
③ 체내 ceruloplasmin 부족으로 발생한다.
④ Methionine 합성장애로 DNA 합성이 안되어 발생한다.
⑤ 트립토판의 합성장애에 의해 RNA 합성이 안되어 발생한다.

28. 적혈구와 백혈구 및 혈소판이 모두 증가하는 질환은?

① 용혈빈혈(hemolytic anemia)
② 재생불량빈혈(aplastic anemia)
③ 백혈병양반응(leukemoid reaction)
④ 진성적혈구증가증(polycythemia vera)
⑤ 급성골수백혈병(acute myelocytic leu kemia)

•••
Polycythemia vera는 골수증식성질환에 속하며 범혈구증가증을 보인다.

29. 국내에서 감염된 적혈구의 세포질 내에 Schüffner's dot가 나타나는 감염질환은?

① 아메바증
② 톡소플라즈마증
③ 사일열 말라리아
④ 삼일열 말라리아
⑤ 열대열 말라리아

26. ④ 27. ④ 28. ④ 29. ④

30. 낫적혈구빈혈 시 가장 많이 보이는 혈색소는?

① Hb C
② Hb E
③ Hb F
④ Hb S
⑤ Hb A_2

31. Schilling 시험은 다음 어느 질환의 진단에 사용되는가?

① 용혈빈혈
② 철결핍 혈
③ 재생불량빈혈
④ 낫적혈구빈혈
⑤ 거대적혈모구빈혈(악성빈혈)

32. 비타민B_{12} 결핍에 의한 DNA 합성 장애로 생성되는 세포는? (국시20)

① 골수모구(myeloblast)
② 철적혈모구(sideroblast)
③ 림프모구(lymphoblast)
④ 거대적혈모구(megaloblast)
⑤ 거핵모구(megakaryoblast)

33. 다음 검사 소견으로 추정되는 질환은? (국시20)

- 온혈구 감소(pancytopenia)
- 골수세포 충실도 감소(hypocellularity)
- 그물적혈구 감소
- 상대적 림프구 증가

① 지중해빈혈(thalassemia)
② 재생불량빈혈(aplastic anemia)
③ 철결핍빈혈(iron deficiency anemia)
④ 진성적혈구증가증(polycythemia vera)
⑤ 유전구형적혈구증(hereditary spherocytosis)

30. ④ 31. ⑤ 32. ④ 33. ②

34. 50세 남자 환자가 출혈성궤양으로 내원하였고, 다음과 같은 검사 소견을 보인 경우 의심되는 질환은? (국시21)

- 소구성 저색소 적혈구 출현
- 저장철 감소
- 혈청철(SI) 감소
- 혈청 페리틴 감소
- 총철결합능(TIBC) 증가

① 악성빈혈　② 철결핍빈혈
③ 재생불량빈혈　④ 낫적혈구빈혈
⑤ 미세혈관용혈빈혈

35. 거대적혈모구빈혈(megaloblastic anemia)의 원인으로 옳은 것은? (국시21)

① 엽산 과잉　② 철분 과잉
③ 비타민 B_{12} 결핍　④ 구리(copper) 결핍
⑤ 에리트로포이에틴(EPO) 결핍

36. 검사 소견이 다음과 같을 때 시행해야 하는 추가 검사는? (국시22)

- 혈중 비타민 B_{12} 농도 감소
- 과분엽호중구 출현
- 거대적혈구 증가
- 온혈구 감소(pancytopenia)

① Ham's 검사　② Schilling 검사
③ Coombs' 검사　④ sugar water 검사
⑤ Donath-Landsteiner 검사

34. ②　35. ③　36. ②

Ⅳ. 적혈구계 검사

제1절 채혈과 항응고제

01. 신생아에서 모세혈관 채혈 시 가장 적절한 천자 부위는?

① 발뒤꿈치 중앙
② 엄지발가락 중앙
③ 엄지발가락 측면
④ 발뒤꿈치 양 측면
⑤ 발바닥 정중앙 부위

02. 혈액 원심분리 후 비중이 낮은 순서로 알맞은 것은?

① 혈장－혈소판－백혈구－적혈구
② 혈장－백혈구－혈소판－적혈구
③ 혈장－적혈구－혈소판－백혈구
④ 적혈구－혈장－백혈구－혈소판
⑤ 적혈구－혈소판－백혈구－혈장

03. 혈소판 위성 현상(platelet satellitism)을 보이는 항응고제는?

① EDTA
② Heparin
③ Double oxalate
④ Sodium citrate
⑤ Sodium fluoride

04. 혈구 수 계산과 혈액 도말표본 관찰에 가장 좋은 항응고제는?

① NaF
② EDTA
③ Heparin
④ Sodium citrate
⑤ Double oxalate

제1절 01. ④ 02. ① 03. ① 04. ②

05. Calcium을 억제하여 혈액응고를 방지하는 기전과 다른 항응고제는?

① EDTA
② Heparin
③ Sodium citrate
④ Double oxalate
⑤ Sodium fluoride

06. Thrombin 작용을 억제하여 혈액응고를 저지하는 항응고제는?

① EDTA
② Heparin
③ Sodium citrate
④ Double oxalate
⑤ Sodium fluoride

Heparin은 anti–thrombin과 결합하여 thrombin 작용을 억제한다.

07. 빨간색 마개의 진공 채혈시험관에 들어 있는 항응고제는?

① EDTA
② Heparin
③ Thrombin
④ Sodium citrate
⑤ No anticoagulant

08. Universal precaution에서 가장 커다란 원칙은?

① 위해물질은 가능하면 멀리하라.
② 검체는 가능한 한 적은 양을 이용하라.
③ 가능한 한 검체는 기계를 이용하여 처리하라.
④ B형 간염 감염방지를 위해 예방접종을 반드시 실시하라.
⑤ 검사실 내 모든 검체는 일단 감염력이 있는 것처럼 취급하라.

05. ② 06. ② 07. ⑤ 08. ⑤

09. 응고검사 시 3.2% sodium citrate와 혈액의 적정 비율은?

① 1:2
② 1:4
③ 1:6
④ 1:7
⑤ 1:9

10. 녹색(green) 마개의 진공 채혈시험관에 들어 있는 항응고제는?

① EDTA
② Heparin
③ Thrombin
④ Sodium citrate
⑤ No anticoagulant

11. 혈액응고계 검사를 위한 항응고제는? (국시21)

① EDTA
② 헤파린(heparin)
③ 이중수산염(double oxalate)
④ 불화나트륨(sodium fluoride)
⑤ 구연산나트륨(sodium citrate)

12. 말초혈액을 이용한 염색체 검사에 적합한 항응고제는? (국시21)

① EDTA
② 헤파린(heparin)
③ 이중수산염(double oxalate)
④ 불화나트륨(sodium fluoride)
⑤ 구연산나트륨(sodium citrate)

13. EDTA 항응고제의 작용 기전은? (국시20)

① 인지질 활성 억제
② 조직인자 활성 억제
③ 칼슘이온 활성 억제
④ 응고인자 X 활성 억제
⑤ 항트롬빈-III 활성 억제

09. ⑤ 10. ② 11. ⑤ 12. ② 13. ③

제2절 혈색소 측정

01. Cyanmethemoglobin법에서 hemoglobin과 페리시안화칼륨($K_3Fe\ (CN)_6$) 반응으로 생성되는 것은?

① Sulfhemoglobin
② Methemoglobin
③ Oxyhemoglobin
④ Carboxyhemogloin
⑤ Cyanmethemoglobin

02. Sahli's pipette의 용량은?

① 0.1 mL
② 0.01 mL
③ 0.02 mL
④ 0.05 mL
⑤ 0.002 mL

03. SLS법에서 측정가능하나 cyanmethemoglobin법에서는 측정하기 어려운 혈색소는?

① Sulfhemoglobin
② Methemoglobin
③ Oxyhemoglobin
④ Carboxyhemogloin
⑤ Cyanmethemoglobin

제2절 01. ② 02. ③ 03. ①

04. 혈색소가 감소 또는 증가하는 원인이 바르게 짝지어진 것은?

① 증가-임신
② 증가-빈혈
③ 감소-탈수
④ 감소-설사
⑤ 증가-다혈증

05. 정상 성인의 혈색소 값이 14.0 g/dL 이라면 Hct는 대략 얼마인가?

① 34%
② 38%
③ 40%
④ 42%
⑤ 45%

●●●
정상 성인에서 Hct는 Hb의 3배에 해당한다.

제3절 이상혈색소 검사

01. 알칼리 완충용액(pH 8.4)에서 혈색소 전기영동 순서로 옳은 것은?

① 음극 → S → C → F → A_1 → 양극
② 음극 → C → S → F → A_1 → 양극
③ 음극 → A_1 → C → F → S → 양극
④ 음극 → F → C → S → A_1 → 양극
⑤ 음극 → C → F → S → A_1 → 양극

02. 이상혈색소 Hb S에 대한 설명으로 옳은 것은?

① β-chain의 6번째 아미노산이 glutamic acid에서 lysine으로 바뀐 것이다.
② β-chain의 6번째 아미노산이 glutamic acid에서 valine으로 바뀐 것이다.
③ β-chain의 26번째 아미노산이 glutamic acid에서 lysine으로 바뀐 것이다.
④ α-chain의 6번째 아미노산이 glutamic acid에서 valine으로 바뀐 것이다.
⑤ α-chain의 6번째 아미노산이 glutamic acid에서 lysine으로 바뀐 것이다.

04. ⑤ 05. ④ 제3절 01. ② 02. ②

03. 혈액도말표본을 citric acid (pH 3.3)로 처리하여 태아혈색소를 확인하는 검사법은?

① Ham's test
② Solubility test
③ Osmotic fragility test
④ Hemoglobin electrophoresis test
⑤ Kleihauer-betke acid elution test

04. 혈색소의 글로빈 사슬 중 β-사슬의 6번째 아미노산인 글루탐산이 발린으로 치환된 이상혈색소는? (국시22)

① 혈색소 A
② 혈색소 C
③ 혈색소 D
④ 혈색소 E
⑤ 혈색소 S

제4절 Hematocrit 측정

01. 수기법에 의한 microhematocrit 측정법으로 바른 것은?

① 모세관 혈액으로는 검사할 수 없다.
② 판독 시 buffy coat 층까지 포함된다.
③ Micromethod에서는 Wintrobe tube를 사용한다.
④ 통상 수기법에서는 자동혈구계산기보다 높게 나온다.
⑤ Microhematocrit법에서는 3,000 rpm으로 30분간 원심한다.

•••
수기법에서는 원침 시 침전된 적혈구층 내에 은닉 혈장이 내포되어 있기 때문에 MCV와 적혈구수에 의해 계산되는 자동혈구 계산기의 측정치보다 높게 나온다.

03. ⑤ 04. ⑤ 제4절 01. ④

02. Microhematocrit법과 macrohematocrit법의 특징이 바르게 연결된 것은?

① Macrohematocrit : 검사 소요시간 2시간
② Macrohematocrit : 1,2000 rpm 5분 원심분리
③ Microhematocrit : Plain capillary tube 사용
④ Microhematocrit : 3,000 rpm 30분 원심분리
⑤ Microhematocrit : Heparinized capillary tube 사용

03. 전혈에서 적혈구층이 차지하는 용적을 백분율(%)로 표시한 것은? (국시22)

① Hct ② RDW
③ MCV ④ MCH
⑤ MCHC

제5절 혈구수 계산

01. 조합이 잘못 짝지어진 것은?

① WBC – 11 mark
② RBC – 101 mark
③ Sahli pipette – 0.2 mL
④ Wintrobe tube – 100 mm
⑤ Westergren tube – 200 mm

•••

Sahli pipette 용량은 0.01 mL이다.

02. 혈구계산반에서 계산실과 cover glass 사이의 간격은?

① 1 mm ② 0.1 mm
③ 0.2 mm ④ 0.5 mm
⑤ 0.6 mm

02. ⑤ 03. ① 제5절 01. ③ 02. ②

03. 백혈구 계산용 희석액으로 사용되는 것은?

① 0.85% saline
② Türk solution
③ Gower solution
④ Hayem solution
⑤ Toison solution

Türk solution은 백혈구 계산용 희석액이다. ①, ③, ④, ⑤는 적혈구 계산용 희석액이다.

04. WBC pipette으로 혈액을 0.5까지, 희석액을 11.0까지 흡입하여 통상적으로 검사하였더니 WBC 수가 120이 나왔다면 백혈구 수는?

① 2,000/μL
② 2,500/μL
③ 3,000/μL
④ 6,000/μL
⑤ 9,000/μL

계수된 수 × 희석배수(20)× 체적배수 = 120 × 20 × 10 × 1/4 = 6,000

05. Türk solution에 대한 설명으로 맞는 것은?

① 백혈구의 종류가 감별된다.
② 적혈구를 용해시키지 않는다.
③ 혈소판이 빙초산에 의해 용혈된다.
④ Gentian violet에 의해 백혈구의 핵이 염색된다.
⑤ 유핵적혈구(nRBC)가 있을 경우 백혈구와 구분되어 염색된다.

06. 적혈구 pipette으로 0.5까지 혈액을 흡입 희석하여 적혈구 중구획 5칸을 세었더니 360개가 나왔다면 실제 전혈 중의 적혈구수는?

① 360만/μL
② 450만/μL
③ 480만/μL
④ 500만/μL
⑤ 540만/μL

계수된 수 × 희석배수 × 체적배수 = 360 × 200 × 10 × 5 = 3,600,000

03. ② 04. ④ 05. ④ 06. ①

07. 미보정 백혈구 수가 25,000 mm^3이고 유핵적혈구가 25개 보였다면 보정 백혈구 수는?

① 18,000/mm^3
② 20,000/mm^3
③ 22,000/mm^3
④ 25,000/mm^3
⑤ 28,000/mm^3

•••

$$\text{교정 전 백혈구 수} \times \frac{100}{100 + \text{유핵적혈구수}} = \text{교정 후 백혈구 수} = 25{,}000 \times \frac{100}{125} = 20{,}000$$

08. 부신피질 자극 호르몬(ACTH)을 투여하기 전과 투여한 후의 호산구수를 비교하여 부신피질의 기능을 알아보는 검사는?

① Thorn test
② Ham's test
③ Coomb's test
④ Schilling test
⑤ Donath-Landsteiner test

09. Eosinopenia(호산구 감소)가 보이는 경우는?

① 피부질환
② 기관지 천식
③ 기생충 감염
④ 만성골수백혈병
⑤ Cushing's syndrome

10. 간상호중구가 증가했다면?

① Normal
② Shift to left
③ Neutrophilia
④ Pancytopenia
⑤ Shift to right

07. ② 08. ① 09. ⑤ 10. ②

11. 백혈구 pipette의 희석범위로 맞는 것은?

① 1 : 10~1 : 100
② 1 : 20~1 : 200
③ 1 : 50~1 : 500
④ 1 : 100~1 : 1,000
⑤ 1 : 500~1 : 1,000

12. 미보정 백혈구 수가 18,000 mm^3이고 백혈구 200개당 유핵적혈구 40개가 보였다면 보정 백혈구의 수는?

① 10,000/mm^3
② 12,000/mm^3
③ 15,000/mm^3
④ 20,000/mm^3
⑤ 28,000/mm^3

•••

$$\text{교정 전 백혈구 수} \times \frac{100}{100 + \text{유핵적혈구수}} = 18{,}000 \times \frac{200}{240} = 15{,}000$$

13. Hayem's solution으로 전혈을 희석하면 남아있는 혈액세포는?

① 백혈구만 남는다.
② 혈소판만 남는다.
③ 적혈구만 남는다.
④ 적혈구와 백혈구 모두 남는다.
⑤ 적혈구와 백혈구 모두 파괴된다.

14. 성별에 따른 차이가 없는 것은?

① Hb
② Hct
③ RBC
④ ESR
⑤ WBC

•••

WBC count는 성별에 따른 차이는 없지만, 연령에 따라서는 커다란 차이를 보여, 성인은 4,000~10,000/μL 이지만, 신생아는 9,000~30,000/μL로 높은 수치를 나타낸다.

11. ① 12. ③ 13. ④ 14. ⑤

15. 백혈구수 계산법의 설명으로 옳은 것은?

① 일반적으로 희석률 200배이다.
② 일반적인 경우 101 mark까지 희석액을 채운다.
③ 일반적인 경우 0.1 mark까지 혈액을 흡입한다.
④ Türk 액의 빙초산은 적혈구를 용혈한다.
⑤ 각 구역의 백혈구 수 20개 이상 차이가 날 때 재검한다.

백혈구는 12개 이상 차이가 날 때, 적혈구는 20개 이상 차이가 날 때 재검한다.

16. Thorn test에서 부신피질의 기능이 정상일 경우 결과가 어떻게 나와야 하는가?

① 호산구수 변화없음
② 호염기구 수 변화없음
③ 호산구수 50% 이상 증가
④ 호산구수 50% 이상 감소
⑤ 호염기구 수 50% 이상 증가

제6절 적혈구 항수 계산

01. 평균적혈구용적을 나타내는 적혈구 지수는?

① Hct ② MCH
③ MCV ④ RDW
⑤ MCHC

02. 적혈구 크기의 변동을 표현한 것은?

① Hct ② MCH
③ MCV ④ RDW
⑤ MCHC

15. ④ 16. ④ 제6절 01. ③ 02. ④

03. Hematocrit 40%, Hemoglobin 20 g/dL, RBC $5 \times 10^6/\mu L$의 경우 평균적혈구 용적(MCV)으로서 옳은 것은?

① 25 fL
② 33 fL
③ 40 fL
④ 75 fL
⑤ 80 fL

•••

$$\text{MCV} = \frac{\text{Hct} \times 10}{\text{적혈구수(백만단위)}} = \frac{40 \times 10}{5} = 80\ \text{fL}$$

04. RBC $4.0 \times 10^{12}/L$, Hb 9.0 g/dL, Hct 30%일 경우 MCH는 얼마인가?

① 30%
② 75 fL
③ 75 pg
④ 22.5 fL
⑤ 22.5 pg

•••

$$\text{MCH} = \frac{\text{Hb} \times 10}{\text{RBC 수(백만단위)}} = \frac{9 \times 10}{4} = 22.5\ \text{fL}$$

05. Hct 20%, Hb 20 g/dL, 적혈구수 $5 \times 10^6/\mu L$의 경우 MCH와 MCHC를 각각 얼마인가?

① 40 pg, 100 fL
② 40 fL, 100 pg
③ 40 pg, 100 g/dL
④ 50 fL, 120 g/dL
⑤ 50 pg, 120 g/dL

•••

$$\text{MCH} = \frac{20 \times 10}{5} = 40\ \text{pg},\ \text{MCHC} = \frac{\text{Hb} \times 100}{\text{Hct}} = \frac{20 \times 100}{20} = 100\ \text{g/dL}$$

06. MCHC의 감소를 보여주는 빈혈은?

① 대구성빈혈
② 정구성빈혈
③ 저색소성빈혈
④ 정색소성빈혈
⑤ 고색소성빈혈

03. ⑤ 04. ④ 05. ③ 06. ③

07. MCHC의 증가와 가장 관련이 있는 이상 적혈구는?

① 눈물방울적혈구
② 표적적혈구
③ 구형적혈구
④ 낫적혈구
⑤ 타원적혈구

08. Price-Jones curve란?

① 혈색소의 산소포화 또는 산소해리 곡선
② 일정수의 백혈구를 측정하여 얻은 직경의 분포곡선
③ 일정수의 혈소판을 측정하여 얻은 용적의 분포곡선
④ 일정수의 적혈구를 측정하여 얻은 직경의 분포곡선
⑤ 자동혈구계산기에서 일정수의 적혈구를 측정하여 얻은 용적의 분포곡선

09. Price-Jones curve의 폭이 넓은 경우 임상적인 의미는?

① 적백혈병
② Anisocytosis
③ Poikilocytosis
④ Vitamin K 결핍증
⑤ 유전구형적혈구증

10. 적혈구 histogram (Price-Jones curve)이 우방이행(shift to the right)하는 경우 적혈구 이상으로 가장 의심스러운 것은?

① 빈혈
② 채혈 시 혈액농축
③ 혈액 가검물의 응고
④ 소적혈구수의 증가
⑤ 대적혈구수의 증가

07. ③ 08. ④ 09. ② 10. ⑤

11. Anisocytosis(적혈구부동증)의 심한 정도를 나타내는 적혈구지수는?

① Hb ② Hct
③ RDW ④ MCV
⑤ MCHC

12. MCV = 74 fL, MCH = 22.9 pg, MCHC = 18.2%일 경우의 빈혈 형태는?

① Microcytic hypochromic anemia
② Macrocytic hypochromic anemia
③ Microcytic hyperchromic anemia
④ Microcytic normochromic anemia
⑤ Macrocytic normochromic anemia

•••
각각의 참고치는 MCH가 28–32 pg, MCV는 82–92 fL, MCHC는 32~36 g/dL 이다.

13. 검체를 오래 방치했을 경우의 혈구 변화로 맞는 것은?

① Hct이 감소한다.
② ESR이 증가한다.
③ MCV가 증가한다.
④ MCHC가 증가한다.
⑤ 혈소판이 증가한다.

14. 자동혈구계산기에서 적혈구 분포곡선(histogram)이 뚜렷한 우방이행을 나타낼 때 관계있는 것은? (국시22)

① 소적혈구증가증 ② 대적혈구증가증
③ 구형적혈구증가증 ④ 정상적혈구증가증
⑤ 변형적혈구증가증

11. ③ 12. ① 13. ③ 14. ②

제7절 적혈구 침강속도(ESR)

01. ESR은 일차적으로 무엇의 변화를 보기 위한 것인가?

① 빈혈
② 혈소판의 수
③ 삼투압의 변화
④ 적혈구막의 변화
⑤ 혈장 단백질의 변화

02. ESR 측정 시 지연요인에 해당하는 사항은?

① 빈혈 시
② 온도가 증가할 때
③ 혈침관이 경사질 때
④ 낫적혈구 빈혈일 때
⑤ 혈침관의 길이가 길고 내경이 클 때

03. ESR에 가장 영향을 주는 인자는?

① Platelet
② Glucose
③ Leukocyte
④ Fibrinogen
⑤ Prothrombin

04. ESR 측정을 위한 Westergren법에 사용되는 항응고제는?

① Heparin
② Sod. citrate
③ Pot. oxalate
④ Sod. oxalate
⑤ Double oxlate

제7절 01. ⑤ 02. ④ 03. ④ 04. ②

05. ESR에서 침강 반응을 지연시키는 것은?

① 염증
② 빈혈
③ Globulin의 증가
④ Albumin의 증가
⑤ Fibrinogen의 증가

06. Westergren법으로 ESR 측정 시 사용되는 항응고제와 혈액의 적정 비율은 얼마인가?

① 1:2
② 1:4
③ 1:6
④ 1:8
⑤ 1:9

07. ESR 검사에서 침강속도 반응을 촉진하는 요인은 무엇인가?

① CO_2 증가
② 적혈구 증가
③ 검체혈액의 응고
④ Albumin 증가
⑤ Globulin 증가

08. ESR 검사 시 침강속도가 촉진되는 요인으로 옳은 것은?

① 측정관을 수직으로 측정할 때
② 측정되는 곳의 온도가 높을 때
③ 혈액을 너무 많이 희석했을 때
④ 침강속도를 세우는 관이 짧을 때
⑤ 침강속도를 세우는 관이 좁을 때

05. ④ 06. ② 07. ⑤ 08. ②

제8절 말초혈액 도말표본의 제작과 혈구검경

01. Wright 염색 시 진한 적색을 보이면 그 원인은?

① 불충분한 세척
② 두꺼운 도말표본
③ 완충액의 과도한 산성
④ 완충액의 과도한 염기성
⑤ Wright 염색시간의 연장

02. 혈액도말에 대한 설명으로 맞는 것은?

① 도말표본 건조는 온풍이 좋다.
② 미는 각이 크면 두껍게 도말된다.
③ 미는 속도가 빠르면 얇게 도말된다.
④ Spreader와 slide의 각도는 수직이 좋다.
⑤ 미는 혈액이 많으면 미는 각도를 작게 한다.

03. 백혈구 백분율검사에서 호염기구의 백분율은?

① 0~1%
② 2~3%
③ 4~7%
④ 20~30%
⑤ 40~60%

04. Giemsa 염색이 Wright 염색과 <u>다른</u> 점은?

① 핵 염색이 좋다.
② 염색과 고정이 동시에 된다.
③ 호산구가 잘 염색되어 감별이 용이하다.
④ Wright 염색에 비해서 염색시간이 짧다.
⑤ 일반적으로 Wright 염색보다는 과립염색이 잘된다.

제8절 01. ③ 02. ② 03. ① 04. ①

05. Wright 염색에서 buffer의 적당한 pH는?

① 4.8
② 5.4
③ 6.4
④ 7.4
⑤ 8.4

•••

Wright 염색에 사용되는 완충액의 pH는 6.4~6.8이 적당하다.

06. 혈액도말 표본의 ideal zone을 1,000배로 검경할 때 혈소판이 시야 당 평균 13개가 관찰되었다면 혈소판 수는 대략 얼마인가?

① 130,000/μL
② 260,000/μL
③ 390,000/μL
④ 460,000/μL
⑤ 540,000/μL

•••

혈소판 수 간접계산으로 시야당 혈소판 수 × 20,000을 한다. 13 × 20,000 = 260,000/μL

07. 혈소판의 형태를 바르게 설명한 것은?

① 적혈구보다 크기가 크다.
② 호산성으로 붉은색을 띤다.
③ 커다란 핵인을 가지고 있다.
④ 일반적으로 노화된 혈소판은 어린 혈소판보다 크다.
⑤ 혈소판 내에 작은 azurophilic 과립들을 볼 수 있다.

08. Wright 염색을 하였을 때 T 림프구와 B 림프구의 감별은?

① 형태로는 감별이 어렵다.
② 과립의 유무로 감별한다.
③ 공포의 출현으로 감별한다.
④ 세포질의 염색성으로 감별한다.
⑤ 염색질의 분포양상으로 감별한다.

05. ③ 06. ② 07. ⑤ 08. ①

09. 세포질 내 과립이 염기성 색소에 친화성이 강한 세포는?

① Basophil
② Monocyte
③ Eosinophil
④ Neutrophil
⑤ Lymphocyte

10. 정상인의 말초혈액 중 림프구의 백분율은?

① 7~10%
② 15~20%
③ 25~40%
④ 50~60%
⑤ 70~80%

11. 백혈구 감별계산 시 좌방이행이란 어떤 세포의 백분율이 증가하는 것인가?

① Band cell
② Monocyte
③ Eosinophil
④ Lymphocyte
⑤ Segmented neutrophil

12. 정상성인의 백혈구 감별계산이 정상 참고치를 벗어나는 것은?

① Basophil : 0%
② Monocyte : 3%
③ Eosinophil : 15%
④ Neutrophil : 55%
⑤ Lymphocyte : 27%

13. 산성색소에 염색되는 물질은?

① 철과립
② Azure 과립
③ 호산성 과립
④ 호염기성 과립
⑤ 세포질의 RNA

09. ① 10. ③ 11. ① 12. ③ 13. ③

14. Wright 염색 시 세포를 고정하는 작용을 하는 시약은?

① Xylene ② Ethanol
③ Formalin ④ Methanol
⑤ Methylene blue

15. Wright 염색 시 알칼리성(진한 청색)으로 염색되는 원인은?

① 두꺼운 도말일 때
② 염색 후 오래 씻을 때
③ 완충액이 지나친 산성일 때
④ Methanal이 심한 산성일 때
⑤ 완충액의 많은 양이 중첩일 때

16. 백혈구 백분율검사에서 호중구의 백분율은?

① 0~1% ② 2~5%
③ 5~7% ④ 20~30%
⑤ 40~60%

17. 혈액검사에서 혈소판의 증가를 보이는 질환은?

① 지라 적출 ② 지라비대증
③ 철결핍빈혈 ④ 재생불량빈혈
⑤ 파종혈관내응고증

●●●
혈소판의 1/3은 지라에 저장되어 있다. 따라서 지라가 적출되면 순환혈액에서 증가된다.

14. ④ 15. ① 16. ⑤ 17. ①

18. 혈액도말검경 시 혈소판의 위성현상의 원인되는 항응고제는?

① NaF ② EDTA
③ Heparin ④ Sodium citrate
⑤ Double oxalate

제9절 그물적혈구수 계산

01. 그물적혈구증가증(reticulocytosis)을 보이는 환자의 혈액도말 표본을 Wright 염색했다. 가장 특징적으로 볼 수 있는 것은?

① 철적혈구 증가증 ② 구형적혈구 증가증
③ 표적적혈구 증가증 ④ 다염적혈구 증가증
⑤ 타원적혈구 증가증

02. 혈액에 1% Brilliant cresyl blue를 동량 섞은 후 도말표본을 작성하는 검사는 무엇을 보기 위한 것인가?

① 낫적혈구
② 그물적혈구
③ 적혈구 내의 철 과립
④ 적혈구 내의 염기성 반점
⑤ 적혈구내의 Howell-Jolly body

03. 그물적혈구에 대한 설명으로 맞는 것은?

① 핵이 없으므로 혈색소를 합성하지 못한다.
② 그물구조물은 핵 구조물의 일부가 남은 것이다.
③ Neubauer chamber를 사용하여 직접 계산법으로 계산할 수 있다.
④ RBC 1,000개 중의 그물적혈구를 센 후 0.1을 곱하여 퍼센트로 기록한다.
⑤ 적혈구 도말 표본을 만든 후 1% brilliant cresyl blue로 후 염색하여 검경한다.

18. ② 제9절 01. ④ 02. ② 03. ④

04. Brilliant cresyl blue법에서 성인의 그물적혈구 정상치는?

① 0.5~2%
② 2~6%
③ 6~8%
④ 9~15%
⑤ 15~20%

신생아에서는 2~6%로 성인보다 정상 참고치가 높다.

05. 자동 그물적혈구계산기에서만 산출되는 측정항목은?

① 그물적혈구 백분율(RC)
② 절대 그물적혈구수(ARC)
③ 그물적혈구 생성지수(RPI)
④ 미성숙 그물적혈구 분획(IRF)
⑤ 교정 그물적혈구 백분율(CRC)

06. Wright 염색에서는 보이지 않고, 초생체염색을 해야만 관찰되는 적혈구 봉입체는?

① Heinz body
② Howell Jolly body
③ Malaria ring form
④ Basophilic stippling
⑤ Pappenheimer body

07. 그물적혈구(reticulocyte)는 어떤 염색으로 검경하는가?

① Gram stain
② Wright stain
③ Supravital stain
④ Romanowsky stain
⑤ Wright-Giemsa stain

04. ① 05. ④ 06. ① 07. ③

제10절 삼투압 취약성 검사

01. 적혈구 삼투압 취약성 검사에서 현저하게 취약성이 증가하는 세포는?

① 대적혈구
② 소적혈구
③ 구형적혈구
④ 타원적혈구
⑤ 표적적혈구

02. 삼투압 취약성 검사에 사용되는 시약은?

① NaCl
② $CaCl_2$
③ $MgCl_2$
④ NaOH
⑤ NaH_2PO_4

03. 적혈구취약성검사는 어떤 질환의 진단에 도움이 되는가?

① 백혈병
② 악성빈혈
③ 철결핍빈혈
④ 재생불량빈혈
⑤ 유전구형적혈구증

04. 삼투취약성이 증가하고 일반혈액 염색에서 고색소성을 나타내는 적혈구 이상 형태는?

① 낫적혈구
② 구형적혈구
③ 가시적혈구
④ 입모양적혈구
⑤ 눈물방울적혈구

05. 말초혈액 도말표본에서 구형적혈구의 증가가 있었다면, 다음 어느 검사에 이상을 나타내겠는가?

① Ham's test
② Hb electrophoresis
③ Autohemolysis test
④ Osmotic fragility test
⑤ Donath-Landsteiner test

제10절 01. ③ 02. ① 03. ⑤ 04. ② 05. ④

06. 삼투압 취약성 검사에서 항응고제로 가장 좋은 것은?

① NaF
② EDTA
③ Oxalate
④ Heparin
⑤ Sodium citrate

07. 질환에 따른 삼투압 취약성 검사 결과의 조합으로 옳은 것은?

① 낫적혈구빈혈 – 감소
② 지중해빈혈 – 정상
③ 혈색소질환 – 정상
④ 자가면역용혈빈혈 – 감소
⑤ 유전구형적혈구증 – 감소

제11절 혈색소 전기영동검사 및 기타 검사

01. 이상 혈색소 확인 방법으로 가장 좋은 방법은?

① 전기영동법
② 도말염색법
③ Alkali 변성법
④ Acid elution법
⑤ Sucrose 용혈법

02. Hb S 검사인 dithionite 용해도 시험결과 양성이 나왔다. 다음 무슨 검사를 시행하면 좋은가?

① Hb 전기영동검사
② DNA 검사
③ 적혈구취약성검사
④ Ham's 검사
⑤ Western blotting 검사

06. ④ 07. ① 제11절 01. ① 02. ①

03. 혈색소 전기영동법 중 cellulose acetate법(pH 8.4)에서 가장 멀리 이동하는 혈색소는?

① Hb A
② Hb F
③ Hb S
④ Hb H
⑤ Hb A_2

04. Heinz body를 보기 위한 염색법은?

① PAS 반응
② NBT 염색
③ 초생체 염색
④ Prussian blue 염색
⑤ Sudan Black B 염색

05. 낫적혈구 빈혈의 진단에 유용한 검사법은?

① 산용출법
② Ham's 검사
③ Sucrose 검사
④ 삼투압취약성 검사
⑤ Sodium Dithionite 용해도 검사

06. 말초혈액을 sodium metabisulfite와 혼합하여 검사 시 특이소견을 관찰할 수 있는 세포는?

① 낫적혈구
② 표적적혈구
③ 가시적혈구
④ 분열적혈구
⑤ 입모양적혈구

03. ④ 04. ③ 05. ⑤ 06. ①

제12절 발작성 야간혈색소뇨(PNH) 검사

01. 보체방어물질의 결핍으로 보체에 의해 쉽게 용혈을 일으키는 질환을 알아보기 위한 검사는?

① Ham's test
② Thorn test
③ Coomb's test
④ Schilling test
⑤ Donath-Landsteiner test

02. 발작야간혈색소뇨증의 진단지표가 되는 세포 표면항원은?

① TdT
② CD2
③ CD13
④ CD14
⑤ CD59

발작야간혈색소뇨증의 진단에서, 가장 예민도와 특이성이 높은 검사는 flow cytometer를 이용하여 보체방어 단백질인 CD55와 CD59 항원을 검출하는 것이다.

03. 발작야간혈색소뇨증의 검사소견으로 옳은 것은?

① 온혈구감소증
② 그물적혈구 감소
③ LAP 증가
④ 소구성 저색소성 빈혈
⑤ CD55와 CD59가 모두 양성

04. 발작야간혈색소뇨증의 진단검사로 예민도와 특이성이 가장 좋은 검사는?

① Ham's test
② Coomb's test
③ Solubility test
④ Sucrose lysis test
⑤ Flow cytometry test

제12절 01. ① 02. ⑤ 03. ① 04. ⑤

05. Flow cytometry법에 의한 PNH 진단 시 주된 검출 항원은?

① CD13과 CD8
② CD16과 CD4
③ CD3과 CD19
④ CD45와 CD14
⑤ CD55와 CD59

제13절 발작한냉혈색소뇨증(PCH) 검사

01. 다음 검사 중 발작한냉혈색소뇨증의 진단에 특이적인 검사법은?

① Ham 시험
② Thorn 시험
③ Coomb's 시험
④ Schilling 시험
⑤ Donath-Landsteiner 시험

02. Donath-Landsteiner 시험의 검사 원리는?

① 적혈구삼투압 저항
② Vitamin B_{12} 흡수능
③ 항적혈구자가항체 부착능
④ 저이온강도 용액에 적혈구 보체과민성
⑤ 온도에 따른 비정상 anti-P 항체 활성

03. 바르게 조합된 것은 어느 것인가?

① Coomb's 시험 – 비타민 B_{12} 흡수능
② Osmotic fragility 시험 – 적혈구 보체과민성
③ Electropphoresis–이상성 한랭용혈소 시험
④ Donath-Landsteiner 시험 – anti-P 항체 활성
⑤ Ham시험 – 저이온강도 용액에 적혈구 보체과민성

05. ⑤ 제13절 01. ⑤ 02. ⑤ 03. ④

04. CBC 검사에서 한냉응집소가 있는 검체의 처리 방법은?

① 10분간 혼합하여 검사한다.
② 37℃ 항온수조에 가온한 후 검사한다.
③ Heparin 시험관에 다시 채혈하여 검사한다.
④ 원침 후 혈장을 식염수로 교체하여 검사한다.
⑤ Sodium citrate 시험관에 다시 채혈하여 검사한다.

05. 자가면역용혈이 의심되고 다음 보기와 같은 양상을 보이는 환자의 진단을 위해 가장 의미 있는 검사는?

- 적혈구수와 혈색소 감소
- 요중에 혈색소와 hemosiderin의 출현
- Coomb's 검사 양성
- 4℃ 이하의 온도에 신체 노출 시 혈관 내 용혈을 일으킴

① 유세포 검사
② Ham's 검사
③ Sucrose 검사
④ 전기영동 검사
⑤ Donath-Landsteiner 검사

06. 적혈구수가 감소하고 MCV가 증가, MCH가 증가하였으며 혈색소 정상, Coomb's test 양성의 결과를 보이면 조치사항은?

① 37℃ 가온 후 재검사한다.
② 56℃ 비동화시켜 재검사한다.
③ 효소 첨가 후 재부유하여 재검사한다.
④ Heparin 항응고제 채혈 후 재검사한다.
⑤ Sodium citrate 항응고제 채혈 후 재검사한다.

04. ② 05. ⑤ 06. ①

07. 발작성한랭혈색소뇨증(paroxysmal cold hemoglobinuria, PCH)을 진단하기 위한 검사법은? (국시21)

① 햄검사(Ham's test)
② 실링검사(Schilling test)
③ 설탕용해검사(sugar water test)
④ 삼투압취약성검사(osmotic fragility test)
⑤ 도나스-란트슈타이너검사(Donath-Landsteiner test)

08. 도나스-란트슈타이너(Donath-Landsteiner) 검사에서 용혈을 일으키는 질환은? (국시20)

① 지중해빈혈(thalassemia)
② 재생불량빈혈(aplastic anemia)
③ 철적혈모구빈혈(sideroblastic anemia)
④ 유전구형적혈구증(hereditary spherocytosis)
⑤ 발작성한랭혈색소뇨(paroxysmal cold hemoglobinuria, PCH)

제14절 자동혈구분석기

01. 자동혈액분석기로 검사할 때 한랭응집소가 존재하는 경우 예상되는 검사 결과인 것은?

① MCV 증가
② MCH 감소
③ 백혈구수 감소
④ 적혈구수 증가
⑤ 혈색소 농도 감소

07. ⑤ 08. ⑤ 제14절 01. ①

02. CBC를 검사하는 기기에서 혈소판의 수치가 정상치보다 낮게 나왔고 도말표본에서 혈소판의 위성 현상이 관찰되었다면 대응책으로 적당한 것은?

① 37℃에 가온 후 재검한다.
② 생리식염수로 희석 후 재검한다.
③ 전의 결과와 비슷하면 그대로 보고한다.
④ 정도관리가 잘 되었으면 그대로 보고한다.
⑤ EDTA가 아닌 다른 항응고제를 사용한 후 재검한다.

03. Price-Jones curve와 관련이 있는 것은?

① PCT ② MPV
③ PDW ④ RDW
⑤ P-LCR

•••
PDW (Platelet Distribution Width), RDW (Red cell volume Distribution Width), MPV (Mean Platelet Volume), PCT (Plateletcrit), P-LCR (Platelet-Large Cell Ratio)

04. 여자 성인 환자를 검사했는데, 정상치라고 생각되는 것은?

① Hct : 54%
② Hb : 8 g/dL
③ RBC 수 : 300만/μL
④ WBC 수 : 7,000/μL
⑤ Platelet 수 : 70만/μL

05. RBC histogram이 정상보다 우방이행(shift to the right)하는 적혈구 이상은?

① 빈혈 ② 용혈
③ 소형 적혈구의 증가 ④ 대형 적혈구의 증가
⑤ 채혈 시 혈액의 농축

02. ⑤ 03. ④ 04. ④ 05. ④

06. **자동혈구계산기의 histogram 구성에 필요한 정보는?**

① 세포의 크기와 세포 용적
② 세포의 두께와 세포 직경
③ 세포의 크기와 핵분엽 수
④ 세포의 용적과 상대적인 세포 수
⑤ 세포의 전방 산란광과 측방 산란광

07. **자동혈구계산기로 혈소판 수를 측정할 때 발생되는 가장 흔한 문제는?**

① 아스피린 복용 환자는 결과가 높게 나올 수 있다.
② EDTA 항응고제를 사용하면, 결과가 높게 나올 수 있다.
③ 혈소판이 잘 염색되지 않아 측정하기 어려운 경우가 있다.
④ 구연산소다 항응고제를 사용하면 결과가 높게 나올 수 있다.
⑤ 혈액응고나 혈소판응집에 의해서 결과가 낮게 나올 수 있다.

08. **자동혈구분석기 검사에서 그물적혈구와 관련된 지표는?**

① RBC ② PLT
③ IRF ④ RDW
⑤ PDW

•••

IRF (Immature reticulocyte fracion) 또는 미성숙 그물적혈구분획이다.

09. **자동혈구 분석기 검사 결과에서 적혈구의 연전현상이 있는 경우에도 영향을 받지 <u>않는</u> 항목은?**

① Hb ② Hct
③ RBC ④ MCV
⑤ RDW

06. ④ 07. ⑤ 08. ③ 09. ①

10. 유핵적혈구가 포함되어 있는 혈액의 자동혈액분석기 검사결과는?

① 위백혈구수 감소
② 위혈소판수 감소
③ 위적혈구수 증가
④ 위백혈구수 증가
⑤ 위혈소판수 증가

11. 연전형성(rouleau formation)으로 인해 자동혈액분석기 검사 결과의 오류 발생 시 해결 방법은? 국시21

① 수기법으로 재검사
② 초고속 원심분리 후 재검사
③ 생리식염수로 희석하여 재검사
④ 혈액을 4℃에 보관한 후 재검사
⑤ 항응고제를 바꾸어 재채혈하고 검사

12. 자동혈구분석기의 전기저항법에서 전기저항 신호(pulse)의 크기가 나타내는 것은? 국시20

① 세포의 과립
② 세포의 크기
③ 용혈의 유무
④ 염색질의 밀도
⑤ 세포의 염색성

10. ④ 11. ③ 12. ②

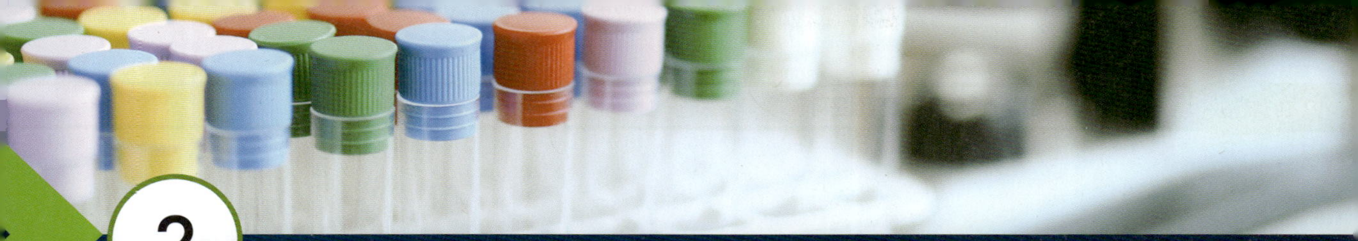

2 백혈구계

I. 백혈구계

제1절 백혈구 성숙

01. 모든 종류의 과립구로 분화, 성숙할 수 있는 전구세포는?

① BFU-E
② CFU-G
③ CFU-M
④ CFU-Eo
⑤ CFU-MK

•••
BFU-E (erythrocyte), CFU-G (granulocyte), CFU-M (monocyte), CFU-Eo (eosinophil), CFU-MK (megakaryocyte)

02. 미성숙 백혈구의 특징은?

① 염색질이 거칠다.
② 세포질이 적자색이다.
③ 핵소체를 볼 수 있다.
④ 핵의 분엽이 관찰된다.
⑤ 핵과 세포질 비율(N:C비)이 낮다.

•••
미성숙 백혈구의 특징은 크기가 크고 호염기성(청색) 세포질을 특징으로 하며 핵소체가 출현하고 염색질은 미세하다. 핵:세포질 비율은 크다.

03. 골수모세포(myeloblast)의 특징은?

① 핵소체의 출현
② 호산성 세포질
③ N/C ratio 감소
④ 특이과립의 출현
⑤ 거친 chromatin

•••
특이과립의 출현은 골수구 단계부터이다.

제1절 01. ② 02. ④ 03. ①

04. 과립구계에서 비특이과립(nonspecific granule)이 생기기 시작하는 단계는?

① Band cell
② Myelocyte
③ Myeloblast
④ Promyelocyte
⑤ Metamyelocyte

05. 전골수세포(promyelocyte)에 대한 설명은?

① 호골수세포보다 크기가 작다.
② Peroxidase 염색 음성이다.
③ 세포 내 azure 과립이 많다.
④ 건강 정상인의 말초혈액에선 관찰된다.
⑤ 골수구(myelocyte)보다 N : C ratio가 작다.

06. 1차 과립의 특징으로 맞는 것은?

① lactoferrin을 함유한다.
② 전골수세포 단계에서만 존재한다.
③ Myeloperoxidase 염색은 음성이다.
④ Azurophilic 또는 비특이과립으로 불린다.
⑤ 호산성, 호염기성, 호중성의 3종류 과립이 존재한다.

•••

1차 과립은 azurophilic granule 또는 비특이과립으로 불리고, 전골수세포 단계부터 생성되며 성숙되어도 일부가 남아 있다. Peroxidase 염색에서 양성이다. Lactoferrin은 lactotransferrin이라고도 하며, 특이과립인 2차 과립에 존재한다.

07. 과립의 염색특이성에 따라 3종류로 나누어지는 단계는?

① Band cell
② Myelocyte
③ Myeloblast
④ Promyelocyte
⑤ Metamyelocyte

04. ④ 05. ③ 06. ④ 07. ②

08. 핵이 신장모양(kidney shape)을 보이는 세포는?

① Band cell
② Myelocyte
③ Myeloblast
④ Promyelocyte
⑤ Metamyelocyte

09. 세포분열이 일어나지 않는 혈구는?

① 골수세포
② 골수모세포
③ 전골수세포
④ 후골수세포
⑤ 림프모구

10. 백혈구를 크게 2가지로 나눌 때 기준이 되는 것은?

① 핵의 형태
② 세포의 크기
③ 과립의 유무
④ 염색질의 형태
⑤ 핵소체의 유무

•••
과립구(호중구, 호산구, 호염기구)와 비과립구(단구, 림프구)로 나눈다.

11. 호산구에 대한 설명은?

① 헤파린을 분비한다.
② Peroxidase 음성이다.
③ 핵은 대부분 6분절이상이다.
④ 알레르기 질환에서 증가한다.
⑤ 백혈구 종류 중 가장 크기가 작다.

•••
알레르기 질환에서 증가하여 과민반응과 비면역성 염증반응을 완화시키는 것은 호산구의 중요한 기능이고 헤파린 분비는 호염기구의 기능이다. 호산구는 붉은 호산성과립을 가지고 핵은 주로 2분절이며 호중구보다 약간 크다.

08. ⑤ 09. ④ 10. ③ 11. ④

12. 건강한 성인의 말초혈액 백혈구 중 가장 비율(%)이 낮은 것은?

① 단구
② 림프구
③ 호중구
④ 호산구
⑤ 호염기구

•••
건강 성인의 말초혈액에서 백혈구의 백분율은 밴드호중구 2~5%, 분엽호중구 36~66%, 림프구7 22~40%, 단핵구 4~8%, 호산구 1~4%, 호염기구 0~1% 범위이다.

13. 정상 말초혈액 내에서 볼 수 있는 백혈구들은?

① Band cell, basophil, eosinophil
② Neutrophil, myelocyte, eosinophil
③ Neutrophil, plasmocyte, eosinophil
④ Neutrophil, basophil, metamyelocyte
⑤ Metamyelocyte, plasmocyte, eosinophil

•••
림프모구, 형질세포, 골수구, 후골수구는 정상 말초혈액에서 볼 수 없다.

14. 백혈구에 대한 설명으로 맞는 것은?

① 호산구는 항원제시 기능이 있다.
② T 림프구는 체액성 면역에 관여한다.
③ 호염기구는 heparin을 많이 함유하고 있다.
④ T 림프구는 형질세포로 분화하여 항체를 생성한다.
⑤ 조직이나 골수에서 보이는 단구를 비만세포라 한다.

•••
조직이나 골수에서 보이는 단구를 대식세포(macrophage)라 한다. 항원제시 기능이 있는 세포는 단구이고, B 림프구는 형질세포로 분화하여 항체를 생성하는 체액성 면역에 관여한다.

12. ⑤　　13. ①　　14. ③

15. 백혈구의 기능이 옳게 연결된 것은?

① 림프구 : 살균작용
② 호산구 : 항체생산
③ 호중구 : 특이면역 작용
④ 호염기구 : 과민반응 완화작용
⑤ 단구 : 항원제시(antigen presentation) 작용

●●●
과민반응과 비면역성 염증반응을 완화시키는 것은 호산구의 중요한 기능

16. 건강 성인의 말초혈액에서 볼 수 있는 세포는?

① 비만세포
② 형질세포
③ 7분엽 호중구
④ 호중성 골수세포
⑤ Azure 과립을 함유한 림프구

17. 백혈구 세포의 좌방이행(shift to the left)이란?

① 림프구 증가
② 형질구 증가
③ 세포질량 증가
④ 미성숙 과립구 증가
⑤ 핵과 세포질의 비 증가

●●●
shift to the left는 급성염증이나 감염 시 미성숙 백혈구가 증가하는 것을 의미한다.

18. 혈중에 존재하다가 조직 내로 이동하여 histiocyte 또는 macrophage로 변형되는 세포는?

① Basophil
② Monocyte
③ Neutrophil
④ Plasma cell
⑤ Lymphocyte

15. ⑤ 16. ⑤ 17. ④ 18. ②

19. 림프구의 특징은?

① 항원제시기능이 있다.
② 왕성한 탐식능을 보인다.
③ 알레르기 질환에서 증가한다.
④ 자기와 비자기 인식 기능이 있다.
⑤ 과립이 특징적으로 관찰된다.

●●●
자기와 비자기 항원을 감별하여 인식하는 것은 림프구의 기능이다.

20. 탐식능이 활발하며, 항원제시(antigen presenting) 기능이 있는 세포는?

① 단구
② 호중구
③ 림프구
④ 호산구
⑤ 호염기구

●●●
단구의 기능은 탐식작용, 세균의 성장억제 및 죽임, 암세포의 성장억제 및 용해, 혈관생성 자극 및 상처치유, 항원제시(antigen presentation) 등이 있다.

21. 림프구에 관한 설명으로 옳은 것은?

① 성숙 B 림프구는 항원제시 기능이 있다.
② B 림프구의 CD marker는 CD4, CD8이다.
③ B 림프구는 말초혈액에 70% 정도 차지한다.
④ T 림프구는 양의 적혈구와 로제트를 형성한다.
⑤ 혈중의 림프구는 림프조직으로 누출되지 않는다.

●●●
림프구는 혈액과 림프액을 재순환하는 특성을 가지고 있으며, 말초혈액에는 T 림프구가 B 림프구보다 많이 분포되어 있고 CD3, CD4, CD7, CD8 양성인 T 림프구는 양적혈구와 로제트를 형성한다.

19. ④ 20. ① 21. ④

22. B 림프구에 나타나는 표지자(surface marker)는?

① CD3
② CD4
③ CD8
④ CD19
⑤ CD34

•••

CD3는 주로 성숙 T-세포, CD4는 helper T-세포, CD8은 cytotoxic suppressor 세포에서 나타난다.
B cell의 marker는 CD19, CD20, CD21, CD22이다.

23. T 림프구의 설명은?

① 항체 생성
② 항원 제시
③ 체액성면역
④ 혈관생성 자극
⑤ 양적혈구와 로제트 형성

24. B 림프구의 설명은?

① 흉선에서 성숙된다.
② CD4, CD8 양성이다.
③ 수명이 T 림프구보다 짧다.
④ 면양적혈구와 로제트를 형성한다.
⑤ 말초혈액에서 T 림프구보다 많이 관찰된다.

•••

림프구는 T cell, B cell, NK cell 있다. T cell은 순환림프구의 60~80%를 차지하고 세포성 면역, 지연성 과민반응에 관여한다. B cell은 순환 림프구의 15% 정도 차지하고 체액성 면역에 관여한다. NK cell은 순환 림프구의 5~10% 차지하며 선천성 면역에 관여하는 원시적 생체 방어 기구. virus에 감염된 세포나 암세포를 공격한다.

25. 형질세포(plasma cell)와 연관된 특성이 아닌 것은?

① 러셀소체(Russell body)
② 독성과립(toxic granule)
③ 핵주명정(perinuclear halo)
④ 편재된 핵(eccentric nucleus)
⑤ 호염기성 세포질(blue cytoplasm)

22. ④ 23. ⑤ 24. ③ 25. ②

26. 말초혈액 도말 표본 경검 시 관찰되는 백혈구의 좌방이행(shift to the left)은 어떤 세포의 증가를 의미하는가? (국시20)

① 단핵구(monocyte)
② 림프구(lymphocyte)
③ 형질세포(plasma cell)
④ 밴드 호중구(band neutrophil)
⑤ 과분엽 호중구(hypersegmented neutrophil)

27. 정상 말초혈액에서 가장 크고 항원제시기능이 있는 백혈구는? (국시21)

① 림프구
② 호산구
③ 호중구
④ 단(핵)구
⑤ 호염기구

28. 골수도말표본에서 과산화효소(peroxidase) 염색과 Sudan Black B (SBB) 염색에 양성인 세포는? (국시21)

① 혈소판(thrombocyte)
② 형질세포(plasma cell)
③ 림프모구(lymphoblast)
④ 거핵구(megakaryocyte)
⑤ 전골수세포(promyelocyte)

29. 건강 성인의 말초혈액에서 관찰 가능한 세포는? (국시21)

① 호산구(eosinophil)
② 비만세포(mast cell)
③ 형질세포(plasma cell)
④ 대식세포(macrophage)
⑤ 후골수세포(metamyelocyte)

26. ④ 27. ④ 28. ⑤ 29. ①

30. 과립구계 세포가 성숙할수록 나타나는 특징은? (국시22)

① 2차 과립이 소실된다.
② 핵 염색질은 거칠어진다.
③ 다수의 핵소체가 나타난다.
④ 세포질은 호염기성이 증가된다.
⑤ 핵/세포질 비율(N/C ratio)이 커진다.

제2절 이상백혈구

01. 조합이 잘된 것은?

① Döhle 소체 : 골수모세포
② Auer 소체 : 림프모구
③ Toxic granule : 호중구
④ Russell 소체 : 호염기구
⑤ Pelger-Huët 이상 : 단구

•••

Döhle 봉입체는 중증의 감염증이나 화상, 화학약품 중독 시 호중구 세포질 내에 청색으로 염색되는 물질이고, Auer 소체는 급성골수백혈병의 골수모구나 전골수구 및 단모구에서는 특징적으로 나타나는 바늘모양의 적색 봉입체이다. Toxic granule은 중증감염, 중독 등에 호중구의 세포질에 나타나는 과립이고 Pelger-Huët anomaly는 유전적으로 호중구핵의 분엽에 이상이 생겨 2분엽 호중구가 나타나는 것이다. Russell 소체는 형질세포에서 볼 수 있는 글로불린 분비소체이다.

02. 자가항핵항체에 의해 염색질이 변형되어 균질한 핵을 탐식한 세포는?

① LE cell
② Tart cell
③ Mott cell
④ Rieder cell
⑤ Sezary cell

•••

Tart cell은 정상에서도 발견되는 세포질이 제거된 나핵을 탐식한 대식세포를 말한다. Mott cell은 연한 푸른색 내지는 흰색의 포도송이 같은 형태의 항체축 적물을 내포하고 있는 형질세포를 가리킨다. Rieder cell은 lymphoblast 같으면서 핵만 나뭇잎 모양으로 분엽된 세포를 말하며, 주로 acute lymphatic leukemia에서 흔히 발견된다. Sezary cell은 mycosis, fungoides, 악성림프종에서 발견되는 T림프구로 핵이 보통 주름져있거나 갈라져 있다

30. ② 제2절 01. ③ 02. ①

03. Auer 소체에 대한 설명으로 옳은 것은?

① Peroxidase 염색에 음성이다.
② 한 세포에 다수가 존재할 수 없다.
③ 급성전골수세포백혈병에서 나타날 수 있다.
④ 림프모구 세포질에도 흔히 나타날 수 있다.
⑤ 1차과립이 융합되어 생긴 청색의 봉입체를 말한다.

●●●

Auer body (Auer rod)는 정상의 혈액세포에서는 발견되지 않으며, 급성골수백혈병의 골수모구나 전골수구 및 단모구에서 특징적으로 나타나는 수가 있다. 이 소체는 1차 과립인 lysosome 과립이 융합된 적색의 침상구조로 peroxidase나 naphthol AS-D chloroacetate esterase 및 Sudan black 염색에서 양성으로 염색된다.

04. 호중구계 세포의 형태학적 소견인데, 정상인에서도 관찰되는 것은?

① Auer body
② Döhle body
③ Drum stick
④ Toxic granule
⑤ Hypersegmentation

05. Döhle 봉입체는 Wright 염색상에서 어떻게 나타나는가?

① 적혈구 내에 푸른 봉입체로 나타난다.
② 과립구의 핵 내에 푸른 봉입체로 나타난다.
③ 호중구의 세포질 내에 푸른 봉입체로 나타난다.
④ 림프구의 세포질 내에 빨간 봉입체로 나타난다.
⑤ 골수모구의 세포질 내에 빨간 봉입체로 나타난다.

06. Döhle 봉입체의 임상적인 의의는?

① 백혈병
② 악성빈혈
③ 지중해빈혈
④ 염증, 중독 상태
⑤ 전염성 단핵구증

03. ③ 04. ③ 05. ③ 06. ④

07. 핵의 이상과 관련된 것은?

① Auer body
② Toxic granule
③ Alder-Reilly 이상
④ Pelger-Huët 이상
⑤ Chediak-Higashi 이상

•••

Pelger–Huët 이상을 제외한 나머지는 모두 세포질 이상이다. Alder–Reilly 이상은 크고 검은 azure 과립이 나타나는 희귀한 유전질환으로 점액 다당류(mucopolysaccharide)를 분해하는 효소의 결핍으로 생긴다. Chediak–Higashi 이상은 Dühle 소체와 비슷한 크고 작은 비정상적인 과립을 보이는 상염색체성 열성 유전질 환이다. May–Hegglin 이상은 호승구내 푸른 봉입체와 거대혈소판과 혈소판 감소증을 특징으로 하는 상염색체성 우성유전질환이다.

08. 패혈증에서 관찰될 수 있는 백혈구 봉입체는?

① Auer body
② Drum stick
③ Döhle body
④ Basophilic stippling
⑤ Pappenheimer body

09. 호중구과분엽(hypersegmentation)과 가장 관련이 있는 질환은?

① 악성빈혈
② 철결핍빈혈
③ 재생불량빈혈
④ 급성골수모구백혈병
⑤ Pelger-Huët 이상

10. 호중구 핵분엽이 잘 이루어지지 않는 것(hyposegmentation)과 관련이 있는 것은?

① Alder-Reilly anomaly
② Pelger-Huët anomaly
③ May-Hegglin anomaly
④ Chediak-Higashi syndrome
⑤ Folic acid deficiency anemia

•••

Pelger–Huët 이상은 백혈구의 핵염색질이 농출되어 있고 핵분절이 감소되는 상염색체우성지리환이다. 후천적으로 만성골수백혈병, 급성골수백혈병 , 화학요법 후 발생할 수 있다.

07. ④　08. ③　09. ①　10. ②

11. LE 세포는?

① 단구가 림프구를 탐식한 것이다.
② 단구가 적혈구를 탐식한 것이다.
③ 단구가 호염기구를 탐식한 것이다.
④ 호중구가 림프구의 핵을 탐식한 것이다.
⑤ 호중구가 용해된 핵물질을 탐식한 것이다.

12. 압좌세포(smudge cell) 발생이 증가되는 질환은?

① 급성골수세포백혈병
② 급성림프구백혈병
③ 만성골수세포백혈병
④ 만성림프구백혈병
⑤ 골수이형성증후군

13. 주로 Smudge cell은 무엇이 변성되어 나타나는 것인가?

① 림프구의 핵
② 호염기구의 핵
③ 단구의 세포질
④ 형질세포의 분비물
⑤ 과립백혈구의 세포질

14. 반응성림프구(reactive lymphocyte)의 특징은?

① Sezary 세포로 불린다.
② 면역반응과는 관련이 없다.
③ 정상인에서는 발견되지 않는다.
④ 주로 세균성 질환에서 발견된다.
⑤ 감염단핵구에서 흔히 발견된다.

11. ⑤ 12. ④ 13. ① 14. ⑤

15. 반응성림프구(reactive lymphocyte)의 형태학적 특징은?

① Döhle body가 관찰된다.
② 핵의 과분엽을 볼 수 있다.
③ 차륜모양의 염색질이 특징이다.
④ 정상 소림프구보다 크기가 작다.
⑤ 세포질이 풍부하고 호염기성이 강하다.

•••
반응성림프구는 바이러스성 질환 특히 전염단핵구증에서 보이는 비정상 림프구로 크기는 16~30 μm, 핵모양은 다양하고 핵소체가 관찰되기도 하며 염색질은 일반적으로 조밀하고 거칠지만 모구에서와 같이 밝고 섬세한 경우도 있다. 세포질은 호염기성이 증가하며 주위세포에 눌려 부정형으로 만입되어 있다.

16. 형질세포에서 나타나는 비정상 단백분비소체는?

① LE body
② Auer body
③ Drum stick
④ Döhle body
⑤ Russell body

17. 바르게 연결된 것은?

① 중독과립 : 세균 감염증
② 호중구핵과분절 : 감염단핵구증
③ 반응성림프구 : 만성림프구백혈병
④ Döhle 소체 : Pelger Huët 증후군
⑤ 호중구 핵의 좌방이동 : 거대적혈모구빈혈

•••
Döhle body, 독성과립, 공포, 호중구 핵의 좌방이동은 급성 감염증에서 나타나고, 핵의 미분절을 보인다. 핵의 우방이동, 즉 과분절을 보이는 소견은 거대적혈모구빈혈이다.

15. ⑤　16. ⑤　17. ③

18. 백혈구 내에서 볼 수 있는 봉입체는? (국시20)

① 카보트 환(Cabot ring)
② 아우어 소체(Auer body)
③ 하인츠 소체(Heinz bodies)
④ 호염기 반점(basophilic stippling)
⑤ 하월-졸리 소체(Howell-Jolly bodies)

19. 백혈구의 비정상 형태 중 핵 이상인 것은? (국시21)

① 될소체(Döhle body)
② 독성과립(toxic granule)
③ 아우어소체(Auer bodies)
④ 하월-졸리소체(Howell-Jolly bodies)
⑤ 펠거-휴에트이상(Pelger-Huët anomaly)

20. 감염단핵구증(infectious mononucleosis) 환자의 말초혈액 도말표본에서 증가되는 세포는? (국시21)

① 호중구(neutrophil)
② 호산구(eosinophil)
③ 적혈구(erythrocyte)
④ 단(핵)구(monocyte)
⑤ 비정형림프구(atypical lymphocyte)

21. 아우어 소체(Auer body)에 관한 설명으로 옳은 것은? (국시22)

① DNA 침전물이다.
② 변성된 혈색소이다.
③ 림프모구에서 발견된다.
④ peroxidase 염색 시 양성이다.
⑤ May-Hegglin 이상에서 발견된다.

18. ② 19. ⑤ 20. ⑤ 21. ④

II. 백혈구계 질환

01. 백혈병양반응에 대한 설명으로 맞는 것은?

① 호산구 증가
② 호염기구 증가
③ LAP score 감소
④ 미성숙백혈구 증가
⑤ Philadelphia chromosome 양성

02. 거대혈소판과 호중구의 세포질에 Döhle body와 비슷한 봉입체가 관찰되는 질환은?

① Klinefelter 증후군
② Pelger-Huët 이상
③ Alder-Reilly 이상
④ May-Hegglin 이상
⑤ Chediak-Higashi 증후군

•••
May-Hegglin 이상은 호중구 내 푸른 봉입체, 거대혈소판과 혈소판감조증이 특징인 상염색체성 우성유전질환으로 MYH19 유전자변이와 관련되어 있다.

03. 혈구증감과 질환의 연결이 맞는 것은?

① 호산구 증가–쿠싱병
② 단구 증가–감염단핵구증
③ 호중구 증가–장티푸스 감염
④ 호염기구 증가–만성골수세포백혈병
⑤ 반응성림프구 증가–악성 림프종

•••
단핵구 증가 : 결핵, 아급성 심내막염, 패혈증, 매독, 브루셀라증
감염단핵구증 : 반응성 림프구(reactive lymphocyte) 출현

01. ④ 02. ④ 03. ④

04. 호산구감소(eosinopenia)를 보이는 질환은?

① 기관지 천식
② 기생충 감염
③ 접촉성 피부염
④ 알레르기성 비염
⑤ Cushing's syndrome

•••

Cushing's syndrome은 부신피질에서 당질 코르티코이드가 과다하게 분비되는 질환으로 혈중에 호산구가 현저하게 감소한다. Cushing's syndrome과 원발성 hypoadrenalism 질환인 Addison 질환과의 감별을 위해 Thorn test를 실시한다. 급성 감염증, glucocorticoids, ACTH, prostaglandins 그리고 epinephrine 투여 시 호산구는 감소한다.

05. 다음 중 심한 감염이 있을 시 백혈구에서 관찰되는 소견이 아닌 것은?

① 공포
② 독성 과립
③ Döhle body
④ Drum stick
⑤ 백혈구 좌방이행

06. 화농성 세균에 감염될 때 급격히 증가하는 혈구는?

① 단구
② 호산구
③ 호중구
④ 소림프구
⑤ 대림프구

07. 급성백혈병 FAB 분류에서 특이에스테라제염색과 비특이에스테라제염색에서 모두 양성을 보이는 경우는?

① M1
② M2
③ M3
④ M4
⑤ M5

•••

Dual esterase stain은 단핵구계 세포에 강한 반응을 보이는 비특이적 esterase 염색법(α-naphthyl butyrate 기질)과 골수구계 세포에 강한 반응을 나타내는 특이적 esterase 염색법(AS-D chloroacetate 기질)을 동시에 사용하는 염색법이다. 급성골수단구백혈병(FAB-M4)에서는 이 염색에 모두 양성을 보여 진단에 유용하다.

04. ⑤ 05. ④ 06. ③ 07. ④

08. B 림프구의 이상에서 기원되는 질환은?

① AML
② Gaucher disease
③ Sézary syndrome
④ Multiple myeloma
⑤ Myelodysplastic syndrome

09. 질환과 혈구 수 변화가 올바르게 연결된 것은?

① 천식 – 호중구 증가
② virus 감염 – 단구 증가
③ 다발골수종 – 형질구 증가
④ 재생불량빈혈 – 적혈구 증가
⑤ 만성골수백혈병 – 림프구 증가

•••
재생불향빈혈은 범혈구감소증이 특징이고, 만성골수백혈병에서는 주로 골수구계 백혈구 증가, 천식에서는 호산구 증가, virus 감염증에서는 림프구의 증가를 보인다.

10. 감염단핵구증(infectious mononucleosis)일 때 가장 많이 증가하는 세포는?

① Basophil
② Eosinophil
③ Neutrophil
④ Plasmocyte
⑤ Reactive lymphocyte

•••
감염단핵구증은 Epstein–Barr 바이러스가 주로 젊은이들 사이에 kiss로 전파되어 발생하는 질환이다. 초기에는 인두상피세포에서 증식하다가 나중에는 CD21 표면 분자를 통해 B림프구에 감염되어 증식된다. 감염된 B림프구는 세포독성 T림프구의 면역반응을 유도하여 커다란 반응성림프구(일명 Downey cell)들이 증가하게 된다.

08. ④ 09. ③ 10. ⑤

11. 골수 간세포의 기능 장애로 골수에는 세포 성분이 증가하나, 말초에는 빈혈, 백혈구 감소, 혈소판 감소가 특징인 질환은?

① Polycythemia
② Acute leukemia
③ Hairy cell leukemia
④ Myelodysplastic syndrome
⑤ Myeloproliferative disorder

•••
골수 줄기세포의 기능장애로 골수에는 세포성분이 증가하나 말초혈액에서는 빈혈, 백혈구 감소, 혈소판 감소를 보이는 질환이다.

12. FAB 분류에서 acute monoblastic leukemia는?

① M1
② M2
③ M3
④ M4
⑤ M5

13. FAB 분류의 AML-M1 type에서 가장 많이 나오는 세포는?

① Monocyte
② Myelocyte
③ Myeloblast
④ Lymphocyte
⑤ Promyelocyte

14. Auer rod가 주로 발견되는 질환은?

① 급성적백혈병(M6)
② 만성골수구백혈병(CML)
③ 만성림프구백혈병(CLL)
④ 급성전골수구백혈병(M3)
⑤ 급성거핵모구백혈병(M7)

11. ④ 12. ⑤ 13. ③ 14. ④

15. CLL 환자의 말초혈액 도말표본에서 많이 보이는 것은?

① LE cell
② Reed-Sternberg
③ Smudge cell
④ Sézary's cell
⑤ Hypersegmented cell

16. 혈액도말상에서 모세포가 20% 이상 출현하였으며 Faggot cell이 관찰되었고 과산화효소(myeloperoxidase) 염색에 강한 양성을 보였으며, 유전자 검사에서 15번과 17번 염색체의 일부 전좌가 보고되었다. FAB 분류방법에 의한 질환은?

① 만성골수백혈병(CML)
② 만성림프백혈병(CLL)
③ 급성전골수구백혈병(M3)
④ 급성성숙골수모구백혈병(M2)
⑤ 급성미성숙골수모구백혈병(M1)

•••

AML－M3형은 promyelocyte의 증식이 특징이며, 전골수구의 세포질 내 다수의 Auer body를 가지고 있는 Faggot cell의 출현과 DIC 증상이 동반되기도 한다.

17. 환자의 혈액검사 결과가 다음과 같을 때 추정되는 질환은?

• Philadelphia chromosome : 양성	• WBC : $180 \times 10^3/\mu L$
• RBC : $4.6 \times 10^6/\mu L$	• Platelet count : $90 \times 10^4/\mu L$
• LAP score : 5점	• Blast : 1%

① ALL
② PNH
③ CML
④ AML
⑤ Leukemoid reaction

•••

만성골수백혈병은 골수구계백혈구의 증식을 특징으로 하며 말초혈액에 모든단계의 백혈구가 관찰되며 호산구, 호염기구, 혈소판 수의 증가가 관찰된다. 22번 염색체의 장완과 9번 염색체의 장완이 상호전좌 t(9;22) 되는 필라델피아 염색체가 관찰되고 LAP score는 감소된다. 반면 백혈병양반응(leukemoid reaction)에서는 필라델피아 염색체가 음성이고, LAP score는 정상보다 높다.

15. ③ 16. ③ 17. ③

18. AML-M5형을 감별하기 위해 사용되는 특수염색은?

① PAS stain
② LAP stain
③ Peroxidase stain
④ Sudan black B stain
⑤ Nonspecific Esterase stain

●●●
Esterase stain 중 단구계열에 양성을 보이는 nonspecific esterase 염색은 급성단모구백혈병인 AML-M5의 감별진단에 유용하다.

19. 골수에서 normoblast의 증가가 두드러지고, peroxidase와 esterase 염색은 모두 음성이며, PAS 염색에 강양성 반응을 보이는 급성백혈병의 FAB 분류는?

① M1　② M2
③ M3　④ M5
⑤ M6

●●●
AML-M6형(acute erythroleukemia)은 골수세포 중 적혈모구가 50% 이상 차지하는 급성골수백혈병의 하나로 PAS 염색에 양성을 보인다.

20. RT-PCR 분석을 통해 *Bcr-Abl* 재배열 검사와 가장 관계있는 질환은?

① 재생불량빈혈
② 만성골수세포백혈병
③ 급성골수세포백혈병
④ 급성림프구백혈병
⑤ 만성림프구백혈병

●●●
필라델피아염색체는 9번염색체의 c-*abl*이 22번 염색체의 bcr에 결합하여 bcr/ab 유전재재배열을 생성한다.

18. ⑤　19. ⑤　20. ②

21. 털세포백혈병(hairy cell leukemia)에 대한 설명으로 옳은 것은?

① FAB 분류는 L3형이다.
② B-림프구의 특성이 있다.
③ 급성림프백혈병에 속한다.
④ 다핵성이며 세포질이 섬모 모양이다.
⑤ 세포질이 빈약하여 소림프구와 비슷하다.

•••
털세포백혈병은 털세포의 증식이 특징인 만성백혈병으로 대부분 B 림프구의 monoclonal한 증식이 특징이며 tartrate 저항 acid phosphatase 염색에 강양성을 보인다.

22. 다발골수종의 특징은?

① ESR 감소
② DIC의 원인
③ 형질세포 출현
④ Virus 감염이 원인
⑤ 반응성림프구 출현

23. 만성골수세포백혈병에서 볼 수 있는 특징은?

① 골수모구 증가
② 형질세포 증가
③ Auer 소체 출현
④ LAP score 증가
⑤ 필라델피아 염색체 출현

21. ② 22. ③ 23. ⑤

24. Retinoic acid 수용체의 이상을 초래하는 t(15:17) 전좌가 일어나는 질환은?

① 적백혈병
② 만성림프구백혈병
③ 급성림프구백혈병
④ 만성골수세포백혈병
⑤ 급성전골수세포백혈병

•••
M3 (promyelocytic leukemia)는 t(15;17) 전좌로 PML/RAR-α 유전자 재배열이 특징이고 DIC를 유발할 수 있다.

25. Terminal deoxynucleotide transferase (TdT)는 DNA 중합효소로 백혈병의 진단에 중요한 marker인데, 주로 발견되는 세포는?

① Platelet
② Immature monocyte
③ Immature neutrophile
④ Immature lymphocyte
⑤ Immature erythrocyte

•••
급성림프모구백혈병(ALL)은 림프모구가 30% 이상을 차지하는 백혈병으로 PAS 염색 양성, TdT 양성을 보인다.

26. 백혈병 AML M3 type에서 많이 나오는 세포는?

① monocyte
② myelocyte
③ myeloblast
④ lymphocyte
⑤ promyelocyte

•••
AML-M3의 변형 전골수구는 1차 과립 내에 thromboplatin 작용이 있는 물질이 병적으로 생성되는데, 이로 인해 과립이 방출되면서 혈액응고를 유발하여 DIC가 발생한다.

24. ⑤ 25. ④ 26. ⑤

27. 피로와 잦은 비출혈을 동반하여 병원을 내원한 환자의 CBC 결과는 다음과 같다. 예상되는 질환은?

> WBC − 25.6×10^9/L
> WBC differential : 75% myeloblast
> 20% lymphocyte
> 3% monocyte
> 2% segmented neutrophil
> Auer body 관찰
> RBC − 3.11×10^{12}/L
> Hb − 8.9 g/dL
> Hct − 26.7%
> PLT − 13×10^9

① CLL ② ALL
③ AML ④ 진성적혈구증가증
⑤ Hairy cell leukemia

•••

백혈구가 증가되어 있고 골수모구가 75%이며 Auer body가 관찰되는 특징을 보이므로 급성골수백혈병이 의심된다.

28. 악성 림프종에서 특이하게 Reed-Sternberg 세포가 관찰되는 질환은?

① T cell lymphoma
② Sezary lymphoma
③ Burkitt's lymphoma
④ Hodgkin's lymphoma
⑤ Non-Hodgkin's lymphoma

•••

Reed-Sternberg 세포는 주로 Hodgkin 림프종에서 발견된다. 매우 커다란 크기로 세포질의 양이 많고 핵의 모양은 커다란 핵소체를 내포하고 있는 이 핵성 또는 다핵성으로 부엉이 눈과 비슷한 모양을 하고 있다. 대부분 B 림프구에서 유래된 것으로 CD30과 CD15 항원을 가지고 있다.

27. ③ 28. ④

29. 탐식살균능의 저하로 감염증이 반복되어 소아기에 사망률이 높은 질환은?

① Pelger-Huët anomaly
② Alder-Reilly anomaly
③ May-Hegglin anomaly
④ Chronic granulomatous disease
⑤ Paroxysmal nocturnal hemoglobinuria

30. 급성골수세포백혈병(AML) FAB 분류 중 M5에서 증가하며 비특이에스테라아제(NSE) 염색에 양성을 보이는 세포계는? (국시20)

① 단핵구계(monocytic series)
② 림프구계(lymphocytic series)
③ 호산구계(eosinophilic series)
④ 호염기구계(basophilic series)
⑤ 거핵구계(megakaryocytic series)

31. 다음 검사 결과로 의심되는 질환은? (국시22)

- peroxidase 염색 강양성
- 혈액도말에서 Faggot cell 다수 출현
- t(15;17), *PML-RARA* 유전자 재배열

① 털세포백혈병(hairy cell leukemia)
② 급성림프구백혈병(acute lymphocytic leukemia)
③ 만성골수세포백혈병(chronic myelocytic leukemia)
④ 만성림프구백혈병(chronic lymphocytic leukemia)
⑤ 급성전골수세포백혈병(acute promyelocytic leukemia)

29. ④ 30. ① 31. ⑤

III. 백혈구계 검사

제1절 LE cell 검사

01. 전신홍반성 낭창증(SLE) 환자의 in vitro 검사에서 검출되는 병적인 세포는?

① LE cell
② Rieder cell
③ Gaucher cell
④ Giant platelet
⑤ Reed-Sternberg cell

•••

Gaucher cell(고쉐세포)은 유전적인 이상에 의해 glucocerebrosidase 효소가 결핍되어 lysosome에 지질이 축적되어 발병되는 고쉐병에서 관찰되는 특이한 대식세포이다. Reed–Sternberg cell은 주로 Hodgkin's lymphoma 환자에서 발견되는 B 림프구에서 기원되는 세포로, 2핵성 또는 다핵성의 핵 내에 호산성 핵소체를 가지고 있는 올빼미 눈과 비슷한 모양을 하고 있는 커다란 세포이다. CD15와 CD30 항원을 지고 있다. Rieder cell은 급성 과립구성 백혈병 에서 발견되는 비정상 골수모구로, 핵이 넓고 깊게 만입된 2엽성 또는 다엽 성의 구조를 하고 있으며 세포질에 비해 핵의 성숙도가 빠르게 진행된 것으로 보인다.

02. 세포질이 제거되어 남아있는 핵을 탐식한 대식세포는?

① LE cell
② Tart cell
③ Mott cell
④ Faggot cell
⑤ Ferrata cell

•••

Mott cell은 항체봉입체를 가지고 있는 이상 형질세포를 말하며, Ferrata cell은 조혈간세포로서 더 이상 사용하지 않는 용어이다. Faggot cell은 다수의 Auer 소체를 가지고 있는 전골수구를 가리킨다.

03. LE factor는 어디에 존재하는가?

① 적혈구
② 백혈구
③ 혈소판
④ 혈청 알부민
⑤ 혈청 감마글로불린

•••

SLE 환자의 혈장이나 혈청 내에는 감마글로불린의 일종인 LE factor라고 하는 자가 항핵항체가 들어 있다.

제1절 01. ① 02. ② 03. ⑤

04. LE 세포 검사에 대한 설명으로 옳은 것은?

① 전혈을 용혈시킨 후 원침한다.
② 만성 관절염의 진단에 이용된다.
③ SLE 환자의 생체 내에서 발견된다.
④ 단구가 LE 세포를 탐식한 것을 동정한다.
⑤ 원침 후 buffy coat층을 도말하여 염색한다.

05. LE cell을 검사하는 검사법은?

① Ham 검사
② Kleihauer 검사
③ Ascobate-cyanide 검사
④ Zimmer-Hargreves 검사
⑤ Methyl green pyronine 검사

06. 일반적인 핵질을 식균한 monocyte를 무엇이라 하는가?

① LE cell
② Tart cell
③ Mast cell
④ Ferrata cell
⑤ Macrophage

07. 핵의 변형된 물질인 균질한 덩어리를 호중구가 탐식한 것은?

① LE cell
② Reider cell
③ Drum stick
④ Atypical lymphocyte
⑤ Philadelphia chromosme

04. ⑤ 05. ④ 06. ② 07. ①

제2절 골수검사

01. 정상인의 골수에 가장 많이 존재하는 골수계 세포는?

① Myeloblast
② Megaloblast
③ Lymphocyte
④ Megakaryocyte
⑤ Metamyelocyte

02. 유핵세포층의 증가와 골수의 M : E 비가 증가하는 질환은?

① Aplastic anemia
② Multiple myeloma
③ Iron deficiency anemia
④ Infectious mononucleosis
⑤ Chronic myelocytic leukemia

정상 골수천자액의 M : E ratio는 2~5:1로 골수성 백혈병 등에서는 일반적으로 과립구가 증가되어 M : E 비가 증가하고, 각종 빈혈에서는 적혈구 계열의 증식이 일어나 M : E 비가 감소한다.

03. 성인에게서 AML 진단을 위해 골수천자 및 생검을 위한 가장 적당한 장소는?

① 정강뼈
② 무릎뼈
③ 넙다리뼈
④ 척추뼈 고리
⑤ 뒷엉덩뼈 능선

04. 성인의 M:E ratio 정상범위는?

① 2:1~4:1
② 6:1~8:1
③ 8:1~10:1
④ 1.5:1~2:1
⑤ 10:1~12:1

제2절 01. ⑤ 02. ⑤ 03. ⑤ 04. ①

05. 정상 골수 천자액 중에서 발견되는 가장 큰 세포는?

① 거핵구
② 골수모구
③ 전적혈모구
④ 내피세포
⑤ 조골세포

06. 골수 생검 검사에서 골수세포들 중 적혈구 전구세포가 20%, 과립구 전구세포가 60%로 계산되었다면 M : E 비는?

① 1:2
② 3:1
③ 4:6
④ 6:4
⑤ 1.5:1

07. 골수천자가 진단에 유용한 질환은?

① 혈우병
② 세균 감염
③ 감염단핵구증
④ 골수이형성 증후군
⑤ von Willebrand 질환

08. 골수검사 소견으로 옳은 것은?

① 용혈빈혈에서는 M/E비가 높다.
② 진성다혈증에서는 세포충실도가 낮다.
③ 만성골수백혈병에서는 M/E비가 높다.
④ 재생불량빈혈에서는 세포충실도가 높다.
⑤ 특발혈소판감소자반병에서는 M/E비가 낮다.

05. ① 06. ② 07. ④ 08. ③

09. 정상 성인의 골수 세포충실도는?

① 5~10%
② 20~40%
③ 40~60%
④ 60~75%
⑤ 70~80%

10. 골수용적(myelocrit)에서 지방층이 증가하고, 적혈구층이 감소하면 의심되는 질환은?

① 자반증
② 악성빈혈
③ 악성종양
④ 골수섬유증
⑤ 재생불량빈혈

11. 골수검사를 시행할 때 생검과 흡인 검사를 모두 실시할 수 있는 부위는?

① 머리뼈
② 복장뼈
③ 정강뼈
④ 넙다리뼈
⑤ 뒤엉덩뼈 능선

제3절 세포화학 염색법

01. 적백혈병과 급성림프구백혈병의 진단에 유용한 염색법은?

① PAS
② LAP
③ Esterase
④ Peroxidase
⑤ Acid phosphatase

09. ③ 10. ⑤ 11. ⑤ 제3절 01. ①

02. 백혈구의 LAP score가 10점일 경우 다음 중 가장 의심되는 질환은?

① 패혈증
② 유백혈병
③ 진성다혈증
④ 다발골수종
⑤ 만성골수세포백혈병

03. Peroxidase 양성인 세포는?

① 림프구
② 호중구
③ 혈소판
④ 적혈모구
⑤ 형질세포

04. 세포내 지방의 존재를 규명하기 위한 염색법으로, 세포의 성숙도에 따라 염색의 친화성이 증가되는 것은?

① Iron stain
② LAP stain
③ PAS stain
④ Peroxidase stain
⑤ Sudan Black B stain

05. 대부분의 골수구계 세포가 양성을 나타내며, 단구는 약양성 그리고 림프구는 음성을 나타내는 benzidine 및 그 유도체를 시약으로 이용하는 염색법은?

① LAP stain
② PAS stain
③ Esterase stain
④ Peroxidase stain
⑤ Acid phosphatase stain

02. ⑤ 03. ② 04. ⑤ 05. ④

06. NBT 양성 반응을 판독하는 혈구는?

① 단구
② 호중구
③ 림프구
④ 형질구
⑤ 적혈구

07. 골수천자액의 peroxidase 염색결과에 대한 해석으로 옳은 것은?

① 호산구는 음성이다.
② 골수모세포는 모두 양성이다.
③ 백혈병의 골수모세포는 모두 음성이다.
④ 백혈병에서 골수 내의 모든 혈구는 음성이다.
⑤ 양성의 모구가 많이 나타나면 림프구백혈병은 아니다.

08. 급성백혈병에서 과립구계와 림프구계를 감별하기 위한 세포화학 염색법은?

① LAP
② Iron stain
③ Sudan black B stain
④ Acid phosphatase stain
⑤ Nonspecific esterase stain

09. 급성백혈병에서 호중구계와 단구계를 감별하기 위한 세포화학 염색법은?

① LAP stain
② PAS stain
③ Esterase stain
④ Peroxidase stain
⑤ Acid phosphatase stain

06. ② 07. ⑤ 08. ③ 09. ③

10. Siderocyte 염색에 사용되는 것은?

① Prussian blue
② Methyl violet
③ Methylene blue
④ Brilliant cresyl blue
⑤ New methylene blue

11. α-Naphthyl acetate 기질에 작용하는 효소와 이 효소가 양성인 세포로 조합된 것은?

① Specific esterase – 호중구
② Acid phosphatase – 림프구
③ Alkaline phosphatase – 단구
④ Nonspecific esterase – 단구
⑤ Nonspecific esterase – 적혈모구

12. Alkaline phosphatase 활성이 저하되는 경우는?

① 감염증
② 패혈증
③ 악성 종양
④ 진성다혈증
⑤ 만성골수세포백혈병

감염증과 진성다혈증 에서는 증가한다.

13. Pussian blue 반응이 양성인 것은?

① 철적혈모구
② Heinz 소체
③ 염기성 반점
④ Cabot's ring
⑤ Howell-Jolly 소체

10. ① 11. ④ 12. ⑤ 13. ①

14. Acute monocytic leukemia를 진단하는 데 가장 적합한 세포화학 염색법은?

① Peroxidase stain
② Sudan black B stain
③ Specific esterase stain
④ Periodic acid Schiff stain
⑤ Nonspecific esterase stain

15. NaF 처리에 의해 esterase 활성이 억제되는 세포는?

① 단구
② 호중구
③ 호산구
④ 림프구
⑤ 호염기구

16. 적백혈병과 거대적혈모구빈혈을 감별하는 데 유용한 세포화학 염색법은?

① PAS 염색
② LAP 염색
③ Preoxidase 염색
④ 비특이적 esterase
⑤ Sudan black B 염색

•••
Preoxidase와 Sudan black B는 과립구성과 비 과립구성 백혈병 감별에, LAP는 CML과 유백혈병감별에, 그리고 비특이적 esterase는 단구성 백혈병에 이용된다.

17. 세포 표면 항원인 CD14와 CD33이 양성이고, 특수염색인 SBB (sudan black B)와 NSE (non specific esterase)가 양성 반응을 보이는 급성골수세포백혈병은?

① M1
② M2
③ M3
④ M4
⑤ M5

14. ⑤ 15. ① 16. ① 17. ④

18. PAS 염색 시 증명되는 물질은?

① 철
② 지질
③ DNA
④ RNA
⑤ 탄수화물

19. 골수구 1차, 2차 과립의 막 인지질을 규명하기 위해 좋은 염색법은?

① Esterase
② peroxidase
③ Sudan black B
④ Periodic acid-schiff
⑤ leukocyte alkaline phosphate

20. NaF에 의해 활성이 억제되는 non-specific esterase 활성이 강하게 나타나는 질환은?

① ALL
② CML
③ AML-M3
④ AML-M5
⑤ Hairy cell leukemia

21. 세균의 감염성을 알아보기 위한 특수염색법은?

① Iron stain
② LAP stain
③ PAP stain
④ NBT stain
⑤ Peroxidase 반응

22. 유백혈병(leukemoid reaction)의 아형분류에 필수적인 염색법은?

① Sudan black B
② Myeloperoxidase
③ Non-specific esterase
④ Periodic Acid-Schiff (PAS)
⑤ Leukocyte alkaline phosphatase

18. ⑤ 19. ③ 20. ④ 21. ④ 22. ⑤

23. 급성백혈병의 FAB 분류에서 이중 에스터라제(Dual esterase) 염색법이 유용한 경우는?

① M1 ② M2
③ M3 ④ M4
⑤ M5

24. 정상 성인의 골수 표본 검사에서 myeloid : erythroid (M : E)의 비율은? (국시20)

① 1 : 1 ② 1 : 3
③ 1 : 5 ④ 2~5 : 1
⑤ 8~10 : 1

25. 급성골수세포백혈병(AML)과 급성림프모구백혈병(ALL)의 감별을 위한 방법은? (국시21)

① 초생체염색(supravital stain)
② 백혈구알칼리인산분해효소(LAP)
③ 과산화효소염색(peroxidase stain)
④ 에스테라아제염색(esterase stain)
⑤ 프루시안블루염색(prussian blue stain)

26. Nitroblue tetrazolium test (NBT)의 주된 검사목적이 되는 질환은?

① Pelger-Huët anomaly
② Alder-Reilly anomaly
③ May-Hegglin anomaly
④ Infectious mononucleosis
⑤ Chronic granulomatous disease (CGD)

23. ④ 24. ④ 25. ③ 26. ⑤

27. Prussian blue 염색과 Wright's stain 염색에서 모두 염색되는 적혈구 봉입체는?

① Hb C crystal
② Heinz bodies
③ Basophilic stippling
④ Howell-Jolly bodies
⑤ Pappenheimer bodies

28. 세포화학 염색법에 관한 설명으로 옳은 것은?

① 단구는 peroxidase 염색에서 항상 음성이다.
② PAS 염색은 백혈구 지질을 염색하는 것이다.
③ 만성골수백혈병에서 호중구의 LAP 활성치는 증가한다.
④ Esterase 염색은 정상림프구와 이형림프구의 감별에 유용하다.
⑤ 자발적 NBT 환원 시험에서 정상호중구는 10% 이하가 양성이다.

29. 세포 내에 다수의 Auer body가 보이고 특이에스터라제(Specific esterase) 염색에 양성인 세포는?

① Monocyte
② Lymphocyte
③ Lymphoblast
④ Promyelocyte
⑤ Megakaryoblast

30. 급성백혈병의 골수세포 분류인 FAB 분류 시 M5의 진단에 의미있는 특수염색과 결과는?

① Peroxidase stain과 NaF 저해시험에서 염색 억제
② 특이적 에스터라제 염색(non-specific ester stain)과 NaF 저해시험에서 염색 억제
③ 특이적 에스터라제 염색(non-specific ester stain)과 NaF 저해시험에서 염색 저항성
④ 비특이적 에스터라제 염색(non-specific ester stain)과 NaF 저해시험에서 염색 억제
⑤ 비특이적 에스터라제 염색(non-specific ester stain)과 NaF 저해시험에서 염색 저항성

27. ⑤ 28. ⑤ 29. ④ 30. ④

31. 혈액도말에서 Auer body가 다발로 보이고 peroxidase (POD) 양성, t(15;17)의 PML/RARa 유전자 재배열을 보이는 질환은?

① M1
② M2
③ M3
④ M4
⑤ M5

32. Esterase 염색에 관한 설명으로 맞는 것은?

① M5는 특이 esterase 양성이다.
② 림프구는 특이 esterase 양성이다.
③ 과립구는 비특이 esterase 양성이다.
④ 비특이에서 단구는 NaF 첨가 시 활성이 양성이다.
⑤ 비특이, 특이 둘 다 양성을 보이는 것은 AML M4이다.

33. 유백혈병과 만성 골수세포백혈병(CML) 감별에 좋은 검사법은?

① PAS
② LAP
③ Esterase
④ Peroxidae
⑤ Acid phosphatase

34. 다음 검사 소견으로 추정되는 질환은? 국시20

- 림프모구(lymphoblast) 50%
- periodic acid schiff (PAS) 염색 양성
- 페록시다아제(peroxidase) 염색 음성
- terminal deoxynucleotidyl transferase (TdT) 양성

① 다발골수종(MM)
② 만성육아종병(CGD)
③ 급성림프구백혈병(ALL)
④ 급성골수세포백혈병(AML)
⑤ 만성골수세포백혈병(CML)

31. ③ 32. ⑤ 33. ② 34. ③

제4절 기타 특수검사

01. 백혈병의 정확한 진단과 예후를 알기 위한 필수적인 검사는?

가) 형태학적 검사	나) 세포유전학적 검사
다) 세포 표면항원 검사	라) 세포화학적 검사

① 라 ② 가, 다
③ 나, 라 ④ 가, 나, 다
⑤ 가, 나, 다, 라

02. 특수검사와 검사 대상 질환이 바르게 연결된 것은?

① Coomb's 시험 : 전염단핵구증
② Paul-Bunnel 시험 : 악성빈혈
③ Ham's 시험 : 발작야간혈색소뇨
④ 전기영동시험 : 자가면역용혈빈혈
⑤ Schilling 시험 : 발작한냉혈색소뇨

03. Coomb's test에 양성을 보이는 질환은?

① 악성빈혈
② 폐쇄성간질환
③ Pyruvate kinase 결핍
④ 유전구형적혈구빈혈
⑤ 온항체자가면역용혈빈혈

●●●
Coomb's 검사는 불완전한 항체와 관계가 있고 유전성 질환과는 관계가 없다.

제4절 01. ⑤ 02. ③ 03. ⑤

04. 서로 조합이 맞는 것은?

① 악성빈혈 : Schilling 검사
② 용혈빈혈의 진단 : LE 검사
③ 이상혈색소증 : Coomb's 검사
④ 태아적혈모구증 : 적혈구취약성 검사
⑤ 급성백혈병 세포의 감별 : LAP 염색

급성백혈병의 모구 감별에는 많은 특수염색이 있으나, 최근 FAB (French–American–British) group의 연구에서도 peroxidase, esterase, PAS 염색 등이 이용되고 있다. Haptoglobin은 혈중에 유리된 hemoglobin 을 결합하여 혈중에서 제거하는 작용을 함으로써 용혈빈혈에서 소비가 항진된다. 이상혈색소 질환의 진단에서 가계조사는 필수이다. 철불응성 빈혈은 철결핍빈혈과 마찬가지로 소구성 저색소 성이지만, 혈청 내 철은 증가하고 siderocyte와 sideroblast가 많은 비율로 나타나는 것 등에 의해서 구별된다.

05. 바르게 연결된 것은?

① Schilling test : IDA
② Ham's test : PCH
③ Donath-landsteiner test : PNH
④ Coomb's test : Aplastic anemia
⑤ Electrophosesis : Sickle cell anemia

04. ① 05. ⑤

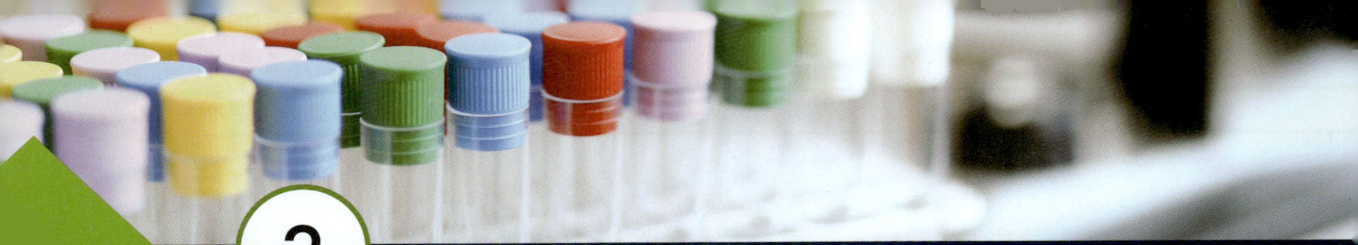

3 거핵세포계 및 지혈

Ⅰ. 거대핵세포 및 혈소판

01. 정상적인 혈구성숙과정에서 다배수체(polyploidy)를 형성하는 것은?

① 단구계 ② 적혈구계
③ 과립구계 ④ 림프구계
⑤ 거핵구계

•••
거핵구의 핵은 DNA의 양은 증가하지만 세포분열은 일어나지 않는 내분열(endomitosis)로 인한 다배수체를 특징으로 하고 있는데, 16N을 가진 거핵구가 성인에서 가장 흔히 나타난다.

02. 거핵구계에 대한 설명으로 바른 것은?

① 성숙 거핵구의 크기는 거핵모구보다 작다.
② 거핵구는 가장 미성숙한 거핵구계 세포이다.
③ 거핵구의 핵은 다분엽되었거나 혹은 다핵인 경우도 있다.
④ 거핵구는 정상인 골수의 유핵세포 중 약 50%를 차지한다.
⑤ 거핵모구의 세포질은 붉은색으로 커다란 azure 과립을 많이 볼 수 있다.

•••
거핵구계에서 가장 미성숙한 세포는 거핵모구로 세포질은 호산성이고 핵소체를 볼 수 있으며 크기는 성숙할수록 커진다. 거핵구계 세포가 골수에서 차지하는 비율은 1% 이하이다. 가장 성숙한 단계인 거핵구의 핵은 다분엽되어 있고 간혹 1개 이상의 핵을 볼 수도 있다.

03. 혈소판 생성 자극인자는?

① ACTH ② Serotonin
③ Leukopoietin ④ Erythropoietin
⑤ Thrombopoietin

01. ⑤ 02. ③ 03. ⑤

04. 거핵구에 대한 thrombopoietin (TPO)의 작용은?

① 거핵구의 수명을 단축시킨다.
② 거핵구의 크기를 감소시킨다.
③ 혈소판 수 생성을 감소시킨다.
④ 골수에서 거핵구의 성숙기간을 단축시킨다.
⑤ Endomitosis(내분열)와 다배수체 형성을 감소시킨다.

●●●

TPO는 주로 간에서 생성되며, 기타 신장이나 골수 및 비장에서도 생성된다. TPO는 거핵구와 혈소판 자극인자이며, 거핵모구부터 혈소판이 생성되기까지의 시간을 단축시켜 혈수판 수를 증가시키고 거핵구에서 다배수체의 형성을 촉진한다.

05. 혈소판에 대한 설명은?

① 아스피린에 의해 활성화된다.
② 평균 직경은 약 6~8 μm이다.
③ 혈소판의 1/3은 신장에 저장된다.
④ 세포질 내에 사립체가 존재하지 않는다.
⑤ 정상 참고치는 일반적으로 $150\sim450\times10^3/\mu L$이다.

●●●

말초혈액 내에 순환되는 혈소판 수는 150~450×103/μL로, 이는 전체 혈소판 수의 2/3에 해당하고 나머지 1/3은 비장에 저장되며 일부가 폐에 저장된다. 평균직경은 2~4 μm이다. 아스피린은 혈소판의 활성을 억제한다.

06. 혈소판의 기능은?

① 헤파린 활성 작용
② 혈병수축방지 작용
③ 섬유소용해 촉진 작용
④ 모세혈관투과 촉진 작용
⑤ 혈관내피세포 증식 촉진 작용

●●●

혈소판의 기능에는 모세혈관 투과억제능, 점착능, 응집능, 혈병수축능, 과립방출능, 및 혈액응고지지 기능 등이 있으며, 혈관 내피세포의 증식 촉진은 혈소판의 α 과립에 들어 있는 PDGF (platelet-derived growth factor)의 작용에 의한 것이다.

04. ④ 05. ⑤ 06. ⑤

07. 혈소판에 대한 설명으로 맞는 것은?

① 주로 2차 지혈에 관여한다.
② 응집은 혈소판과 이물질이 결합하는 것이다.
③ 점착능은 혈소판과 혈소판이 결합하는 것이다.
④ 혈소판기능 억제물질에는 collagen, ADP가 있다.
⑤ 혈소판에는 α 과립과 치밀(dense) 과립이 존재한다.

08. 혈소판의 dense 과립에 함유되어있는 물질은?

① PDGF
② Serotonin
③ 혈소판 제3인자
④ 혈소판 제4인자
⑤ β-thromboglobulin

•••
Dense 과립에는 ADP, ATP, calcium 및 serotonin 등을 함유하고 있다.

09. 혈소판이 분비하는 ADP의 작용은?

① 혈병수축 ② 혈액응고
③ 혈소판 응집 ④ 혈소판 합성
⑤ 혈소판 점착

10. 혈소판의 α 과립에 저장되어있는 heparin 억제 물질은?

① ADP ② Calcium
③ Serotonin ④ Platelet factor 3
⑤ Platelet factor 4

•••
α 과립에 함유되어있는 물질은 fibronectin, platelet factor 3, platelet factor 4, β–thromboglobulin, PDGF, vWF, fibrinogen 등이 있다. PF3은 thromboplastin 활성 촉진, PF4는 heparin 활성 억제의 기능이 있다.

07. ⑤ 08. ② 09. ③ 10. ⑤

11. 혈소판 응집억제 물질은?

① ADP ② Collagen
③ Ristocetin ④ Epinephrine
⑤ Prostacycline

●●●

혈소판 응집촉진 물질에는 ADP, epinephrine, collagen, ristocetin, arachidonic acid, thrombin 등이 있다.

12. 혈소판의 응집에 관여하는 혈소판수용체는?

① GPVI ② GP-Ia
③ GP-Ib ④ GPIIb/IIIa
⑤ GP-Ia/IIa

●●●

Gp-Ib는 vWF를 매개로 혈소판의 점착에만 관여하지만, GPIIb/IIIa 수용체는 점착반응과 fibrinogen이나 vWF 분자를 매개로하는 혈소판 응집에도 관여하는 중요한 수용체이다.

13. Serotonin의 작용은?

① 혈병수축 ② 혈액응고
③ 혈관수축 ④ 혈소판응집
⑤ 혈소판 파괴

14. 혈소판에 관한 설명으로 맞는 것은?

① RNA는 없으나 DNA는 갖고 있다.
② 응집기능은 있으나 점착기능은 없다.
③ 섬유소용해 억제작용(Antiplasmin)을 한다.
④ 성숙 혈소판보다 미성숙 혈소판의 크기가 작다.
⑤ 말초혈액에서의 생존 기간은 20일~30일 정도이다.

●●●

혈소판의 수명은 9~11일 정도이며, 1일 10% 정도 교체되고, 비장에 1/3 정도가 체류하고 있다. 어린 혈소판일수록 크기가 크며, 또한 핵이 없으므로 DNA를 가지고 있지 않다.

11. ⑤ 12. ④ 13. ③ 14. ③

15. 혈소판의 대사과정에서 아스피린에 의해 억제되는 것은?

① ADP
② Cyclooxygenase
③ Thrombomodulin
④ Thromboxane A_2
⑤ Membrane phospholipid

•••
아스피린은 arachidonic acid를 분해해서 thromboxane A2를 합성하는데 관여하는 효소인 cyclooxygenase의 기능을 방해한다.

16. Thromboxane A_2는 어느 물질로부터 생성되는가?

① Serotonin
② Prostacyclin
③ Phospholipase C
④ Arachidonic acid
⑤ Cyclooxygenase

•••
Thromboxane A2는 혈소판 막인지질 대사과정에서 생성되는 arachidonic acid의 대사산물로서, 혈소판 내 치밀과립으로부터 ADP와 ATP 및 serotonin 등의 방출을 촉진시킨다.

17. 혈소판 위성현상을 유발하는 항응고제는?

① EDTA
② Heparin
③ Sodium citrate
④ Sodium oxalate
⑤ Sodium floride

15. ② 16. ④ 17. ①

18. 출혈 후 가장 먼저 혈소판이 하는 일은?

① 섬유소 형성
② ADP 방출
③ 혈소판 응집
④ 콜라겐층에 점착
⑤ Epinephrine 방출

●●●

조직 손상의 결과로 1차 지혈을 담당하는 혈소판은 먼저 혈관내막의 collagen에 점착(부착)하고, 원반형에서 구형으로 모양이 변화되면서 응집이 일어나며 뒤이어 과립을 방출하여 지혈작용을 가속화하게 된다.

19. 혈소판 제3인자의 작용은?

① Plasmin 억제작용
② Heparin 억제 작용
③ Serotonin 방출 작용
④ fibrinolysis 촉진 작용
⑤ Thromboplastin 형성 촉진 작용

●●●

혈소판에는 지혈과 응고 및 혈관의 항상성 유지에 관여하는 각종 인자를 포함하고 있으며, 지금까지 10종의 인자에 대한 기능이 잘 알려져 있다. 제3인자는 phospholipid로서 thromboplastin 형성을 촉진하고, 4인자는 heparin 활성을 억제한다.

20. 다음 중 섬유소(fibrin) 형성에 필수적인 혈소판 인자는?

① PF1
② PF2
③ PF3
④ PF4
⑤ PF5

18. ④ 19. ⑤ 20. ③

21. 혈소판 응집을 억제하는 물질은?

① ADP
② Ristocetin
③ Prostacyclin
④ Ephinephirne
⑤ Platelet factor

•••

Platelet factor 4인자는 혈소판의 alpha 과립에 들어 있는 heparin 억제인자이다.

22. 골수에서 방출된 혈소판의 1/3이 체류하는 장기는? (국시20)

① 간(liver)
② 폐(lung)
③ 지라(spleen)
④ 콩팥(kidney)
⑤ 림프절(lymph node)

23. 혈소판막 수용체인 GPIb/IX/V가 폰빌레브란트 인자(vWF)와 결합하여 일어나는 반응은? (국시20)

① 분비능
② 용해능
③ 응집능
④ 점착(부착)능
⑤ 모세관 투과능

24. 혈소판을 활성화하는 물질은? (국시20)

① ADP
② 헤파린(heparin)
③ 와파린(warfarin)
④ 아스피린(aspirin)
⑤ 쿠마딘(coumadin)

21. ③ 22. ③ 23. ④ 24. ①

25. 세로토닌(serotonin) 분비와 관계가 있는 혈액세포는? (국시21)

① 림프구
② 호산구
③ 호중구
④ 혈소판
⑤ 단(핵)구

26. 손상된 내피세포의 콜라겐과 결합하여 혈소판 점착에 중요한 역할을 하는 것은? (국시22)

① 헤파린
② 항트롬빈
③ 아스피린
④ 플라스민
⑤ 폰빌레브란트인자

25. ④ 26. ⑤

II. 응고활성과 억제제

01. 2차지혈(적색혈전)에 관여하는 인자는?

① 혈관과 혈소판
② 혈관과 plasmin
③ 응고인자와 plasmin
④ 혈소판제3인자와 혈액응고인자
⑤ 응고인자와 anti-thrombin III

02. 섬유소원(fibrinogen)에 대한 설명은?

① 혈청에 존재한다.
② Thrombin에 의해 fibrin으로 된다.
③ 증가하면 적혈구 침강속도가 지연된다.
④ 정상 참고치는 보통 400~800 mg/dL이다.
⑤ 급성염증이나 조직손상 시 합성이 감소된다.

•••
섬유소원은 혈장단백중의 하나로 분자량이 약 34만 dalton인 당단백이며, 정상 참고치는 200~400 mg/dL이다. 급성염증이나 조직손상 후에 합성이 증가되고 56℃로 가열하면 침전된다. Plasmin에 의해 분해 되면 FDP가 생성된다.

03. 지혈기전에서 활성화 IX인자에 의해 활성화되는 응고인자는?

① II
② X
③ XI
④ VII
⑤ XII

04. Vitamin K 의존성 응고인자인 것은?

① Factor I
② Factor II
③ Factor V
④ Factor VIII
⑤ Factor XIII

•••
II, VII, IX, X인자는 간에서 합성되고 합성될 때 비타민 K가 요구된다.

01. ④ 02. ② 03. ② 04. ②

05. Vitamin K 의존성 응고인자가 아닌 것은?

① Prothrombin
② Labile factor
③ Stable factor
④ Chrismas factor
⑤ Stuart-Prower factor

•••

불안정인자(labile factor)는 V인자로 proaccelerin이라고도 하며, I, VIII, XIII인자와 함께 fibrinogen group에 속하며 이들의 합성에는 비타민 K가 요구되지 않는다.

06. 간에서 생성되지 않는 인자는?

① Protein C
② Protein S
③ Prothrombin
④ Plasminogen
⑤ von Willebrand factor

•••

von Willebrand factor는 당단백질로 혈관 내피세포와 거핵구에서 생성된다.

07. 정상 보존혈청에 존재하는 응고인자는?

① 제I인자
② 제II인자
③ 제V인자
④ 제VII인자
⑤ 제VIII인자

•••

혈청 중에 존재하지 않는 인자는 I, II, V, VIII, XIII 등이고, 존재하는 인자는 VII, IX, X, XI, XII 등이 있다.

08. 혈액응고인자 XIII을 활성화 시키는 것은?

① HMWK
② Thrombin
③ Fibrinogen
④ Labile factor
⑤ Fletcher factor

•••

제XIII인자는 fibrin stabilizing factor로 thrombin에 의해 활성화된다.

05. ② 06. ⑤ 07. ④ 08. ②

09. 외인계 응고과정에만 작용하는 응고인자는?

① II ② V
③ VII ④ VIII
⑤ IX

10. 정상적인 상태에서 순환혈액 중에 존재하지 않는 응고인자는?

① 제IV 인자(calcium)
② 제II 인자(prothrombin)
③ 제III 인자(tissue thromboplastin)
④ 제XII 인자(Hageman factor)
⑤ 제XIII 인자(fibrin stabilizing factor)

11. 내인계 응고과정이 시작될 때 제일 먼저 작용하는 인자는?

① Factor V ② Factor VII
③ Factor VIII ④ Factor X
⑤ Factor XII

12. Thrombin의 작용이 아닌 것은?

① 혈병수축
② Factor V 활성화
③ 혈소판응집 활성화
④ Factor XIII을 활성화
⑤ Fibrinogen을 fibrin으로 전환

Thrombin은 fibrin 형성, 응고인자 V와 VIII 및 XIII인자의 활성, 섬유소용해계 활성, 혈소판 응집촉진 및 조직 수복 등의 기능을 가지고 있다. 혈병수축 작용은 혈소판 응집반응이 일어난 후 혈소판이 fibrin과 결합되면서 혈소판 내수축성 단백질인 actin과 myosin의 작용에의해 일어나는 것이다.

09. ③ 10. ③ 11. ⑤ 12. ①

13. 혈소판 제3인자가 작용하는 곳은?

① I 인자의 활성화 때
② X 인자의 활성화 때
③ XI 인자의 활성화 때
④ VII 인자의 활성화 때
⑤ XIII 인자의 활성화 때

혈소판제3인자는 phospholipid로 X인자와 II인자의 활성화에 작용한다.

14. Prothrombin에 대한 설명으로 맞는 것은?

① Kallikrein의 전구물질이다.
② 응고과정 중 혈소판에서 분비되는 단백질이다.
③ Fibrinogen을 fibrin으로 전환시키는 효소이다.
④ 비타민 K에 의존해서 간에서 생성되는 단백질이다.
⑤ 응고과정 중 소모되지 않아서 혈청에 존재하는 인지질이다.

Prothrombin은 단일 사슬로된 분자량 68,000~72,000의 혈장단백으로 thrombin의 전구물질이다. 응고과정 중에서 소모되기 때문에 혈청 중에는 거의 검출되지 않고 황산바륨에 의해 흡착되고 합성될 때 반드시 비타민 K가 필요하다. Kallikrein의 전구물질은 prekallikrein이다.

15. 결핍되면 혈우병 B를 유발할 수 있는 응고인자는?

① VIII
② IX
③ X
④ XI
⑤ XII

16. von Willebrand factor에 대한 설명으로 맞는 것은?

① 내인계 응고과정을 활성화시키는 혈장 단백질
② 외인계 응고과정을 활성화시키는 조직 thromboplastin
③ 상처 난 혈관벽에 결합하는 혈소판막의 수용체 당단백질
④ 응고의 3단계 과정에서 X 인자와 복합체를 형성하는 인지질
⑤ 노출된 혈관 내피하층의 collagen 섬유와 결합하는 혈장 단백질

13. ② 14. ④ 15. ② 16. ⑤

17. Prothrombin을 thrombin으로 분해시키는 복합체의 구성성분이 아닌 것은?

① Xa
② Va
③ Ca^{++}
④ XIIIa
⑤ Phospholipid

18. 혈액응고 과정에서 복합체를 형성하여 응고작용을 나타내는 것은?

① 제I인자와 제II인자
② 제III인자와 제XI인자
③ 제VII인자와 제X인자
④ 제XI인자와 제XII인자
⑤ 제VIII인자와 제IX인자

19. 혈장에 황산바륨($BaSO_4$)을 가하여 응고인자를 흡착시켰을 때 혈장에 남아 있는 것은?

① 제II인자
② 제VII인자
③ 제VIII인자
④ 제IX인자
⑤ 제X인자

•••
II, VII, IX, X 인자는 $BaSO_4$에 흡착시켜 원심침전으로 제거할 수 있으므로, 흡착혈장은 I, V, VIII, XI, XII, XIII 인자를 함유하고 있다.

17. ④ 18. ⑤ 19. ③

20. 다음 응고와 관련된 인자 중 활성화되어 출혈을 유발하는 인자는?

① 제 I 인자
② 제 V 인자
③ 제 VIII 인자
④ 제 X 인자
⑤ Antithrombin III

21. Antithtrombin-III에 대한 설명으로 틀린 것은?

① 생성은 간에서 이루어진다.
② 정상적인 응고 억제인자이다.
③ 병적으로 존재하는 순환항응혈소이다.
④ Heparin과 결합하면 활성이 증폭된다.
⑤ Thrombin 이외에 다른 응고인자도 억제한다.

22. Thrombomodulin과 결합하여 protein C를 활성화시키는 것은?

① Ca ion
② protein S
③ Thrombin
④ Phospholipid
⑤ V와 VIII인자

•••
Thrombin은 내피세포의 Thrombomodulin과 결합하여 복합체를 형성하고 이 복합체에 의해 protein C가 활성화된다.

23. Protein C가 결핍되어 나타나는 것은?

① 혈전
② aPTT 연장
③ 혈소판 감소
④ 섬유소원 감소
⑤ 프로트롬빈 감소

•••
응고 억제인자가 감소하면 혈전이 발생하기 쉽고, 증가하면 출혈의 위험이 있다.

20. ⑤ 21. ③ 22. ③ 23. ①

24. 병적인 순환항응혈소에 해당되는 것은?

① Protein C
② Protein S
③ Antithrombin III
④ Factor VIII antibody
⑤ Tissue Factor Pathway Inhibitor (TFPI)

25. 쿠마린계(항응혈약) 치료로 감소하지 않는 인자는?

① II
② VII
③ IX
④ X
⑤ XI

•••

Coumarin유도체(warfarin, dicumarol, tromexan)는 비타민 K의 환원을 억제한다.

26. 혈병(Blood clot) 분해작용을 하는 것은?

① Plasmin
② Pretein C
③ Plasminogen
④ Antia-thrombin III
⑤ α_2−macroglobulin

27. Plasmin에 의해 분해되는 응고인자는?

① I
② II
③ IV
④ V
⑤ X

24. ④ 25. ⑤ 26. ① 27. ①

28. 섬유소용해 억제인자가 아닌 것은?

① Anti-plasmin ② Plasminogen
③ Antithrombin III ④ α_2-macroglobulin
⑤ α_2-plasmin inhibitor

•••

Plasminogen은 혈장에 존재하는 plasmin의 불활성형으로 활성화물질인 fibrinokinase, urokinase, streptokinase, XII 인자 등에 의해 활성화되어 plasminin이 되는 물질이다. 섬유소용해억제인자에는 plasminogen activator inhibitor I (PAI–1), PAI–2 등이 속한다.

29. 섬유소원(fibrinogen)이 분해되면서 생기는 분해산물 중 분자량이 가장 큰 것은?

① X fragment ② Y fragment
③ D fragment ④ E fragment
⑤ D-dimer fragment

•••

Fibrin이나 fibrinogen 들은 plasmin에 의해 분자량 250,000 dalton 정도의 fragment X로 분해되고 다시 분자량 150,000 dalton의 fragment Y, 850,000 dalton의 fragment D로 분해된다.

30. Plasminogen을 불활성화시키는 물질은?

① urokinase
② streptokinase
③ t-PA (tissue-plasminogen activator)
④ PAI (plasminogen activator inhibitor)
⑤ u-PA (urokinase-plasminogen activator)

•••

Urokinase, streptokinase, t–PA (tissue–plasminogen activator), u–PA (urokinase–plasminogen activator)는 plasminogen을 활성화하여 plasmin을 형성하는 물질이다.

28. ② 29. ① 30. ④

31. 혈액응고 과정에서 XIII 인자를 활성화하는 것은? (국시20)

① V 인자(factor V)
② 트롬빈(thrombin)
③ 플라스민(plasmin)
④ VIII 인자(factor VIII)
⑤ 트롬보플라스틴(thromboplastin)

32. 비타민 K 의존성 혈액응고인자의 조합으로 옳은 것은? (국시21)

① I, II, V, X
② II, VII; IX, X
③ II, V, VII, X
④ I, II, V, VII
⑤ VIII, IX, X, XII

33. 섬유소용해과정에서 섬유소(fibrin)를 직접 분해하는 것은? (국시21)

① 플라스민(plasmin)
② 단백질 C (protein C)
③ α_1−항트립신(α1−antitrypsin)
④ 항트롬빈−III (antithrombin-III)
⑤ α_2−고분자글로불린(α2−macroglobulin)

34. 섬유소를 용해하는 인자는? (국시20)

① 콜라겐(collagen)
② 트롬복산A_2(TXA_2)
③ 플라스민(plasmin)
④ 세로토닌(serotonin)
⑤ 폰빌레브란트 인자(vWF)

31. ② 32. ② 33. ① 34. ③

35. 경구항응고제인 와파린에 저해를 받는 응고인자는? (국시22)

① V (proaccelerin)
② VII (proconvertin)
③ VIII (antihemophilic factor A)
④ XI (plasma thromboplastin antecedent)
⑤ XIII (fibrin stabilizing factor)

36. 혈액응고인자 중 혈장 내 농도가 가장 높고, 적혈구침강속도(ESR)를 증가시키는 인자는? (국시22)

① I (fibrinogen)
② II (prothrombin)
③ V (proaccelerin)
④ VII (proconvertin)
⑤ IX (antihemophilic factor B)

37. 섬유소와 섬유소원을 분해하는 것은? (국시22)

① collagen
② plasmin
③ protein C
④ prothrombin
⑤ phospholipid

35. ② 36. ① 37. ②

III. 출혈 질환

01. 혈소판감소증을 보이는 경우는?

① 혈우병
② Protein C 결핍
③ von Willebrand 병
④ 파종혈관내응고증후군
⑤ Anti-thrombin III 결핍증

●●●

von Willebrand disease에서는 혈소판은 정상, 점착능 저하, ristocetin 응집능의 저하, 제VIII인자 관련 항원이 저하한다. DIC에서는 혈전형성 시에 혈소판이 소비되어, 혈소판 수와 혈액응고인자가 감소한다.

02. 순환혈소판 수가 증가하는 경우는?

① DIC
② 악성빈혈
③ 비장적출 후
④ 재생불량빈혈
⑤ von Willebrand 병

●●●

혈소판의 1/3가량은 비장에 분포한다. 만약, 비장이 비대 되었을 경우 비장 내 혈소판의 저장이 증가하여 순환혈소판 수는 감소되며, 비장적출 등에서는 비장에 혈소판 저장이 감소하므로 순환혈소판 수는 증가한다.

03. von Willebrand disease의 특징은?

① PT : 연장
② FDP : 증가
③ 혈소판 수 : 저하
④ 출혈시간 : 정상
⑤ 혈소판점착능 : 저하

●●●

von Willebrand 병에서는 혈소판 수 정상, 혈소판점착능 저하, ristocetin 응집의 저해 그리고 출혈시간의 연장이 있다. 응고계 관련에서는 제VIII 인자가 저하하지만, 다른 응고인자에는 변화가 없다.

01. ④ 02. ③ 03. ⑤

04. 혈소판 수는 정상이나 출혈시간(BT)이 연장되었을 때 예상할 수 있는 질환은?

① 혈우병
② 악성빈혈
③ 진성다혈증
④ 재생불량빈혈
⑤ von Willebrand 병

•••
출혈시간(BT)은 혈소판의 수와 기능을 측정하기 위한 검사로 범혈구감소증, 백혈병, 괴혈병, 혈소판무력증 등에서 연장된다. 혈소판기능 이상 시 피부에 모세혈관 기능 약화로 점상 출혈이 나타난다.

05. GpIIb/IIIa 수용체 결손으로 인한 혈소판 응집기능 장애 질환은?

① Uremia
② Hemophilia
③ von Willebrand disease
④ Bernard-Soulier syndrome
⑤ Glanzmann's thrombasthenia

•••
Bernard–Soulier syndrome과 von Wille brand's disease는 혈소판 점착 기능 이상 질환이다. Glanzmann's thrombasthenia는 상염색체 열성유전이나 후천적인 자가면역질환에 의해 발병되는 질환으로서, 혈소판 응집에 관여하는 GpIIb/IIIa 수용체가 결손되어 ristocetin을 제외한 모든 혈소판 응집 자극제에 대해 반응을 하지 않는다.

06. 혈소판응집능검사에서 ristocetin에만 응집이 일어나지 않고 다른 자극물질에 대해서는 응집되는 질환은?

① Hemophilia
② Storage's disease
③ Vitamin K deficiency
④ von Willebrand disease
⑤ Glanzmann's thrombasthenia

04. ⑤ 05. ⑤ 06. ④

07. 혈소판응집능검사에서 ristocetin에만 응집을 보이고, 다른 응집자극제에는 응집반응을 보이지 않는 질환은?

① Hemophilia
② Vit. K deficiency
③ von Willebrand disease
④ Bernard-Soulier syndrome
⑤ Glanzmann's thrombasthenia

•••

Glanzmann's thrombasthenia와는 반대로 von Willebrand disease와 Bernard Soulier syndrome에서는 다른 자극물질에 대해서는 응집반응을 보이지만 ristocetin에는 응집반응을 보이지 않는다.

08. 혈우병 A의 검사 결과로 옳은 것은?

① Bleeding time이 연장된다.
② Prothrombin time이 연장된다.
③ 혈소판 ristocetin 응집능이 저하된다.
④ $BaSO_4$ 흡착혈장을 첨가하면 보정된다.
⑤ Activated partial thromboplastin time이 정상이다.

09. 조합이 옳은 것은?

① 혈우병 A－출혈시간(BT) 연장
② 제V인자 결핍증－트롬빈시간(TT) 연장
③ 제XIII인자 결핍증－칼슘재가시간 연장
④ 제VII인자 결핍증－부분트롬보플라스틴시간(PTT) 연장
⑤ 무섬유소원혈증(afibrinogenemia)－트롬빈시간(TT) 연장

•••

혈액응고검사에서 내인계검사로는 전혈응고시간, 부분트롬보플라스틴시간(PTT), 활성화부분트롬보플라스틴시간(APTT), 칼슘재가응고시간 등이 있고, 외인계검사로는 프로트롬빈시간(PT)이 있다. 섬유소원 기능검사로는 트롬빈시간(TT)이 있으며, 제XIII 인자의 기능검사로는 urea 용해능이 사용된다.

07. ⑤ 08. ④ 09. ⑤

10. 혈우병 A에 대한 설명으로 옳은 것은?

① 관절강 내 출혈이 특징이다.
② 가족력이 없는 경우가 흔하다.
③ 제XIII인자의 결핍으로 나타난다.
④ 보통 상염색체 열성으로 유전된다.
⑤ 여성은 보인자이기 때문에 발병하지 않는다.

•••

혈우병 A는 X 염색체 열성으로 유전되는 유전질환으로서 VIII인자의 결핍으로 발생된다. 주로 남자에서 발병되는 이유는 남자의 경우는 성염색체가 XY이기 때문에 X염색체에 이상이 생기면 보상할 유전자가 없기 때문이다. 반면에 여자의 경우는 성염색체가 XX로 2개 이어서 X염색체 1개가 이상이 있을 때 나머지 정상 X염색체에 의해 유전적으로 보상되어 보인자(carrier)가 되는 것이다. 매우 드물긴 하지만 여성의 경우도 양부모로부터 모두 혈우병 유전자를 유전 받는 경우(X'X' 동형접합자)에는 혈우병에 걸릴 수가 있다.

11. 심한 출혈을 동반하는 3세된 남아의 검사 결과이다 관계있는 질환은?

- BT : 정상
- PT : 정상
- APTT : 연장
- APTT 1:1 mixing test : 보정
- 혈소판응집능검사 : 정상

① 혈우병 A
② 헤파린 투여
③ 아스피린 복용
④ von Willebrand 병
⑤ Bernard-Soulier 증후군

10. ①　　11. ①

12. 원인 모르는 출혈이 있는 환자가 병원을 내원했고, 검사결과가 다음과 같을 때 의심되는 질환은?

- PT : prolong
- aPTT : prolong
- Fibrinogen : decreased
- D-dimer : increased
- Platelet count : decreased

① 파종혈관내응고(DIC)
② 간 질환
③ 폐쇄성 황달
④ 가족성 무섬유소원혈증
⑤ 특발혈소판감소자반증

•••
DIC의 검사소견은 모든 혈액응고 검사가 지연되고, 혈소판은 감소하며 섬유소용해산물은 증가한다.

13. 선천성 응고장애 질환은?

① 요독증
② 간질환
③ 비타민 K 결핍증
④ von Willebrand 병
⑤ 파종혈관내응고증후군

14. APTT 검사가 정상보다 연장되어, 추가로 정상혈장을 가지고 혼합시험을 시행하였으나 보정되지 않았을 때 의심스러운 것은?

① Factor XIII 결핍
② Fibrinogen 결핍
③ Factor VIII 결핍
④ Factor V Leiden 존재
⑤ Lupus anticoagulant 존재

12. ① 13. ④ 14. ⑤

15. SLE 환자에서 lupus 항응고제의 존재를 확인할 수 있는 가장 적합한 검사는?

① XI인자 검사
② 출혈시간 검사
③ D-dimer 검사
④ 혈소판 수 검사
⑤ Russell's viper venom 검사

•••

Lupus 항응고제는 항인지질 자가항체로 SLE 환자에서 처음으로 발견되었으며, 양성인 경우 APTT나 Russell's viper venom 검사에서 연장된다. Dilute Russell's viper venom time (dRVVT)은 VIII, IX, XI 인자의 결핍이나 억제인자(항체)에 영향을 받지 않음으로, APTT보다 Lupus 항응고제의 존재를 알아보기 위한 보다 예민한 검사법이다. 흔히 APTT가 연장되는 경우, heparin에 의한 것을 배제하기 위해 Lupus 항응고제 검사를 실시하는 경우가 많다. Lupus 항응고제는 혈전증의 원인이 되기도 한다.

16. 다음의 증상이 보일 수 있는 경우는?

- 분열적혈구(schistocyte) 출현
- FDP 증가
- Fibrinogen 감소
- BT 연장
- PT 연장
- PTT 연장

① DIC
② 간질환
③ 혈우병 A
④ 용혈빈혈
⑤ von Willebrand 질환

15. ⑤ 16. ①

17. 혈소판증가(thrombocytosis)를 가져오는 질환은?

① 악성빈혈
② 혈소판무력증
③ 재생불량빈혈
④ 본태혈소판혈증
⑤ 폰빌레브란트병

18. 과응고 상태와 동반된 혈전증 환자에게 필요한 검사는?

① CT
② PT
③ TT
④ APTT
⑤ Protein C

19. aPTT가 지연된 환자에서 가장 적절한 치료 제제는?

① 전혈 수혈
② 비타민K 보충
③ 동결침전제 수혈
④ 혈소판 농축액 수혈
⑤ 치료적 적혈구 교환술 실시

20. 응고 이상과 각종 순환장애 증상을 보이는 환자의 검사 결과이다. 의심되는 것은? (국시22)

- 혈소판 수 감소, 출혈시간(BT) 연장
- PT 연장, aPTT 연장
- D-dimer 증가
- 분열적혈구 증가

① 혈우병 A(hemophilia A)
② 악성림프종(malignant lymphoma)
③ 진성적혈구증가증(polycythemia vera)
④ 전신홍반루푸스(systemic erythematosus lupus)
⑤ 파종혈관내응고(disseminated intravascular coagulation)

17. ④ 18. ⑤ 19. ③ 20. ⑤

Ⅳ. 지혈 검사

제1절 혈소판계 검사

01. 모세혈관 취약성 검사와 관련된 혈구는?

① 단구 ② 과립구
③ 림프구 ④ 혈소판
⑤ 대식세포

02. Bleeding time (BT) 검사가 정상을 보이는 경우는?

① Vit. K 결핍 ② Vit. C 결핍
③ Aspirin 복용 ④ 혈소판 감소증
⑤ von Willebrand병

Bleeding time(출혈시간)은 혈관의 수축작용과 혈소판의 점착, 응집반응에 의한 1차 지혈의 이상 유무를 알아보기 위한 선별검사로, 비타민 C 결핍증이 원인인 괴혈병(scurvy)이나 혈관염에서는 연장되는 경향을 보인다.

03. 출혈시간에 영향을 주는 것은?

① Fibrin ② Platelet
③ Fibrinogen ④ Plasminogen
⑤ Prothrombin

출혈시간(Bleeding time)은 모세혈관을 천자하여 출혈하는 혈액이 지혈될 때까지의 소요시간을 측정하는 것으로 혈소판수, 혈소판의 기능(점착과 응집력, 방출력) 및 모세혈관의 수축성과 저항성 등이 영향을 미친다.

04. 출혈시간이 연장되지 않고 정상을 보이는 질환은?

① 혈우병 ② 혈소판무력증
③ von Willebrand병 ④ Bernard-Soulier 증후군
⑤ 특발성 혈소판 감소성 자반병

혈우병은 응고인자 VIII 인자가 결핍된 질환으로, 혈관이나 혈소판의 이상이 없기 때문에 출혈시간에 영향을 주지 않는다.

제1절 01. ④ 02. ① 03. ② 04. ①

05. 혈소판 기능 검사가 아닌 것은?

① 출혈시간
② 혈병수축능 검사
③ 모세혈관 저항성 검사
④ 혈소판응집능검사
⑤ 활성화 부분 트롬보플라스틴 타임

06. 혈소판 검사에 관한 설명이다. 맞는 것은?

① PFA−100 장비는 전혈을 이용한다.
② 혈소판응집능검사의 blank는 DW이다.
③ 혈병수축검사는 혈소판무력증에서 혈병수축이 증가되어 있다.
④ 혈소판점착능검사는 혈소판 응집유발물질을 넣어서 검사한다.
⑤ 혈소판응집능검사는 platelet poor plasma에 응집자극 물질을 넣는다.

07. 혈소판 수와 prothrombin time(PT)은 정상이며, bleeding time(BT)이 연장되었을 경우, 추가로 해야 할 조치는?

① 항혈전제 투여
② 혈소판 기능 검사
③ 혈우병 관련 검사
④ 혈전 분해산물 검사
⑤ 다시 채혈하여 검사

혈소판수는 정상이나, 출혈시간이 연장되었다면 추가로 혈소판 기능 검사가 필요하다.

08. Aspirin 복용 시 검사결과에 영향을 줄 수 있는 것은?

① PT
② aPTT
③ Bleeding time
④ Factor VIII assay
⑤ Stypven time test

아스피린은 혈소판 기능을 저해하는 약물로 혈소판관련 검사인 BT결과에 영향을 준다. Stypven time test는 DRVVT (Dilute Russell's Viper Venom Test)라고도 하며, 공통경로의 응고인자 결핍증을 반영하는 검사로 Lupus anticoagulant에 예민한 검사법이다. 정상 참고치는 30초이다.

05. ⑤ 06. ① 07. ② 08. ③

09. 혈소판응집능검사에서 다음과 같은 결과를 보였다면 의심되는 질환은?

- Ristocetin 응집 정상
- Collagen 응집 저하
- ADP 응집 저하
- Epinephrine 응집 저하

① 혈우병
② 지질저장병
③ Storage pool disease
④ Bernard-Soulier 증후군
⑤ Glanzmann's thromasthenia

•••

Glanzmann's thrombasthenia는 상염색체 열성유전이나 후천적인 자가면역질환에 의해 발병되는 질환으로서, 혈소판 응집에 관여하는 GpIIb/IIIa 수용체가 결손되어 ristocetin을 제외한 모든 혈소판 응집 자극제에 대해 반응을 하지 않는다.

10. 아래 보기와 관계되는 검사는?

- Collagen
- von Willebrand's factor (vWF)
- GPIb/IX/V 복합체

① 혈병수축능검사
② 혈소판응집능검사
③ 혈소판점착능검사
④ 혈소판방출능검사
⑤ 혈소판 모세관투과 억제반응 검사

11. 혈소판수용체 중 GPⅡb/Ⅲa와 섬유소원(fibrinogen)이 반응하여 일어나는 혈소판의 기능을 알아보는 검사는?

① 혈병수축능검사
② 혈소판응집능검사
③ 혈소판점착능검사
④ 혈소판방출능검사
⑤ 혈소판 모세관투과 억제반응 검사

09. ⑤　10. ③　11. ②

12. 혈소판의 기능을 알아보기 위해 closure time(폐색시간)을 측정하는 검사는?

① Clotting time test
② Bleeding time test
③ PFA−100 analyzer test
④ Clot retraction time test
⑤ Platelet aggregation test

13. 혈소판응집능 검사에서 Bernard–Soulier syndrome과 Glanzmann's thromasthenia를 감별할 수 있는 혈소판응집 자극제는?

① ADP
② Collagen
③ Ristocetin
④ Thrombin
⑤ Epinephrine

14. PFA–100 기기로 혈소판 기능검사를 할 때, Collgen/Epinephrine 카트리지에서는 연장이고 Collagen/ADP 카트리지에서는 정상인 결과를 보이는 경우는?

① Aspirin ingestion
② Storage pool disease
③ von Willebrand disease
④ Bernard-Soulier syndrome
⑤ Glanzmann's thromasthenia

15. 혈소판응집능검사 결과이다. 의심되는 질환은? 국시21

- Ristocetin : 응집능 정상
- ADP, Collagen, Epinephrine : 응집능 저하

① 혈우병 A
② 혈우병 B
③ 파종혈관내응고
④ 폰빌레브란트병
⑤ 글란츠만혈소판무력증

12. ③ 13. ③ 14. ① 15. ⑤

제2절 혈액응고계, 섬유소용해계 검사

01. 응고검사를 할 경우 Hematocrit (Hct)가 55% 이상인 환자의 채혈 시 고려해야 할 점은?

① 그대로 채혈한다.
② 항응고제의 양을 줄인다.
③ 항응고제의 양을 늘린다.
④ 혈액량을 적게 채혈한다.
⑤ 다른 항응고제를 사용한다.

•••
Hematocrit이 55% 이상이면 혈장의 양이 상대적으로 적기 때문에 항응고제의 양을 줄여서 항응고제와 혈장의 비율 1:9를 맞춰야 한다.

02. Prothrombin time(PT)이 연장되고 activated partial thromboplastin time(APTT)은 정상인 경우는 다음 어느 인자의 결핍을 의심할 수 있는가?

① VII 인자
② VIII 인자
③ X 인자
④ XI 인자
⑤ XII 인자

•••
내인계검사로 전혈응고시간, 부분트롬보플라스틴시간(PTT), 활성화부분트롬보플라스틴시간(APTT), 칼슘재가응고시간 검사가 있고 외인계검사에는 프로트롬빈시간(PT)이 있다. 내인계검사는 정상이고 외인게 검사가 연장될 때는 VII 인자의 결핍이 의심되고, 내인계검사는 연장되고 외인계검사가 정상일 때는 XII, XL, IX, VIII 인자들의 결핍을 의심할 수 있다.

03. 정상 참고치가 짧은 순서대로 나열된 것은?

① aPTT-PT-BT-CT
② BT-CT-PT-aPTT
③ CT-PT-aPTT-BT
④ PT-aPTT-BT-CT
⑤ CT-BT-aPTT-PT

•••
조직액이 첨가되는 외인계검사인 PT의 검사결과가 가장 짧다.

제2절 01. ② 02. ① 03. ④

04. aPTT와 PT 검사에서 모두 연장될 경우, 의심되는 결핍인자는?

① VII
② IX
③ X
④ XI
⑤ XII

X, V, II, I 인자 결핍의 경우에는 공통경로에 작용하는 인자이기 때문에 aPTT와 PT 검사 모두 연장되며, 정상혈청을 가한 혼합 시험(mixing test)에서 보정된다.

05. Partial thromboplastin time(APTT)이 연장되고, 혈장 prothrombin time(PT)은 정상일 경우 어떤 응고인자의 이상을 의심할 수 있는가?

① II
② V
③ VII
④ VIII
⑤ X

내인계검사는 연장되고 외인계검사가 정상일 때는 XII, XL, IX, VIII 인자들의 결핍을 의심할 수 있다.

06. 응고검사 중 검체에 sodium citrate 항응고제를 첨가하지 않는 검사는?

① Factor assay
② Thrombin Time (TT)
③ Prothrombin time (PT)
④ Prothrombin Consumption Test
⑤ Activated Partial Thromboplastin Time (APTT)

Prothrombin Consumption Test(프로트롬빈소비시험)에서 검체는 혈청을 사용한다.

04. ③ 05. ④ 06. ④

07. 트롬빈시간(thrombin time, TT)이 연장되는 경우, 결핍이 의심되는 응고인자는?

① Fibrin
② Fibrinogen
③ Prothrombin
④ AHG (Anti-hemophilic globulin)
⑤ PTC (Plasma thromboplastin component)

•••

TT는 혈장에 thrombin을 가하여 섬유소가 형성되는 시간을 측정하는 것으로 섬유소원이 섬유소가 되는 응고기전의 3단계의 이상이나 anti-thrombin 물질의 증가를 측정하는데 이용되는 검사이다.

08. 고지혈증환자의 혈장이 우윳빛을 나타낼 때, 이 검체로 광학적 측정 장비인 자동혈액응고 검사를 하려한다. 검체의 전처리로 해야 하는 것은?

① 초고속 원심분리한다.
② 그대로 검사를 시행한다.
③ EDTA 튜브로 재채혈한다.
④ 10분간 혼합하여 검사한다.
⑤ 37℃ 항온수조에 가온한 후 검사한다.

09. von Willebrand 질환에서 나타나는 응고검사 소견은?

① BT = 정상, PT = 정상, APTT = 정상
② BT = 정상, PT = 연장, APTT = 정상
③ BT = 정상, PT = 정상, APTT = 연장
④ BT = 연장, PT = 정상, APTT = 연장
⑤ BT = 연장, PT = 연장, APTT = 연장

•••

von Willebtand 질환은 von Willebrand 인자의 양적 질적 이상으로 생기는 선천성 질환으로, 혈소판 관련 검사는 비정상을 보인다. 응고 관련 검사는 PT는 정상이나, aPTT는 von Willebtand factor가 VIII 인자 carrier protein이기 때문에 일반적으로 연장되는 소견을 보인다.

07. ② 08. ① 09. ④

10. aPTT 검사의 설명으로 옳은 것은?

① 외인계 응고기전을 반영한다.
② % 값과 Scecond 값 및 INR로 보고한다.
③ 경구용 항응고제의 모니터링에 이용된다.
④ 시약의 ISI가 INR값을 구하는데 필요하다.
⑤ kaolin을 첨가하면 반응속도가 증가한다.

11. 응고시간 측정법은?

① Ivy법
② Fonio법
③ Lee-White법
④ Tourniquet법
⑤ Rees-Ecker법

Ivy법은 출혈시간, Tourniquet법은 모세혈관 취약성 검사, Rees-Ecker법과 Fonio법은 혈소판수 측정검사이다.

12. aPTT 검사에서 kaolin과 같은 activator의 역할은?

① 반응시간을 단축시키기 위한 것이다.
② 접촉인자의 활성화를 표준화하기 위한 것이다.
③ 실온에서 검사가 가능하도록 하기 위한 것이다.
④ VIII 인자의 결핍 유무를 알아보기 위한 것이다.
⑤ 트롬보플라스틴의 소모를 적게 하기 위한 것이다.

13. PTT 검사에 사용되는 트롬보플라스틴의 주성분은?

① Collagen
② Lipoprotein
③ Cholesterol
④ Glycoprotein
⑤ Phospholipid

트롬보플라스틴의 주성분은 혈소판 제3인자인자로 인지질 성분이다.

10. ⑤ 11. ③ 12. ② 13. ⑤

14. 섬유소원의 농도 및 기능저하, heparin 약제 작용을 검출하는 데 가장 유용한 검사는?

① Thrombin time
② Protein C 측정
③ Prothrombin 소비시험
④ Fibrin stabilizing factor test
⑤ Fibrinogrn degradation product 측정

15. Thrombin time의 검사의의는?

① 혈소판기능의 이상을 측정
② X 인자의 질적 양적 이상을 측정
③ XIII 인자의 질적 양적 이상을 측정
④ Fibrinogen의 질적 양적 이상을 측정
⑤ Prothrombin의 질적 양적 이상을 측정

16. 응고검사에 대한 설명으로 맞는 것은?

① PT는 외인계, PTT는 내인계의 응고이상을 반영한다.
② PTT는 섬유소용해항진증 환자의 진단에 의의가 있다.
③ APTT 검사의 activator로 restocetin을 많이 사용한다.
④ PTT의 정상 응고시간은 PT의 정상 응고시간보다 짧다.
⑤ APTT 시약에 activator가 첨가된 것은 시약의 안정성을 위한 것이다.

•••
내인계검사로 전혈응고시간, 부분트롬보플라스틴시간(PTT), 활성화부분트롬보플라스틴시간(APTT), 칼슘재가응고시간 검사가 있고 외인계검사에는 프로트롬빈시간(PT)이 있다.

14. ① 15. ④ 16. ①

17. Tissue thromboplastin의 시약별 활성도의 차이를 보정해주는 것은?

① 활성도(%) 표현법
② 초(second) 표현법
③ Closure time 표현법
④ INR(국제표준비) 표현법
⑤ Prothrombin ratio(비율) 표현법

•••

조직 thromboplastin의 활성이 제조회사마다 차이가 나므로 WHO의 추천에 의한 국제표준물질과의 비교 계산에 의해 결정되는 ISI (international sensitivity index)치를 대입하여 계산되는 INR (international normalized ratio)를 표시하도록 하였다.

18. aPTT 검사에서 환자의 혈장에 가하는 시약은?

① ADP, Ca^{2+}
② Ca^{2+}, phospholipid
③ Ca^{2+}, tissue thromboplastin
④ Tissue thromboplastin, collagen
⑤ Ca^{2+}, phospholipid, thromboplastin

19. aPTT 검사에 대한 설명으로 맞는 것은?

① 혈소판 제3인자가 필요하다.
② 제V인자의 결핍을 알 수 있다.
③ 정상 참고치는 11~14초 전후이다.
④ 조직 thromboplastin이 필요하다.
⑤ 외인계 응고과정을 반영하는 검사이다.

17. ④ 18. ② 19. ①

20. aPTT 검사를 위해 sodium citrate tube에 채혈한 혈액을 오랜 시간 동안 실온에 방치하였을 때 예상되는 결과는?

① 응고인자는 실온에서 안정하므로 검사결과에는 전혀 영향이 없다.
② 일부 응고인자들이 활성을 잃어버려 검사결과를 신뢰할 수 없다.
③ Sodium citrate가 실온에 불안정하므로 검사결과는 단축된다.
④ Sodium citrate의 보존제 기능으로 정확한 결과를 얻을 수 있다.
⑤ 혈액응고인자들이 활성화되어 검사결과가 단축된다.

21. 5세의 남아가 갑작스런 출혈로 병원에 내원하여 다음과 같은 검사결과가 나왔을 때 의심할 수 있는 경우는?

- Bleeding time : 정상
- Prothrombin time : 정상
- Activated partial thromboplastin time : 연장
- APTT mixing test : 보정
- Platelet aggregation : 정상

① DIC
② 혈전증(thrombosis)
③ Hemophilia A
④ 아스피린 과량 복용
⑤ von Willebrand disease

•••
혈소판수와 혈소판 응집능검사가 정상, 외인계 응고검사도 정상, 그리고 내인계 응고검사가 지연되었고 혼합 검사에서 보정 되었으므로 혈우병을 의심한다.

20. ②　　21. ③

22. 갑작스런 출혈로 내원한 환자의 검사소견이 다음과 같을 때 의심되는 것은?

- BT : 정상
- PT : 정상
- APTT : 연장
- APTT mixing test : 보정 안됨

① DIC
② 순환항응혈소
③ Hemophilia A
④ Heparin therapy
⑤ von Willebrand disease

•••

순환항응혈소(circulating anticoagulant)는 정상적인 응고과정을 방해하여 출혈을 야기하는 혈장 내 병적인 항응고제를 가리키며, 응고인자에 대한 자가항체나 항인지질 항체인 lupus anticoagulant가 있다. 이 환자의 경우는 응고인자에 대한 자가항체 중 가장 흔한 VIII 인자에 대한 항체를 가지고 있는 것으로 의심된다. 일반적으로 혼합검사(mixing test)에서 보정되지 않을 경우에는 순환항응혈소의 존재를 의미한다.

23. Prothrombin time의 INR에 대한 설명으로 맞는 것은?

① 정상 참고치는 2.0~3.5이다.
② PT ratio와 ISI 값으로 구할 수 있다.
③ 사용하는 시약과 기구에 따라 값이 달라진다.
④ Heparin 치료의 복용량을 조절하기 위한 것이다.
⑤ 환자의 관리지표로 이상적인 INR값은 0.8~1.2이다.

•••

PT에 사용되는 tissue thromboplastin의 활성과 사용하는 기구에 따라 검사결과가 다른 것을 표준화하기 위해, 국제혈액표준화위원회에서는 이들을 WHO 추천에 의한 국제표준물질과 비교해서 산정된 ISI를 표시하도록 하고 이를 이용해 INR값을 사용할 것을 권고하고 있다. INR 정상치는 1.0 이며 2.0 이면 정상인에 비해 혈액응고 시간이 2배가량, 3.0은 3배 이상 길어진다는 것을 의미한다. INR은 특히 경구용항응고제 치료 중인 환자의 관리지표로서 사용된다.

22. ② 23. ②

24. Thrombin time 검사에 사용되는 시약은?

① Kaolin
② Calcium
③ Thrombin
④ Phospholipid
⑤ Partial thromboplastin

•••

Thrombin time은 환자의 혈장에 thrombin을 가하여 응고과정의 마지막 3단계에서 fibrin이 정상적으로 잘 생성되는지를 보는 검사로, fibrinogen의 질적 양적 이상에 따라 응고시간이 결정된다.

25. 검사소견이 다음과 같을 경우 의심되는 혈액응고 장애는?

- Platelet conut = 220,000/mm^3
- Bleeding time = 5분
- Prothrombin time = 28초
- Partial thromboplastin time = 34초
- Thrombin time = 13초

① Liver disease
② Dysfibrinogenemia
③ Factor VII deficiency
④ Factor VIII deficiency
⑤ von Willebrand disease

•••

BT를 제외한 다른 모든 검사결과가 정상이므로 VII 인자의 결핍이 의심된다.

24. ③ 25. ③

26. 지혈관련 검사가 다음과 같을 때, 의심되는 질환은?

- Bleeding time = 정상
- 혈소판응집능검사 = 정상
- Prothrombin time = 정상
- Activated partial thromboplastin time = 연장
- APTT Mixing test(흡착혈장) = 보정됨

① 자반병
② 혈우병 A
③ 재생불량빈혈
④ 폰 빌레브란트 병
⑤ 파종성 혈관내 응고증후군

•••

APTT가 연장되었으므로 내인계 응고기전에 이상이 의심되며, 흡착혈장을 이용한 APTT 혼합검사에서 보정되었으므로 VIII 인자의 결핍으로 의심된다.

27. 다음 중 항인질항체(antiphospholipid Ab) 검출을 위한 lupus anticoagulant (LA 항응고제) 검사가 필요한 경우는?

① PT 검사에서 연장, Mixing test에서 보정
② PT 검사에서 정상, Mixing test에서 보정
③ APTT 검사에서 연장, Mixing test에서 보정
④ APTT 검사에서 연장, Mixing test에서 보정 안됨
⑤ APTT 검사에서 정상, PT 검사에서 연장, Mixing test에서 보정

28. Thrombin time에 가장 영향을 주는 응고인자는?

① I
② V
③ III
④ XII
⑤ VIII

26. ② 27. ④ 28. ①

29. aPTT 검사를 바르게 설명한 것은?

① 시약으로 인지질을 사용한다.
② XIII 인자 결핍에서 연장된다.
③ 정상 참고치는 20초 이내이다.
④ 칼슘재가시험보다 예민도가 낮다.
⑤ 혈소판 3인자의 이상이 있으면 연장된다.

혈장가검물로 검사하기 때문에 혈소판인자는 관여하지 않으며, 대신에 혈소판 3인자의 대체시약으로 인지질을 사용하는 것이다. XIII 인자의 결핍을 알아보기 위한 5 M urea solubility test를 제외한 모든 응고검사에서는 용해성 fibrin 복합체가 생성될 때까지의 시간을 측정하기 때문에, XIII 인자의 영향을 받지 않는다.

30. PT–연장, Stypven time–정상일 때 결핍을 생각할 수 있는 응고인자는?

① 제I인자
② 제V인자
③ 제VII인자
④ 제VIII인자
⑤ 제X인자

31. 응고검사에서 비정상적으로 응고시간이 연장되고, 정상혈장과 혼합하여 시행하는 혼합검사(mixing test)에서도 교정되지 않는 경우 어느 검사를 시행해야 하는가?

① FDP
② Thrombin test
③ 혈소판 응집능검사
④ Factor assay(응고인자검사)
⑤ 루푸스 항응고 인자 검사(측정)

혼합검사(mixing test)에서 보정되지 않을 경우에는 순환항응혈소의 존재를 의미한다.

32. PT와 APTT가 모두 연장되고 정상 혈청을 첨가하였을 때 보정이 되었다면 결핍 인자는?

① I 인자
② II 인자
③ V 인자
④ VIII 인자
⑤ X 인자

29. ① 30. ③ 31. ⑤ 32. ⑤

33. PT, APTT, TT 모두 연장되었고, platelet 수와 기능은 정상일 때 실시해야 할 검사는?

① BT
② mixing test
③ PFA−100
④ D-dimer test
⑤ Antithrombin III

34. D−Dimer test가 양성으로 나오는 경우는?

① 일차성 섬유소용해가 있을 때
② 섬유소원 분해산물이 존재할 때
③ 용해성 섬유소 중합체가 분해될 때
④ 응고인자 결핍으로 인한 출혈이상이 있을 때
⑤ XIIIa에 의해 교차결합된 불용성 섬유소 복합체가 분해될 때

•••
일차성 섬유소 용해반응은 섬유소원이나 용해성 섬유소 중합체가 plasmin에 의해 분해되는 과정을 말하며, 이 경우 X, Y, D, E 단편은 생성되지만 D−dimer는 생기지 않는다. 반면에, 이차성 섬유소 용해반응는 XIIIa에 의해 교차결합된 불용성의 섬유소 중합체가 분해되는 것으로, 이때는 D−dimer가 생성된다.

35. 섬유소용해 활성도를 측정하는 검사법이 아닌 것은?

① FDP test
② D-dimer test
③ Prothrombin 소비시험
④ Euglobulin clot lysis time
⑤ Whole-blood clot lysis time

•••
Prothrombin 소비시험은 내인계 응고과정의 이상 유무를 알아보는 검사로, 정상 응고과정에서는 혈청에 prothrombin이 거의 남아있지 않으나 이상이 있으면 많이 남아있게 된다. 환자의 혈청으로 검사 하며, 20~25초 이상 시간이 연장되는 것이 정상이고 이상이 있는 경우에는 단축된다.

33. ② 34. ⑤ 35. ③

36. XIIIa가 작용하여 생긴 불용성 섬유소 중합체가 분해될 때에만 생성되는 분해산물은?

① Fragment D
② Fragment E
③ Fragment X
④ Fragment Y
⑤ D-dimer

37. 다음 검사 소견으로 추정되는 질환은? (국시20)

- 혈소판 수 감소
- 프로트롬빈 시간(PT) 연장
- 활성화부분트롬보플라스틴 시간(aPTT) 연장
- 트롬빈 시간(TT) 연장
- 섬유소원 감소
- D−이량체(D-dimer) 증가

① 혈우병 A
② 혈우병 B
③ 파종혈관내응고(DIC)
④ 폰빌레브란트병(vWD)
⑤ 특발저혈소판자색반병(ITP)

38. 환자의 응고검사 결과 PT와 aPTT가 연장되었을 때 다음으로 시행해야 하는 것은? (국시21)

① 혼합검사(mixing test)
② 출혈시간검사(bleeding time test)
③ 혈병수축능검사(clot retraction test)
④ 혈소판응집능검사(platelet aggregation test)
⑤ 혈소판점착능검사(platelet adhesiveness test)

36. ⑤　37. ③　38. ①

39. PT와 aPTT 결과가 모두 연장될 때 결핍이 의심되는 응고인자는? (국시22)

① II (prothrombin)
② VII (proconvertin)
③ VIII (antihemophilic factor A)
④ IX (antihemophilic factor B)
⑤ XI (plasma thromboplastin antecedent)

•••

Prothrombin 소비시험은 내인계 응고과정의 이상 유무를 알아보는 검사로, 정상 응고과정에서는 혈청에 prothrombin이 거의 남아있지 않으나 이상이 있으면 많이 남아있게 된다. 환자의 혈청으로 검사 하며, 20~25초 이상 시간이 연장되는 것이 정상이고 이상이 있는 경우에는 단축된다.

40. 섬유소 용해 검사는? (국시20)

① D−이량체(D-dimer) 검사
② 사독 시간(Stypven time) 검사
③ 출혈 시간(bleeding time) 검사
④ 트롬빈 시간(thrombin time) 검사
⑤ 프로트롬빈 시간(prothrombin time) 검사

41. 섬유소와 섬유소원을 분해하는 것은? (국시22)

① collagen
② plasmin
③ protein C
④ prothrombin
⑤ phospholipid

39. ① 40. ① 41. ②

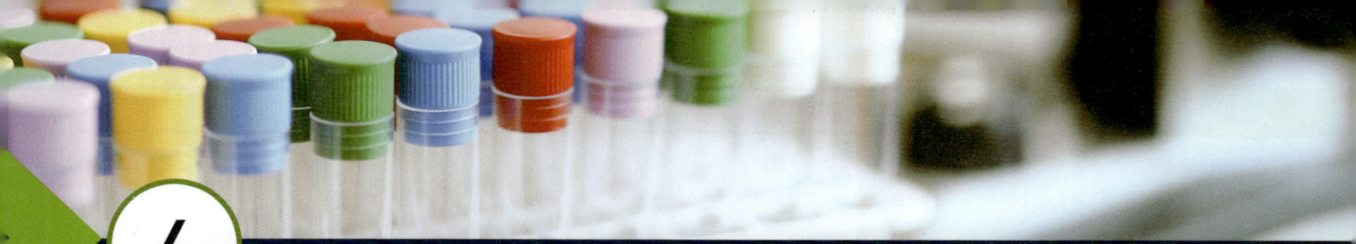

4 기타 검사

제1절 염색체 검사

01. 염색체 검사를 위한 세포 배양법으로 옳은 것은?

① 항응고제로 EDTA을 사용한다.

② 유사분열기에 들어서면 배양을 중지한다.

③ 말초혈액표본은 통상 배양을 하지 않는다.

④ 림프구 사용 시 분열자극제로 PHA를 사용한다.

⑤ Colcemid를 첨가하는 것은 말기 단계의 세포를 얻기 위한 것이다.

•••

염색체 검사를 위해 항응고제는 heparin을 사용하고 colcemid를 사용해 세포분열 중기 간계에서 분열을 중지시키며 말초혈액, 골수, 양수, 융모 등을 검체로 사용한다.

02. 염색체 표본제작에 대한 설명으로 옳은 것은?

① 고정액은 formalin이 좋다.

② 항응고제는 EDTA를 사용한다.

③ G 분염법을 위해 Giemsa염색을 한다.

④ 림프구를 배양할 때 분열자극제로 Colcemid를 사용한다.

⑤ Colcemid는 세포분열 후기단계의 세포를 얻고자 사용된다.

•••

고정액은 보통 methanol과 빙초산 혼합액을 사용하며, 항응고제로는 heparin이 사용된다.

제1절 01. ④ 02. ③

03. 46개의 염색체 중 가장 크고 동원체(centromere)가 중앙부위에 위치하는 것은?

① chromosome 1
② chromosome 2
③ chromosome 3
④ chromosome 21
⑤ chromosome 22

04. Philadelphia chromosome에 나타나는 염색체 이상은?

① Deletion(결실)
② Inversion(역위)
③ Trisomy(삼염색체)
④ Translocation(전좌)
⑤ Monosomy(단염색체)

•••
만성 골수성 백혈병에서 나타나는 Philadelphia chromosome은 Bcr과 Abl 유전자의 전좌 현상이다.

05. 염색체 분석을 위해 가장 많이 이용되는 기법은?

① C banding
② G banding
③ N banding
④ Q banding
⑤ R banding

06. 염색체 표본 제작 과정으로 옳은 것은?

① Colcemide 처리－수확－세포 배양－건조 - 염색
② 세포 배양－Colcemide 처리－수확－건조－염색
③ Colcemide 처리－세포 배양－수확－건조－염색
④ 세포 배양－수확－Colcemide 처리－건조－염색
⑤ 세포 배양－Colcernide 처리－건조－염색－수확

03. ① 04. ④ 05. ② 06. ②

07. 말초혈액 내 림프구 분리를 위해 사용되는 Ficoll-Hypaque 비중액의 비중은?

① 1.057
② 1.068
③ 1.077
④ 1.093
⑤ 1.134

08. T 림프구의 mitosis 유발 물질은?

① Carnoy
② Heparin
③ Colcemid
④ Penicillin
⑤ Phytohemagglutinin

•••
Phytohemagglutinin은 적혈구나 백혈구의 응집을 일으키는 식물응집소 로서, T 림프구의 분열자극제(mitogen)로도 이용된다.

09. 세포 배양 시 필수적인 장비는?

① Serofuge
② Microtome
③ CO_2 incubater
④ Thermal cycler
⑤ Spectrophotometer

10. 염색체 분석을 위한 검체로서 적합하지 않은 것은?

① 태아 기형이 의심되는 산모의 양수
② 다운증후군이 의심되는 유아의 혈청
③ 백혈병이 의심되는 환자의 골수천자액
④ 지능 발달 저하가 의심되는 신생아의 전혈
⑤ 이차 성징 발현이 되지 않는 여성의 말초혈액

•••
염색체 분석은 핵 내의 염색체 이상을 알아보기 위한 검사이므로, 유핵세포가 들어 있는 검체를 사용 해야만 한다.

07. ③ 08. ⑤ 09. ③ 10. ②

11. 전혈로 염색체를 분석하고자 할 때 적합한 항응고제는?

① EDTA
② Heparin
③ Sod. citrate
④ Amm. oxalate
⑤ Double oxalate

12. 염색체 표본제작에 사용되는 phytohemagglutinin 시약은?

① 고정액
② 염색액
③ 저장 용액
④ 분열 자극제
⑤ 분열 중단 시약

13. 염색체 핵형분석을 위해 유사분열제(phytohemagglutinin, PHA)를 사용하지 않는 검체는?

① PB
② 전혈
③ 말초혈액
④ Buffy coat
⑤ 골수천자액

14. 염색체검사가 필수적으로 필요하지 않은 질환은?

① 급성 폐렴
② 성 분화이상
③ 출생전 진단
④ 유산 및 사산아
⑤ 조혈계 악성 종양

11. ② 12. ④ 13. ⑤ 14. ①

15. 염색체의 수적이상에서 가장 흔한 것은?

① Diploidy
② Trisomy
③ Triploidy
④ Monosomy
⑤ Tetraploidy

16. 분열세포를 얻기 어려운 악성 종양세포의 유전적 변화를 관찰하는데 매우 유용하며, 미세결실, 표적염색체의 기원 등에 관한 정보를 얻기 위해 형광물질을 붙인 여러 종류의 소식자(Probe)를 이용해 시행하는 검사법은?

① FISH
② DNA 검사
③ 염색체 핵형분석
④ Western blotting
⑤ 유전자 재배열 검사

17. BCR/ABL, PML/RARα 등의 유전자 재배열을 형광현미경을 이용해 관찰 할 수 있는 검사법은?

① PCR
② FISH
③ FANA
④ LE cell test
⑤ Flow cytometry

18. DNA나 RNA probe에 형광물질을 부착하여 상보적 DNA를 형광현미경으로 검사하는 염색체 검사법은?

① C 분염법
② G 분염법
③ Q 분염법
④ R 분염법
⑤ 형광제자리부합법(FISH)

15. ② 16. ① 17. ② 18. ⑤

제2절 유세포 분석

01. 유세포분석기(flow cytometer)중 광원이 운영되는 부분은?

① Laser system
② Fluidic system
③ Optical system
④ Heating system
⑤ Electronic system

02. 단구에 특이적으로 존재하는 세포 표면항원은?

① CD3
② CD13
③ CD14
④ CD33
⑤ CD38

03. 유세포분석기의 측정 원리는?

① Forward scatter는 입자의 농도와 비례한다.
② Side scatter는 세포의 과립 상태를 반영한다.
③ Forward scatter는 세포의 핵모양을 반영한다.
④ Side scatter는 세포의 외부 구조에 따라 빛이 산란된다.
⑤ 형광색소와 다클론항체를 이용하여 정확한 정보 분석이 가능하다.

04. 혈구를 flow cytometry 로 분석할 때 이용되는 것은?

• 세포의 크기	• 과립구의 과립 양상
• 세포의 종류	• 형광색소 강도

① 라
② 가, 다
③ 나, 라
④ 가, 나, 다
⑤ 가, 나, 다, 라

제2절 01. ① 02. ③ 03. ② 04. ⑤

05. 조혈 줄기세포에 존재하는 특이한 분화항원은?

① CD1 ② CD4
③ CD8 ④ CD15
⑤ CD34

06. 유세포 분석기를 통한 분석에서 CD marker 동정 시 사용되는 것은?

① NaOH ② Primer
③ 다클론항체 ④ Tag Polymerase
⑤ 형광표지 단클론항체

07. 단일클론항체를 이용한 세포표면항원(CD marker) 분석으로 림프구 및 백혈병 아형을 확인할 수 있는 검사법은? (국시20)

① 핵형분석(karyotyping) ② 중합효소연쇄반응(PCR)
③ 형광제자리부합법(FISH) ④ 전기영동법(electrophoresis)
⑤ 흐름세포분석(flow cytometry)

제3절 체액검사

01. 세균성 뇌수막염에서 관찰되는 주로 세포는?

① 단구 ② 림프구
③ 조직구 ④ 호중구
⑤ 내막세포

05. ⑤ 06. ⑤ 07. ⑤ 제3절 01. ④

02. 장액검사에서 외양은 맑고, 비중이 1.010, 단백질 농도는 1.5 g/dL, 단핵구 수는 500/mm^3 이하가 나왔다면 해석은?

① 정상
② 감염증
③ 불임증
④ 삼출액
⑤ 여출액

03. 복막액으로 세포원심 표본을 만들어 검경한 결과, 많은 커다란 세포가 하나씩 또는 여러 개가 응집되어 나타났으며, 세포의 형태는 마치 'fried egg'와 비슷한 모양이고, 세포질은 염기성이며 일부는 다핵성인 것도 관찰되었다면 이 세포는?

① 대림프구
② 대식세포
③ 중피세포
④ 폐렴세포
⑤ 악성 종양세포

04. 흉막이나 심낭막 및 복막을 구성하고 있는 세포는?

① 백혈구
② 상피세포
③ 중피세포
④ 편평세포
⑤ 활막세포

02. ⑤ 03. ③ 04. ③

05. 통풍(gout)의 진단에 의의가 있는 관절액의 검사소견은?

① 호중구
② 전분 입자
③ 반응성 림프구
④ 콜레스테롤 결정
⑤ 요산 일 나트륨 결정

•••

신여출액의 단백질 농도는 3 g/dL 이하이다. 일반 적으로 삼출액(exudate)의 외양은 황색이고 혈성 이며 혼탁하다. 또한 비중, 단백질 농도, LD치 및 세포수가 여출액보다 높은 수치를 보인다.

06. 뇌척수액(CSF) 체액검사에서 다핵구 증가의 의미는?

① 백혈병 환자임을 알 수 있다.
② 염증반응이 일어남을 알 수 있다.
③ 심한 간질환 환자임을 알 수 있다.
④ 석회화 반응이 일어남을 알 수 있다.
⑤ 재생불량빈혈 환자임을 알 수 있다.

05. ⑤ 06. ②

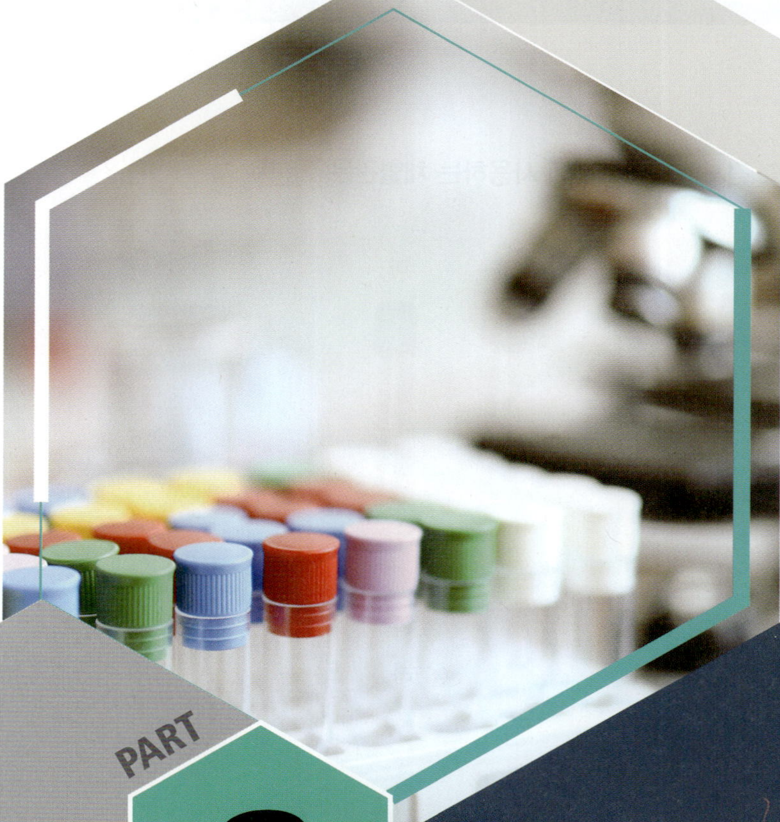

PART 3

혈액학 실기

1. 적혈구계
2. 백혈구계
3. 거핵세포계 및 지혈
4. 기타 검사

1 적혈구계

01. 혈액 응고 검사(PT, aPTT)에 사용하는 채혈관은? (국시20)

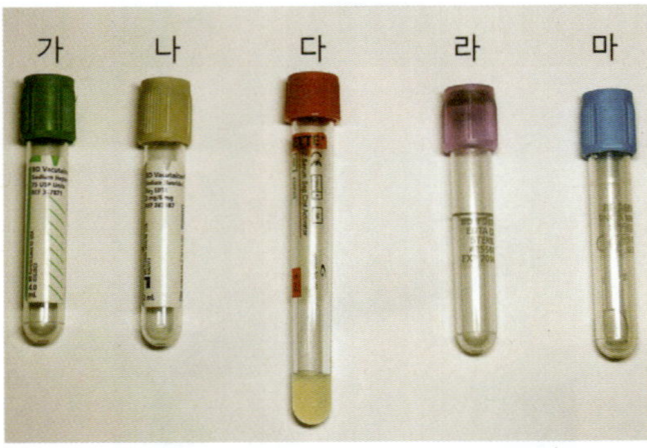

① 가　　② 나
③ 다　　④ 라
⑤ 마

02. 아래 사진의 진공 채혈관으로 할 수 있는 가장 이상적인 검사는?

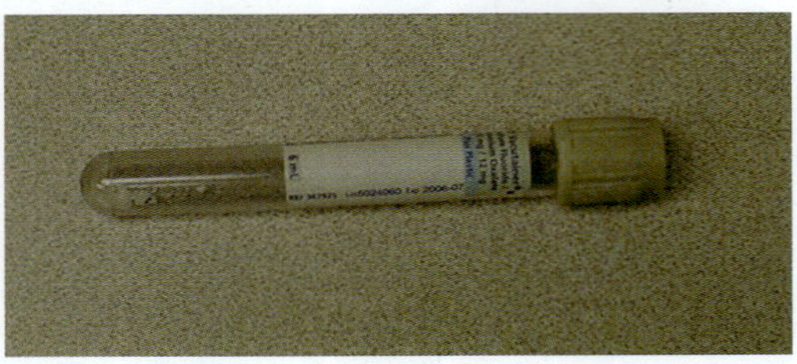

① 당검사　　② 응고검사
③ 염색체검사　　④ 생화학검사
⑤ 삼투압 취약성 검사

01. ⑤　　02. ①

03. 아래 사진에서 적혈구 용적률(Hct)을 나타내는 층은?

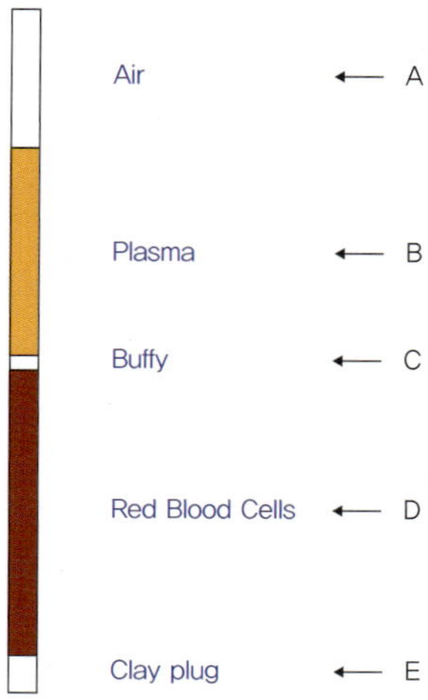

① A
② B
③ C
④ D
⑤ E

04. 아래 사진의 기구로 측정할 수 있는 검사는?

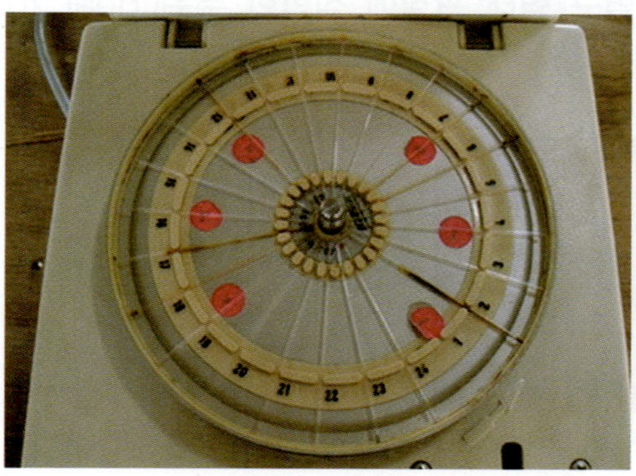

① 적혈구 수(RBC)
② 백혈구 수(WBC)
③ 적혈구 용적률(Hct)
④ 적혈구 혈색소량(Hb)
⑤ 적혈구 침강속도(ESR)

03. ④ 04. ③

05. 다음 적혈구 희석 파이펫의 희석 배수는 얼마인가?

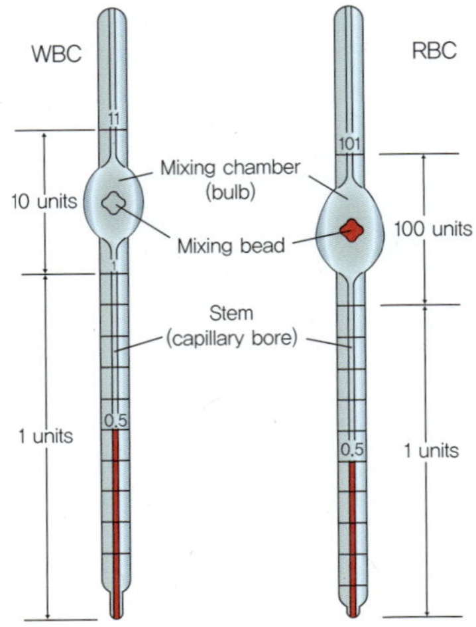

① 10배
② 12배
③ 20배
④ 100배
⑤ 200배

06. 정상인의 말초혈액 도말 표본에서 혈구 형태 관찰에 적합한 부위(ideal zone)는? (국시21)

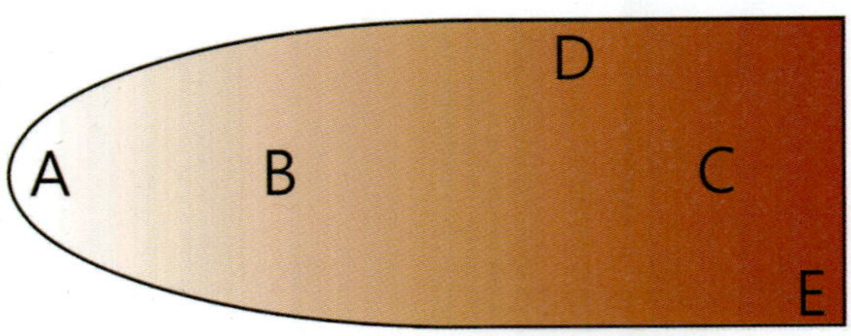

① A
② B
③ C
④ D
⑤ E

05. ⑤ 06. ②

07. 혈액도말에서 A 슬라이드의 원인은 무엇인가?

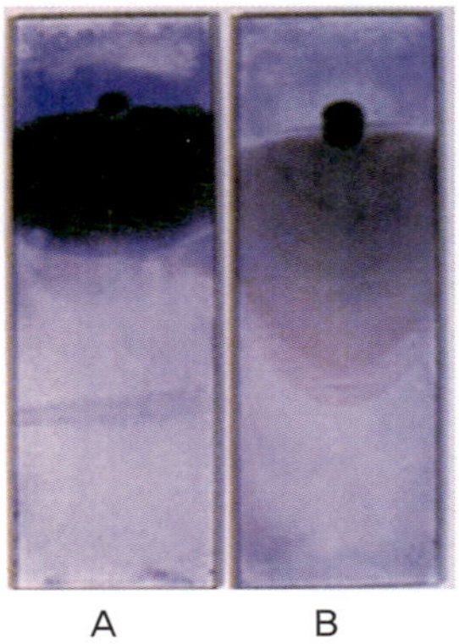

① 도말 도중에 손 떨림이 있었다.
② 도말 전 슬라이드를 닦지 않았다.
③ Spreader(밀대) 슬라이드의 도말각도가 크다.
④ 혈액이 슬라이드 양 끝에 닿기 전에 도말하였다.
⑤ 혈액을 슬라이드에 떨어뜨린 후 도말이 지체되었다.

08. 아래 사진의 혈액도말 표본에서 가장 도말 염색이 잘 된것은?

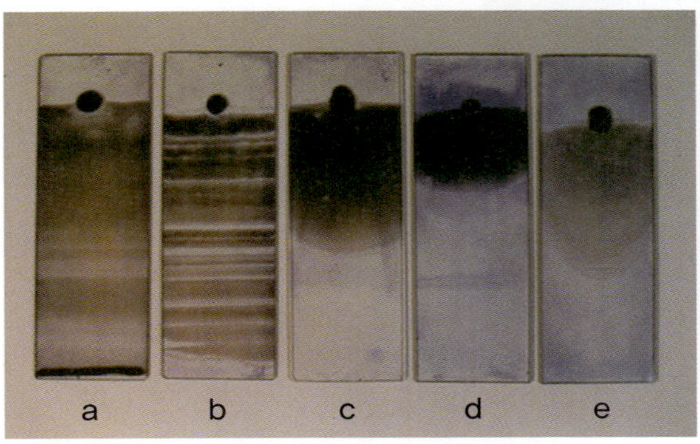

① a
② b
③ c
④ d
⑤ e

07. ③ 08. ⑤

09. 아래 사진의 검사법에서 항응고제를 0.2 mL 사용 시 혈액의 양은 얼마인가?

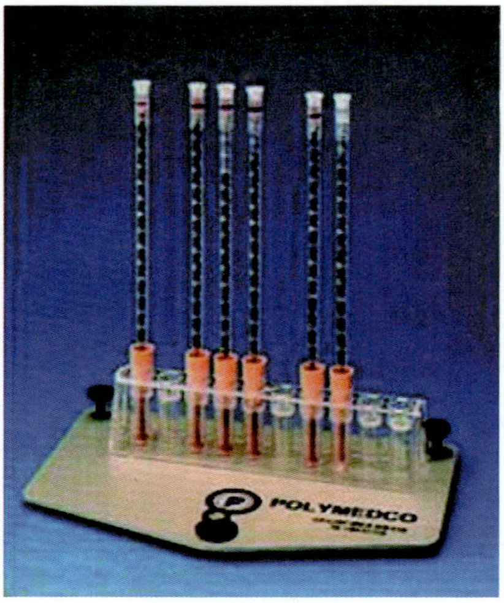

① 0.2 mL
② 0.4 mL
③ 0.6 mL
④ 0.8 mL
⑤ 1.0 mL

10. 다음 적혈구의 형태학적 소견은?

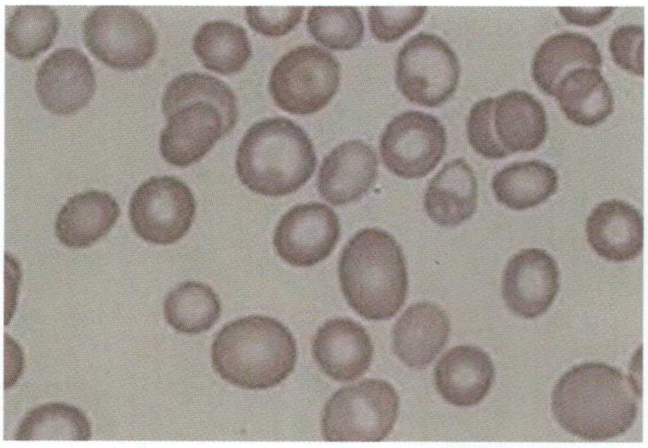

① 대소부동증
② 낫적혈구증
③ 구형적혈구증
④ 변형적혈구증
⑤ 분열적혈구증

09. ④ 10. ①

11. 적혈구의 형태가 아래 사진처럼 변화될 수 있는 원인은?

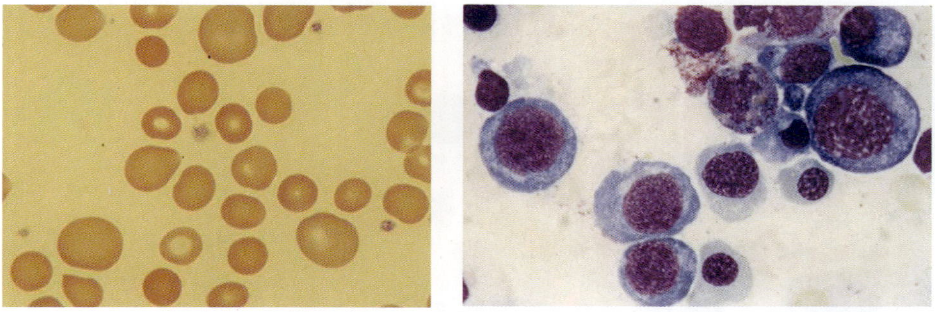

① Cu 결핍
② 엽산 결핍
③ 철분 결핍
④ Vit B_6 결핍
⑤ G-6-PD 결핍

12. 다음 그래프에 대한 설명으로 올바른 것은?

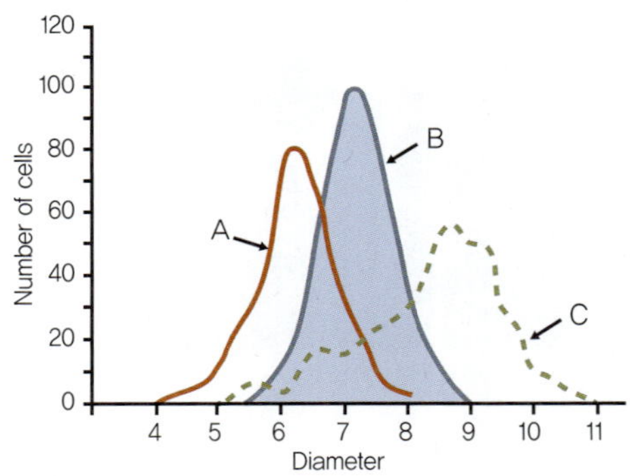

① “B”는 정상 적혈구의 분포이다.
② “C”쪽으로 치우치면 microcytosis이다.
③ “A”쪽으로 치우치면 macrocytosis이다.
④ “C”쪽으로 치우치면 spherocytosis이다.
⑤ 정상보다 넓게 퍼져 있으면 poikilocytosis이다.

11. ② 12. ①

13. 아래의 사진에서 화살표가 가리키는 세포는?

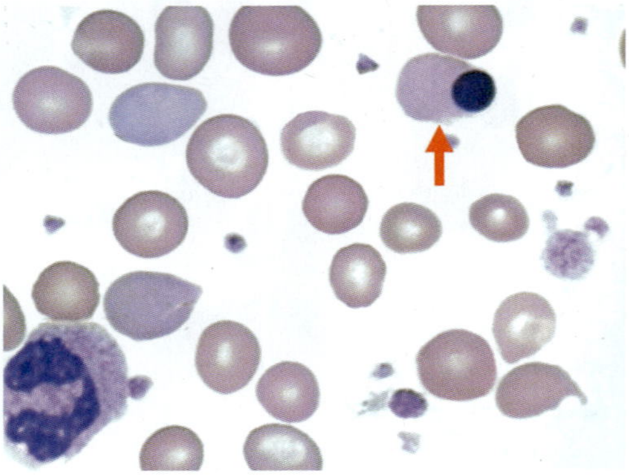

① 림프구
② 다염적혈구
③ 호염적혈모구
④ 다염적혈모구
⑤ 정염적혈모구

14. 아래 사진의 세포의 설명으로 옳은 것은?

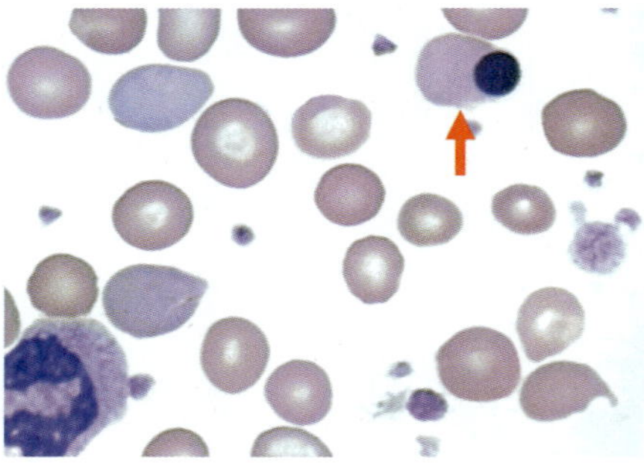

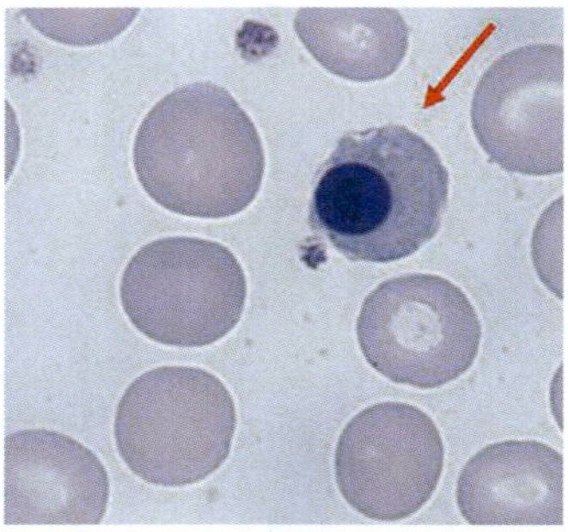

① 세포분열을 한다.
② 비특이 과립이 대부분이다.
③ 염색질은 섬세한 그물 구조이다.
④ 혈색소 합성이 일어나지 않는다.
⑤ 탈핵과정이 일어나는 단계의 세포이다.

13. ⑤ 14. ⑤

15. 이 염색의 결과 보고방법은?

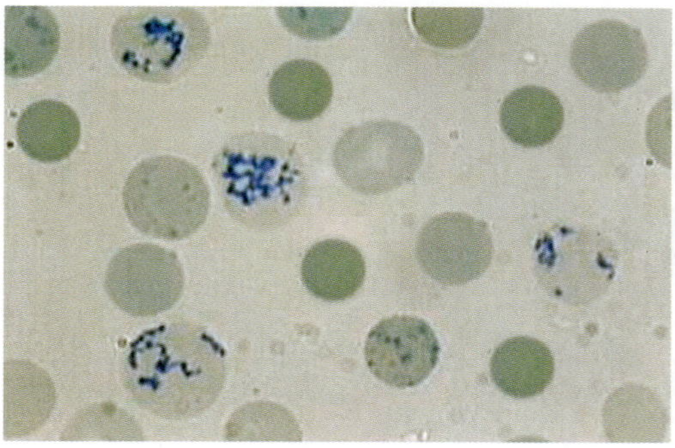

① 백혈구 100개 중 수를 %로 보고한다.
② 적혈구 100개 중 수를 %로 보고한다.
③ 적혈구 1,000개 중 수를 %로 보고한다.
④ 백혈구 1,000개 중 수를 %로 보고한다.
⑤ 혈소판 1,000개 중 수를 %로 보고한다.

16. 아래 사진의 화살표가 지시하는 세포에 대하여 올바른 설명은

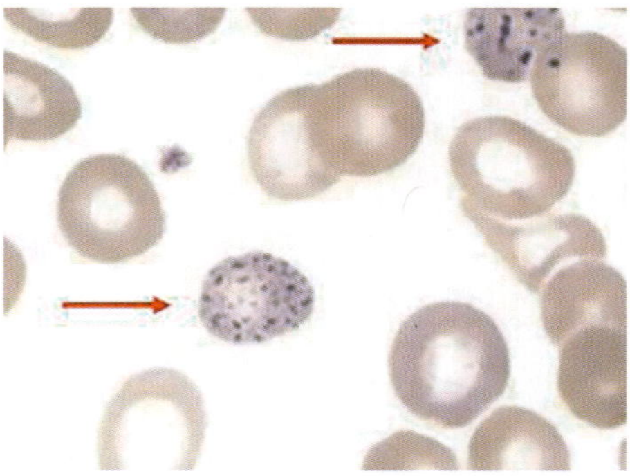

① 미성숙망상구조물
② 하인츠소체(Heinz body)
③ 호염기반점(basophilic stippling)
④ 하웰-졸리소체(Howell-jolly body)
⑤ 파펜하이머소체(Pappenheimer body)

15. ③ 16. ③

17. 초생체염색을 한 도말 표본에서 화살표가 가리키는 세포의 증가 원인은? (국시21)

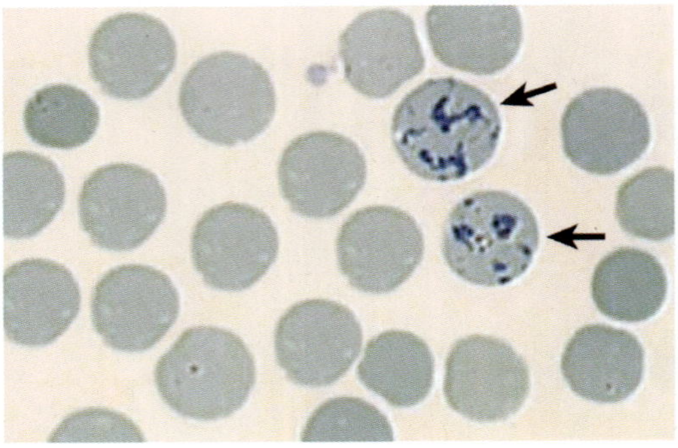

① 철 과잉
② 엽산 결핍
③ 헴 합성 장애
④ 비타민 B_{12} 부족
⑤ 골수 조혈 기능 항진

18. 말초혈액의 Wright 염색이다. 화살표가 가리키는 세포는?

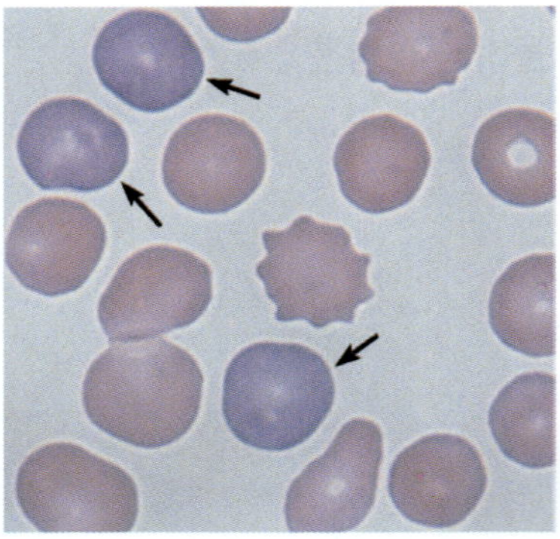

① 전적혈모구(Pronormoblast)
② 다염적혈구(polychromatic erythrocyte)
③ 호염적혈모구(Basophilic normoblast)
④ 다염적혈모구(Polychromatic normoblast)
⑤ 정염적혈모구(Orthochromic normoblast)

17. ⑤ 18. ②

19. 말초혈액 도말표본에서 화살표가 가리키는 세포가 증가하였다. 추후 시행해야 할 검사는?

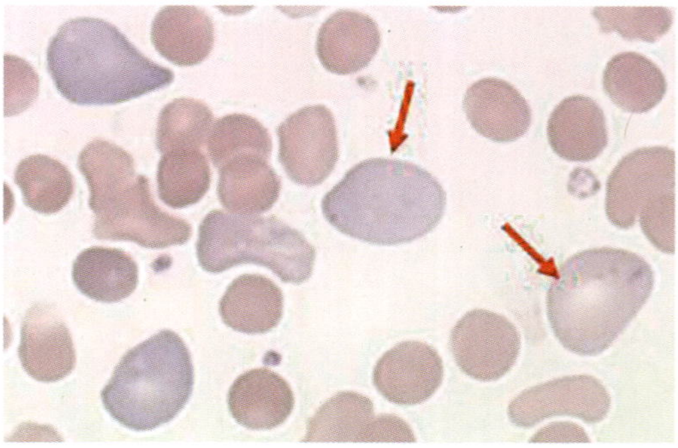

① 철염색
② LAP염색
③ 초생체염색
④ esterase염색
⑤ peroxidase염색

20. 화살표가 가리키는 세포에 대한 설명으로 옳은 것은? 국시22

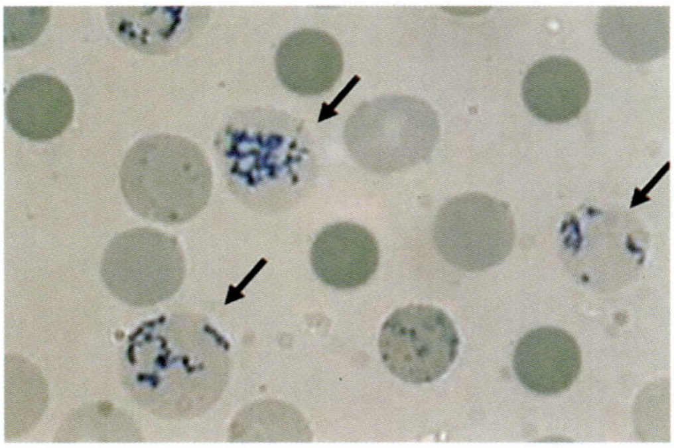

① DNA 봉입체이다.
② 세포분열 능력이 있다.
③ 용혈빈혈에서 증가한다.
④ 적혈구 조혈의 감소를 반영한다.
⑤ Wright-Giemsa 염색을 한 것이다.

19. ③ 20. ③

21. 아래 사진에서 적혈구내에 공포모양의 인공산물이 생기는 이유는?

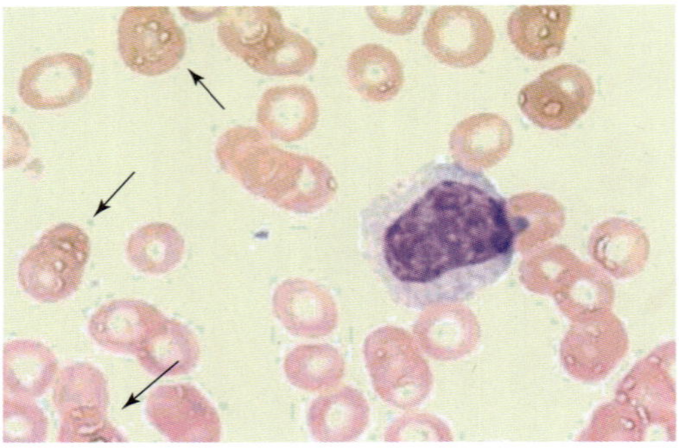

① 세척이 불충분 하였다.
② 염색시간이 너무 길었다.
③ 완충용액의 pH가 6.8 이상이다.
④ Immersion oil을 너무 많이 사용하였다.
⑤ 도말표본이 충분히 건조되지 않은 상태에서 염색되었다.

22. 화살표가 가리키는 적혈구는? (국시22)

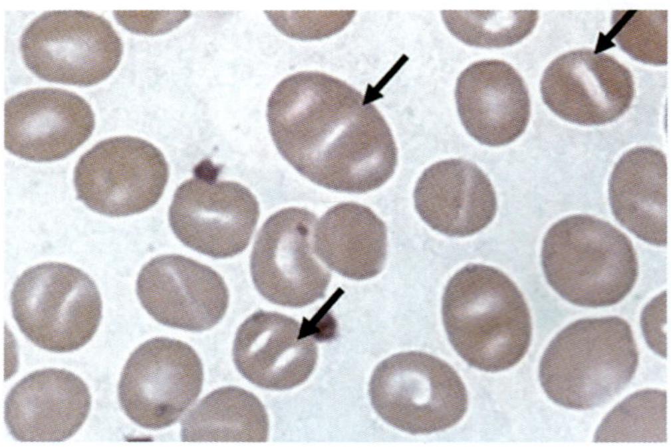

① 타원적혈구(ovalocyte)
② 표적적혈구(target cell)
③ 구형적혈구(spherocyte)
④ 그물적혈구(reticulocyte)
⑤ 입모양적혈구(stomatocyte)

21. ⑤ 22. ⑤

23. 아래 사진의 화살표가 가리키는 이상적혈구는?

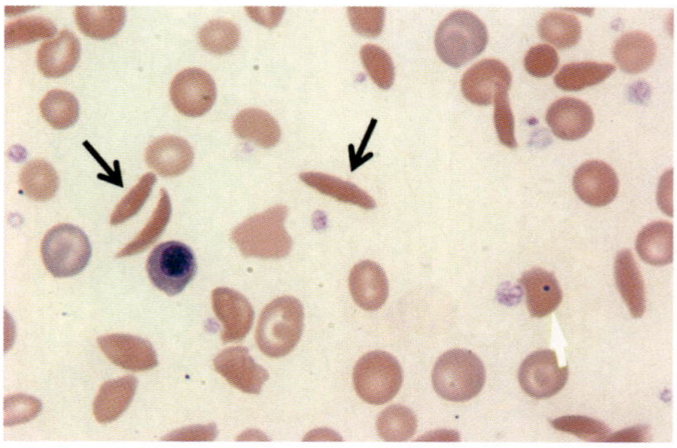

① Echinocyte
② Sickle cell
③ Target cell
④ Acanthocyte
⑤ Spherocyte

24. 다음 사진은 cellulose acetate 지지체의 혈색소전기영동상인데, 낫적혈구빈혈(sickle cell anemia)로 추정되는 환자는?

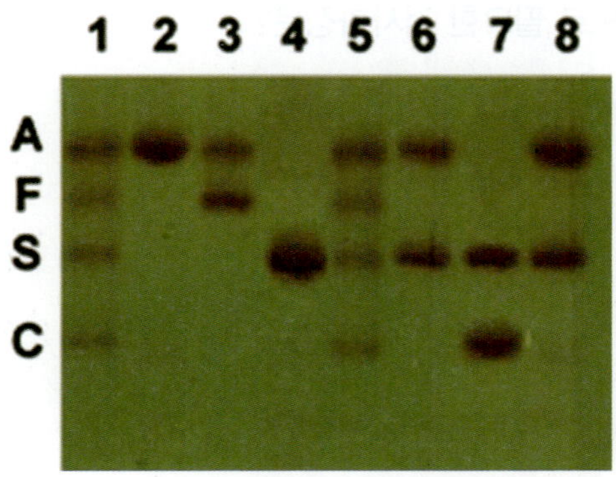

① 2 lane
② 3 lane
③ 4 lane
④ 6 lane
⑤ 7 lane

23. ② 24. ③

25. 아래 사진에서 화살표가 가리키는 적혈구 분포 소견으로 예상되는 질환은?

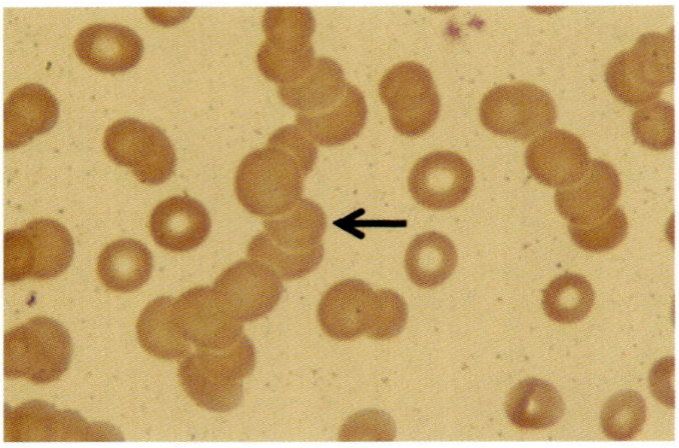

① 다발골수종
② 한냉응집소질환
③ 발작야간혈색뇨
④ 자가면역용혈빈혈
⑤ 선천구형적혈구증

26. 사진과 같은 현상이 관찰될 때 추가적으로 필요한 검사과정은?

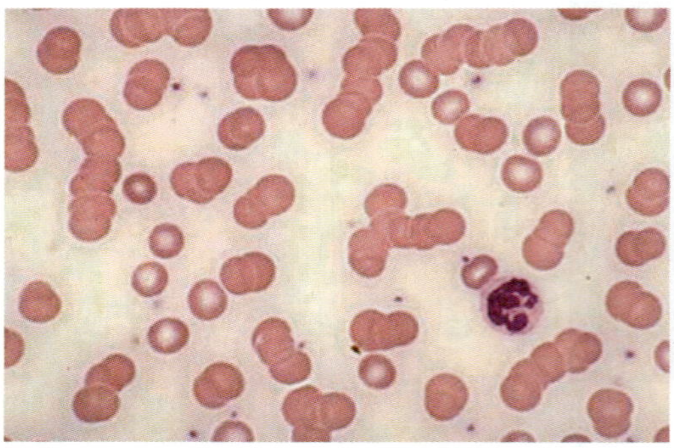

① PCR
② 세포배양
③ 특수염색
④ 전기영동
⑤ Southern blotting

25. ① 26. ④

27. 아래 사진의 화살표가 가리키는 세포의 특징은?

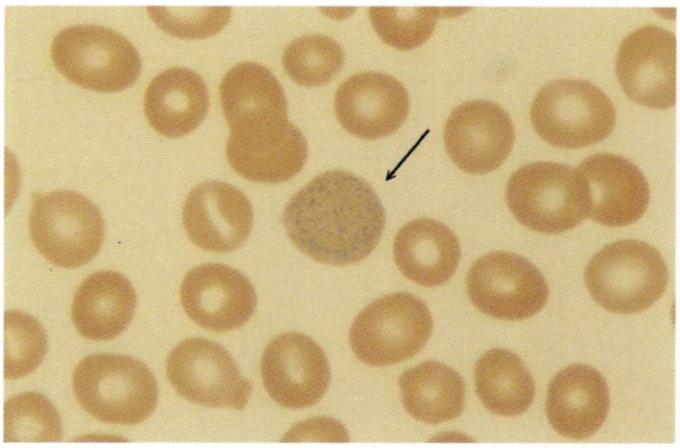

① 초생체염색에서 발견된다.
② 한냉응집소와 관련이 있다.
③ 세포내 반점은 DNA 성분이다.
④ 납이나 중금속 중독에서 발견된다.
⑤ Erythropoietin의 증가와 반비례한다.

28. 아래 사진의 화살표가 가리키는 적혈구내 봉입체는?

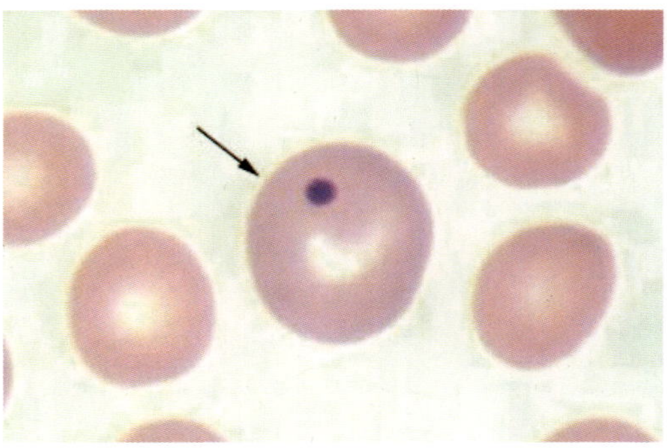

① Heinz 소체
② 말라리아 원충
③ 호염기성 반점
④ Howell-Jolly 소체
⑤ Pappenheimer 소체

27. ④ 28. ④

29. 아래 사진에서 화살표가 가리키는 적혈구내 봉입체로 맞는 것은?

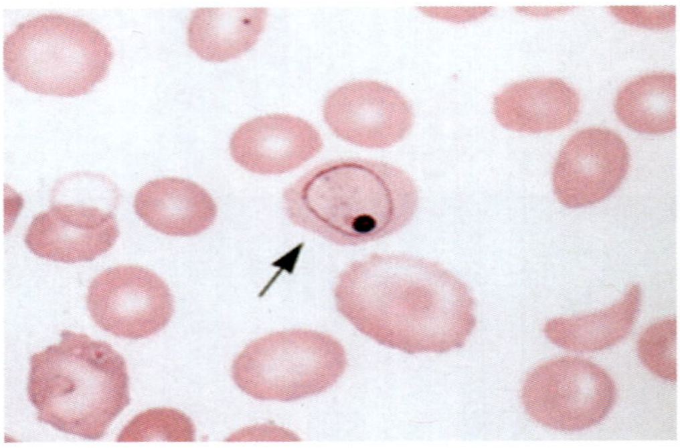

① Heinz 소체와 HbH 소체
② 호염기성 반점과 Heinz 소체
③ Cabot 환과 Howell-Jolly 소체
④ Howell-Jolly 소체와 Hb H 소체
⑤ Heinz 소체와 Pappenheimer 소체

30. 아래 사진에서 적혈구내 봉입체는?

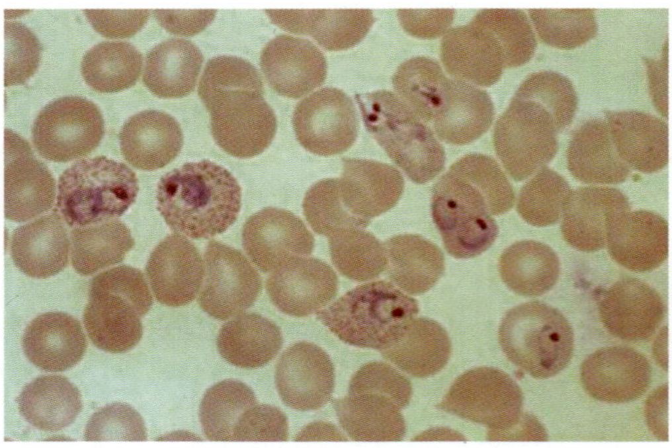

① 말라리아(Malaria)
② 하인츠소체(Heinz body)
③ 호염기반점(Basophilic stippling)
④ 하웰-졸리소체(Howell-Jolly body)
⑤ 파펜하이머소체(Pappenheimer body)

29. ③ 30. ①

31. 아래 사진에서 화살표가 가리키는 적혈구내 봉입체로 맞는 것은?

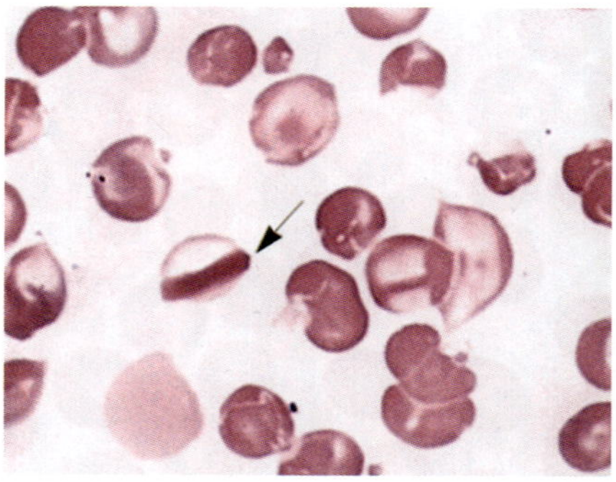

① Hemoglobin H crystal
② Hemoglobin C crystal
③ Hemoglobin S crystal
④ Hemoglobin D crystal
⑤ Hemoglobin E crystal

32. 아래 사진에서 화살표가 가리키는 적혈구내 봉입체로 맞는 것은?

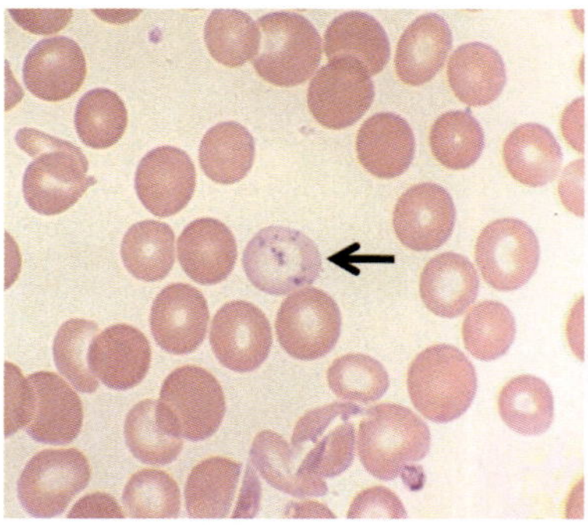 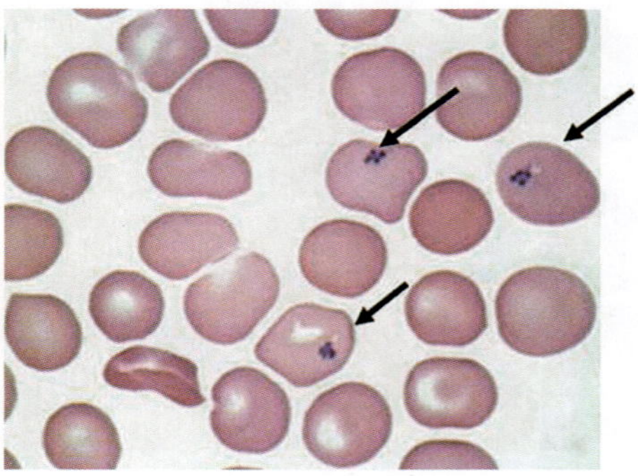

① HbH 소체
② Heinz 소체
③ Reticulin 소체
④ Howell-Jolly 소체
⑤ Pappenheimer 소체

31. ② 32. ⑤

33. 아래 사진에서 화살표가 가리키는 적혈구내 봉입체로 맞는 것은?

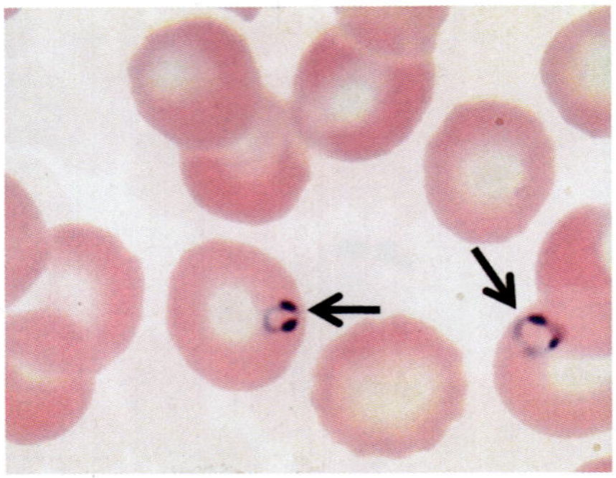

① HbH 소체
② Heinz 소체
③ Malaria 원충
④ Howell-Jolly 소체
⑤ Pappenheimer 소체

34. 아래 사진은 CBC검사에서 이상을 보인 환자의 도말표본이다. 환자의 예상되는 CBC 결과 값은?

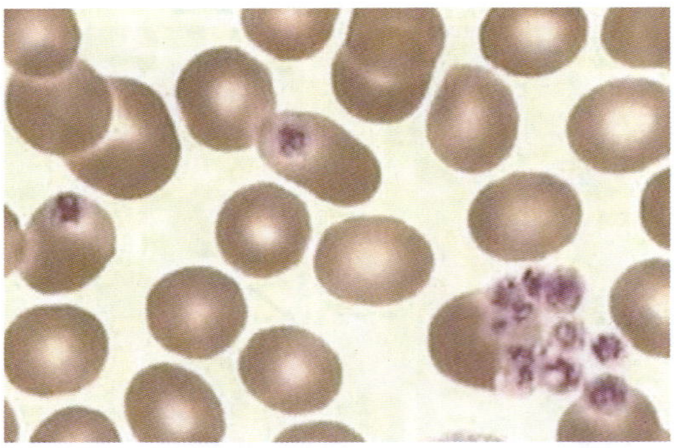

① 적혈구 수 감소
② 혈소판 수 감소
③ 백혈구 수 감소
④ 혈색소 치 감소
⑤ 적혈구용적 감소

33. ③ 34. ②

35. 다음 결과로 바른 것은?

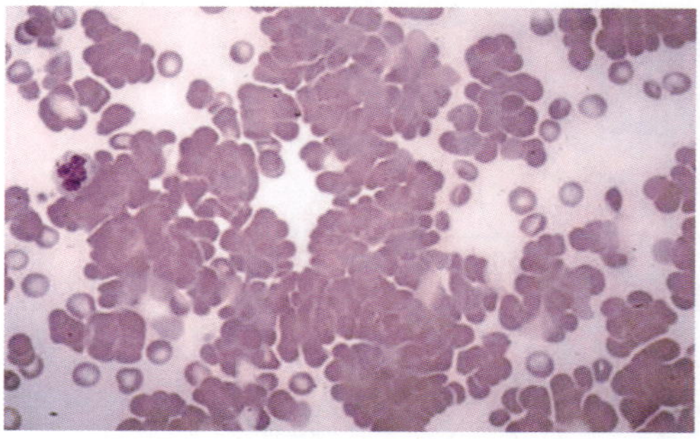

① MCV 증가, 적혈구 감소
② MCV 감소, 혈색소 감소
③ MCV 증가, 적혈구 증가
④ MCV 감소, 혈색소 증가
⑤ 혈색소 증가, 적혈구 증가

36. 말초혈액 도말 표본의 이상적인 관찰구역(ideal zone)을 경검한 결과이다. 해결 방법은? 국시20

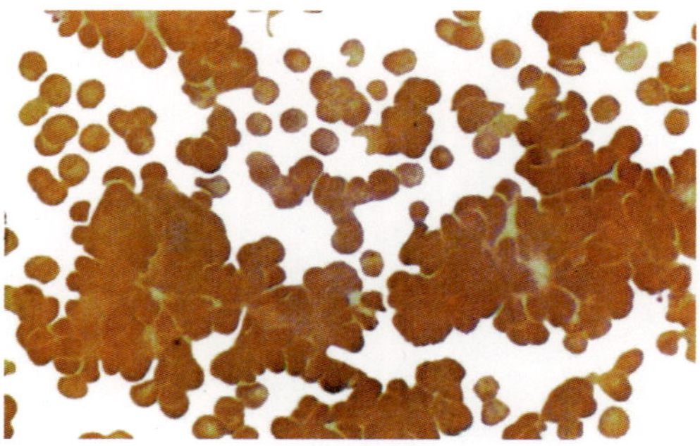

① 냉장 보관 후 재검사한다.
② 실온 방치 후 재검사한다.
③ 증류수 첨가 후 재검사한다.
④ 볼텍스 믹서로 혼합 후 재검사한다.
⑤ 37℃ 항온수조에서 가온 후 재검사한다.

35. ① 36. ⑤

37. 아래 사진에서 왼쪽의 혈액도말 소견과 오른쪽의 적혈구와 혈소판의 histogram 결과를 가지고 알 수 있는 것은?

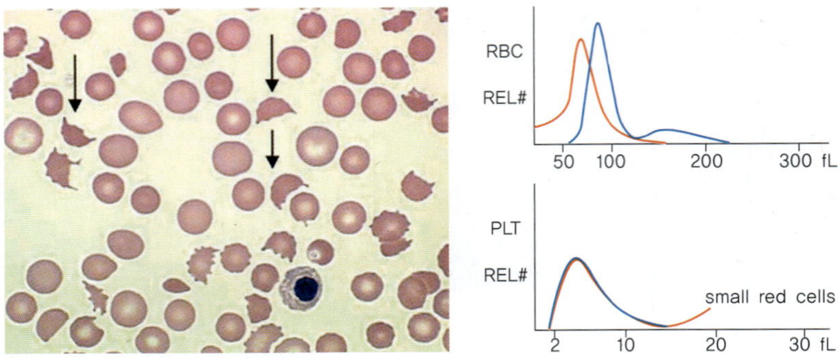

① 적혈구와 혈소판이 모두 증가함
② 적혈구와 혈소판이 모두 감소함
③ 적혈구는 증가하고 혈소판은 감소함
④ 적혈구는 감소하고 혈소판은 증가함
⑤ 적혈구와 혈소판이 모두 정상적으로 측정됨

38. 아래 도말검경 사진을 보고 예상되는 질환은?

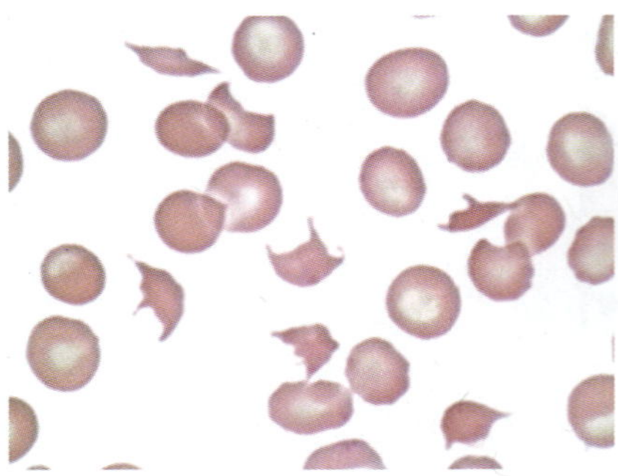

① 골수섬유증
② 지중해빈혈
③ 철결핍빈혈
④ 지질대사 이상
⑤ 파종혈관내응고

37. ④ 38. ⑤

39. 산소해리곡선이다. "A"가 정상곡선일 경우 그래프 "B"에 대한 설명으로 옳은 것은?

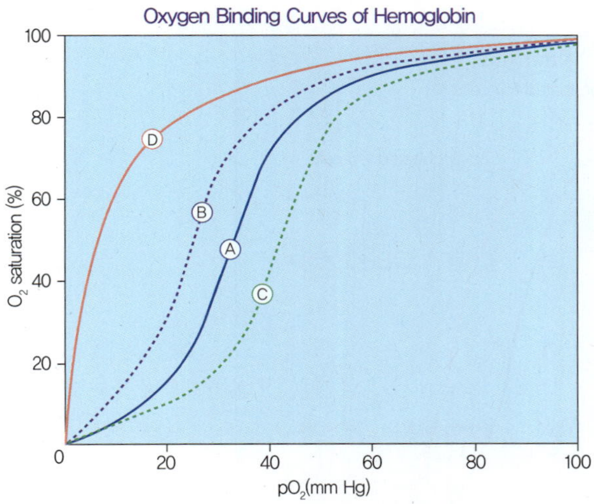

① pH가 높아짐
② 체온이 높아짐
③ CO_2 분압이 높아짐
④ 산소 친화성이 낮아짐
⑤ 2,3-DPG 농도가 높아짐

39. ①

40. 아래 그림의 삼투압취약성검사의 결과의 조합으로 옳은 것은?

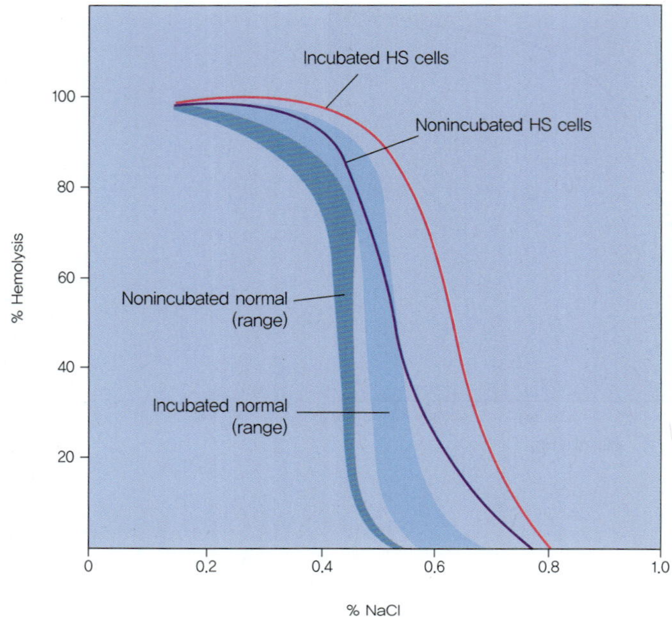

① 지중해 빈혈-정상
② 철결핍 빈혈-정상
③ 낫적혈구 빈혈-감소
④ 자가면역용혈 빈혈-감소
⑤ 유전구형적혈구증-감소

40. ③

41. 삼투압 취약성 검사와 말초혈액 도말 표본 결과이다. 추정되는 질환은? (국시20)

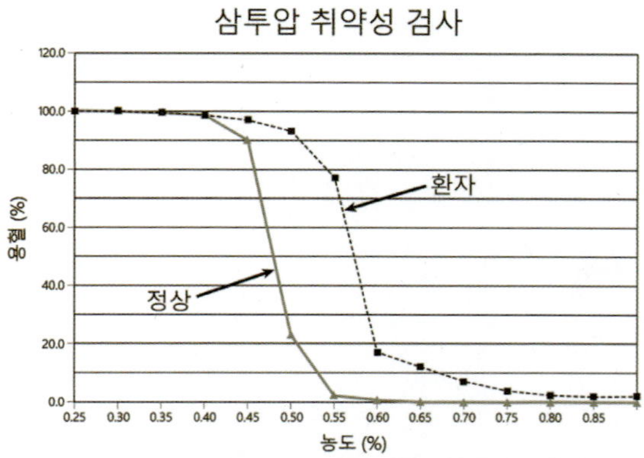

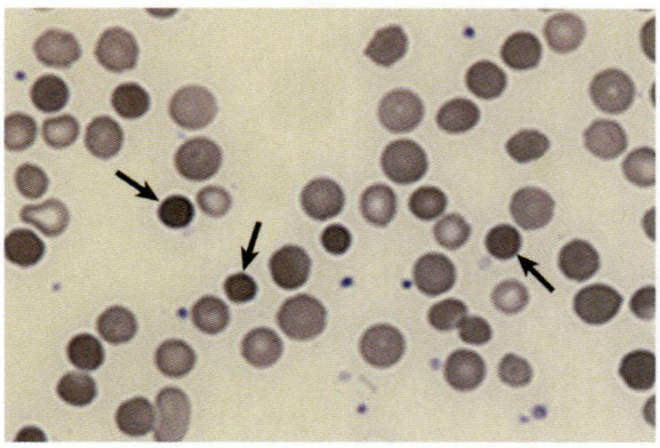

① 악성빈혈
② 지중해빈혈
③ 재생불량빈혈
④ 유전구형적혈구증
⑤ 진성적혈구증가증

41. ④

42. 아래 사진의 혈액도말표본을 citric acid (pH 3.3)로 처리하여 태아혈색소(HbF)를 확인하는 검사법은?

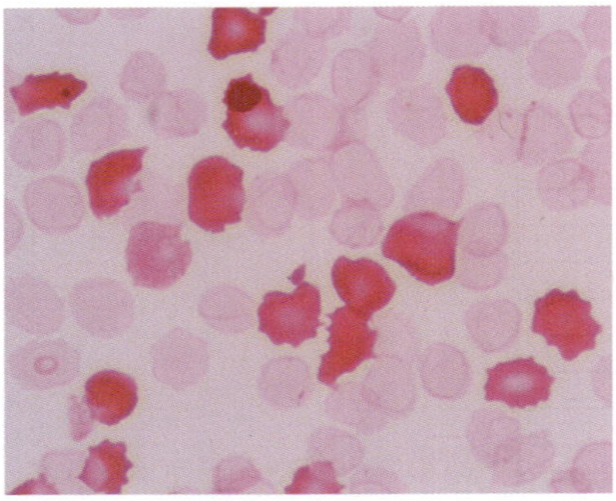

① Ham's test
② Solubility test
③ Osmotic fragility test
④ Hemoglobin electrophoresis test
⑤ Kleihauer-Betke acid elution(산용출) test

43. 아래 사진의 말초혈액도말 염색표본에 대한 설명으로 맞는 것은?

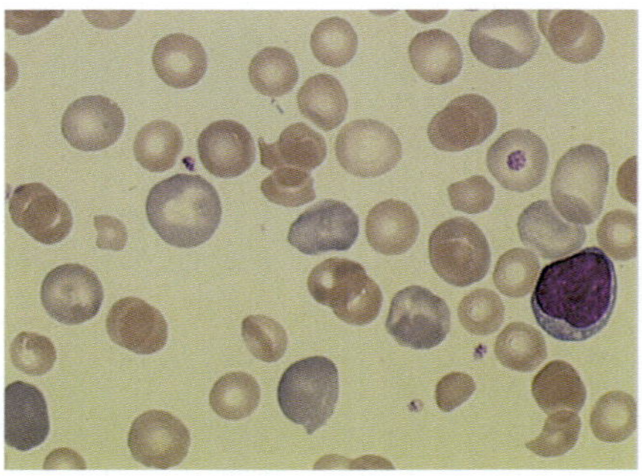

① RDW 값이 낮다.
② 그물적혈구가 감소되어 있다.
③ 그물적혈구가 증가되어 있다.
④ 골수 조혈기능의 장애가 있다.
⑤ 그물적혈구 생성지수(RPI)가 낮다.

42. ⑤ 43. ③

44. 아래 사진의 검사결과 의심되는 질환은?

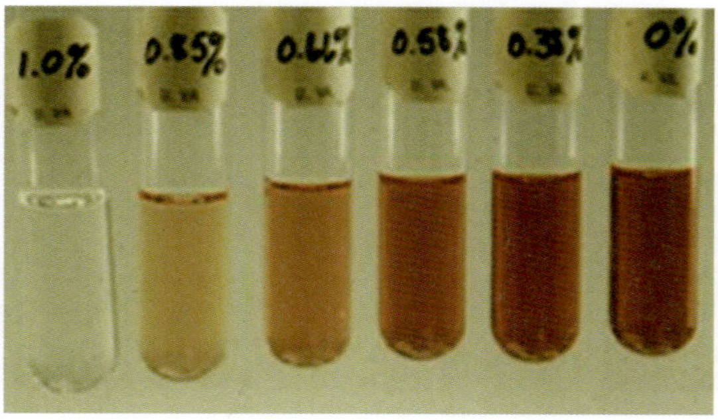

① 철결핍빈혈
② 지중해빈혈
③ 만성질환빈혈
④ 낫적혈구빈혈
⑤ 유전구형적혈구증

45. 아래 사진에서 B의 결과로 의심되는 환자의 질환은?

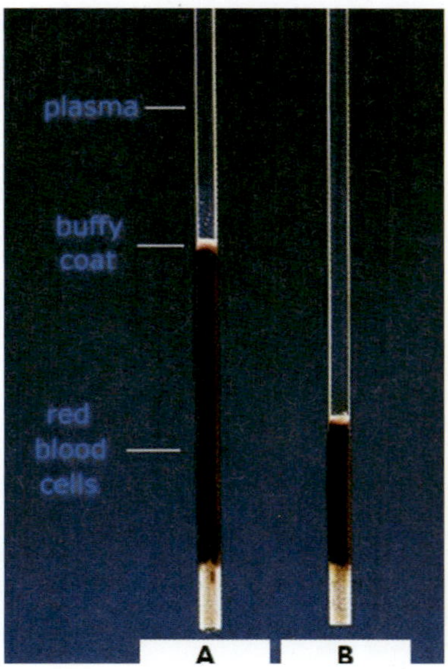

① 빈혈
② 화상
③ 탈수증
④ 기생충 감염
⑤ 진성적혈구증

44. ⑤ 45. ①

46. 아래 사진은 Wright 염색과 철염색을 한 사진이다. 추정할 수 있는 질환은?

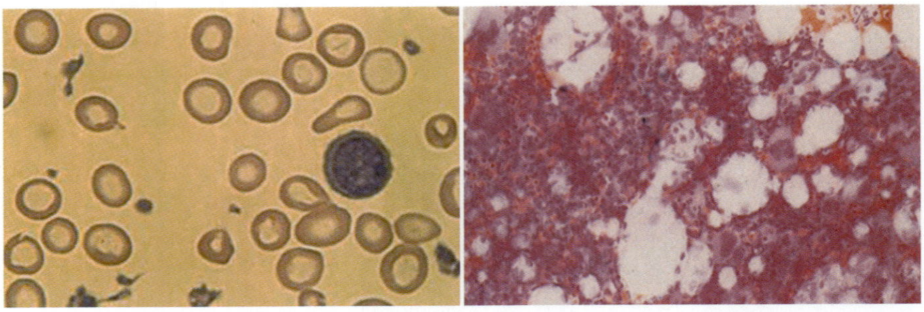

① 말라리아
② 악성빈혈
③ 철결핍빈혈
④ 지중해빈혈
⑤ 재생불량빈혈

47. 다음 골수생검 표본 사진이다. 예상되는 질환은?

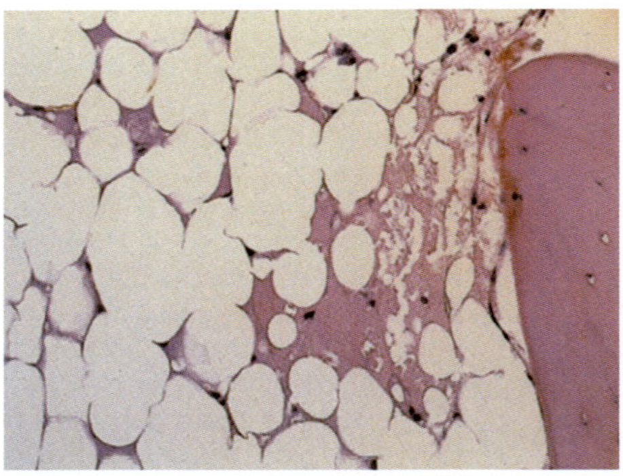

① 적백혈병
② 용혈 빈혈
③ 철결핍빈혈
④ 급성 백혈병
⑤ 재생불량빈혈

46. ③　　47. ⑤

48. 아래 사진은 철염색 표본이다. 추정되는 질환의 원인은?

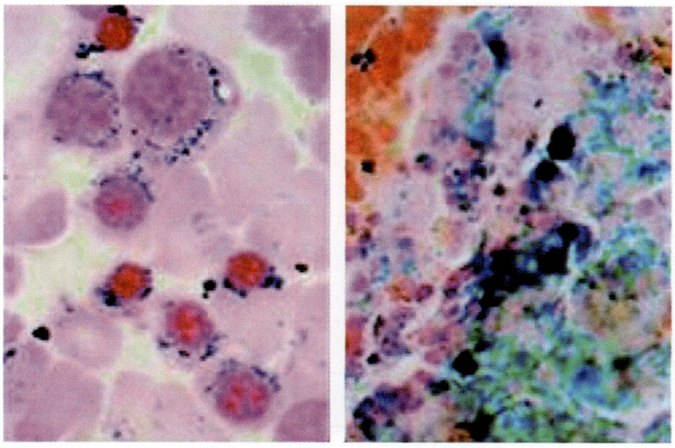

① 저장철의 감소
② 철의 흡수불량
③ 철의 과잉 소비
④ Heme 대사의 이상
⑤ Globin 합성의 이상

49. 아래 사진으로 예상되는 질환은?

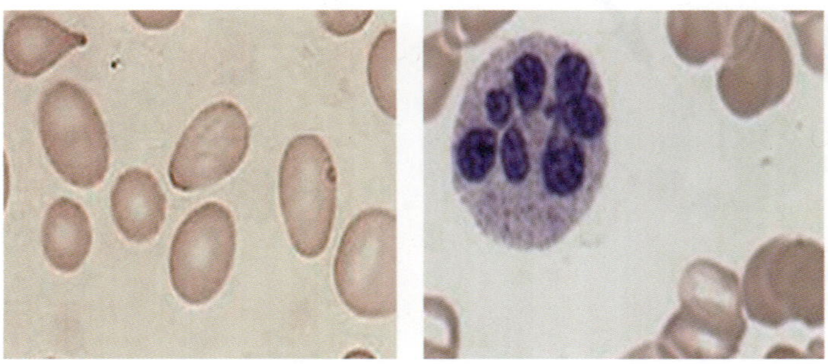

① 말라리아
② 악성빈혈
③ 철결핍빈혈
④ 지중해빈혈
⑤ 재생불량빈혈

48. ④ 49. ②

50. 아래는 CBC 검사소견이다. 진단을 위해 추후해야 할 검사는?

Hb	5.1 g/dl
RBC	1.4×10^{12}/L
Hct	18%
MCV	129 fl
MCH	36.4 pg
reticulocytes	2.5%
WBC neutrophils	1.9×10^{9}/L, 63%
platelets	53×10^{9}/L

① 철 염색
② 초생체 염색
③ 염색체 검사
④ 비타민 B_{12} 검사
⑤ 삼투압 취약성 검사

51. 비타민 B_{12} 감소로 인하여 화살표가 가리키는 비정상 백혈구가 나타날 때 의심되는 질환은? (국시21)

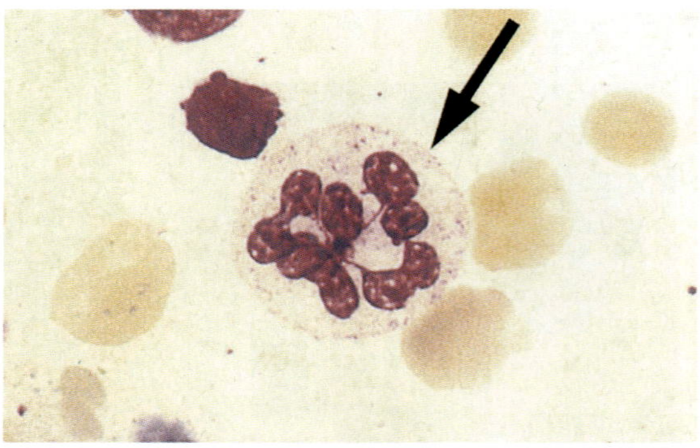

① 패혈증
② 악성빈혈
③ 철결핍빈혈
④ 지중해빈혈
⑤ 감염단핵구증

50. ④ 51. ②

52. 동일인의 일반혈액 검사결과이다. 이전 결과와 현재 결과의 차이를 관리하는 방법으로 옳은 것은? (국시22)

검사명검사결과	이전결과	현재결과
RBC($\times 10^6 \times /\mu L$)	4.20	3.15
Hemoglobin(g/dL)	14.0	10.1
Hematocrit(%)	42.6	27.8
Platelet($\times 10^3/\mu L$)	289	125

① verification
② calibration
③ delta check
④ panic check
⑤ Levey-Jenning 관리도법

53. 아래 사진은 CBC 자동화 장비 결과이다. 의심할 수 있는 질병은?

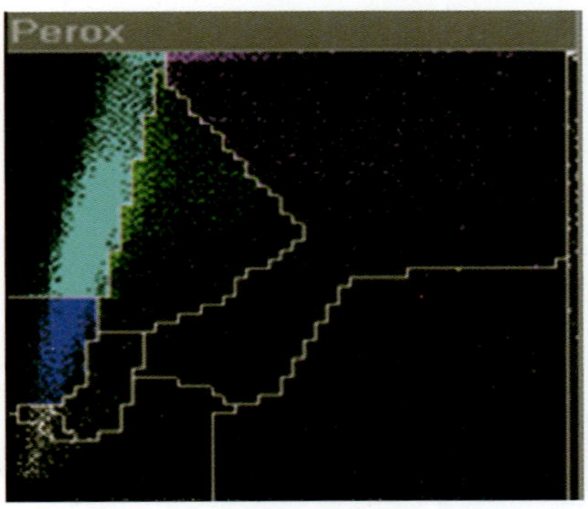

① 악성빈혈
② 만성백혈병
③ 급성백혈병
④ 철결핍 빈혈
⑤ 골수이형성 증후군

52. ③ 53. ③

54. 혈액검사 시 화살표가 가리키는 검체의 부적합 원인은? (국시21)

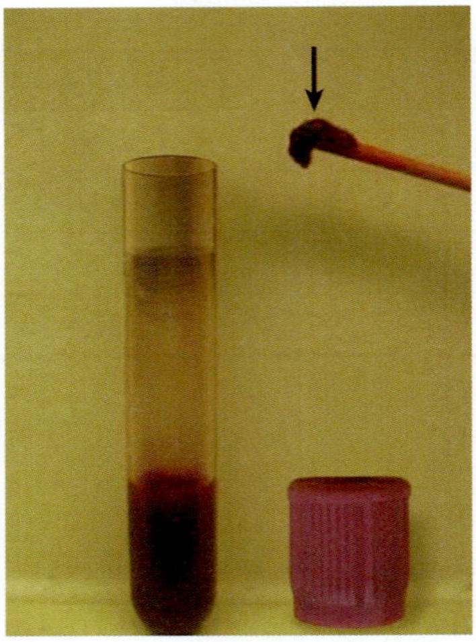

① 혈액 농축
② 응고 형성
③ 검체량 부족
④ 검체 운반 지연
⑤ 잘못된 항응고제

55. 아래 사진의 혈액을 가지고 자동혈구계산기에서 검사한 결과로 옳은 것은?

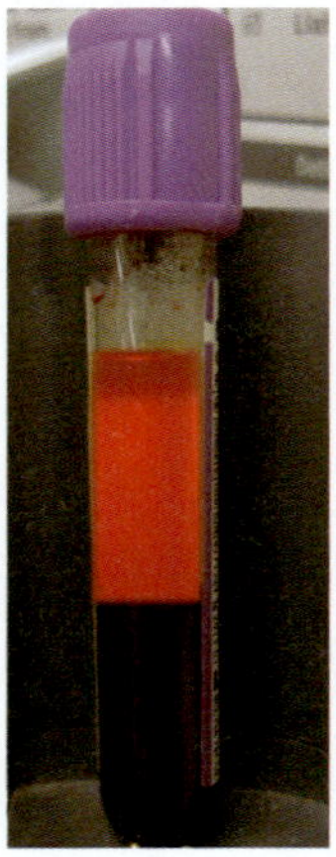

① 백혈구는 감소한다.
② 적혈구는 증가한다.
③ 혈소판은 감소한다.
④ 혈색소는 정상이다.
⑤ 적혈구 용적률(Hct)은 정상이다.

54. ② 55. ④

56. 이 기기의 측정원리로 맞는 것은?

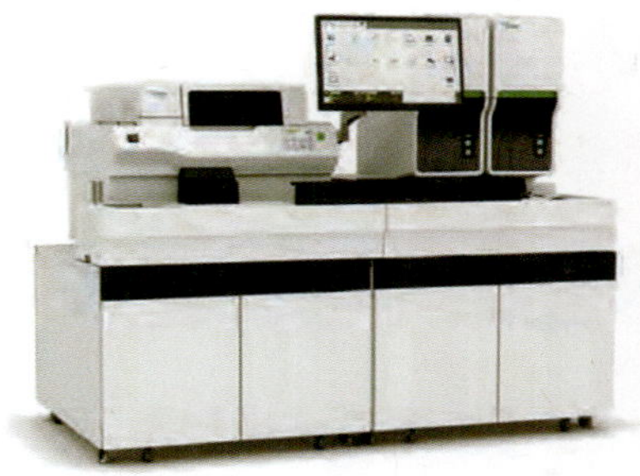

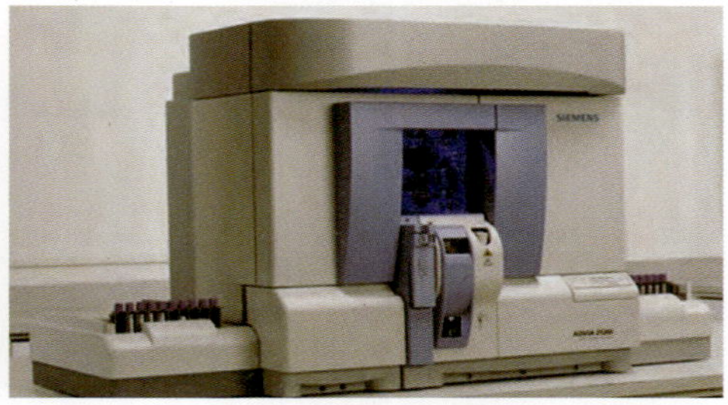

① pulse 수는 혈구 용적에 비례한다.
② pulse 진폭은 혈구 수에 비례한다.
③ 전압의 수는 혈구 용적에 비례한다.
④ 혈색소 측정 시 적혈구는 용해시킨다.
⑤ 적혈구, 백혈구, 혈소판은 동일 aperture를 사용한다.

56. ④

57. 아래 사진의 "B" 그림에서 보이는 적혈구 내 적자색 봉입체는?

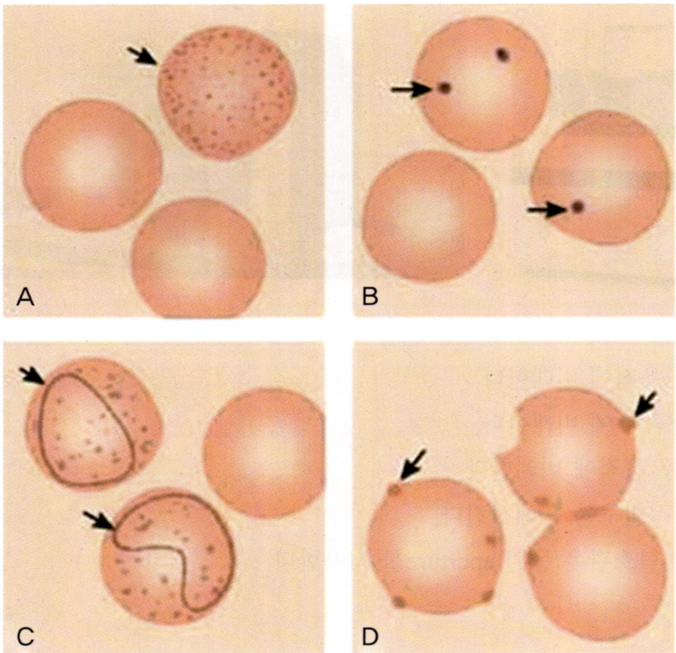

① Heinz body
② Malaria parasite
③ Howell-Jolly body
④ Basophilic stippling
⑤ Pappenheimer body

57. ③

2 백혈구계

01. 아래 사진에서 보이는 백혈구는?

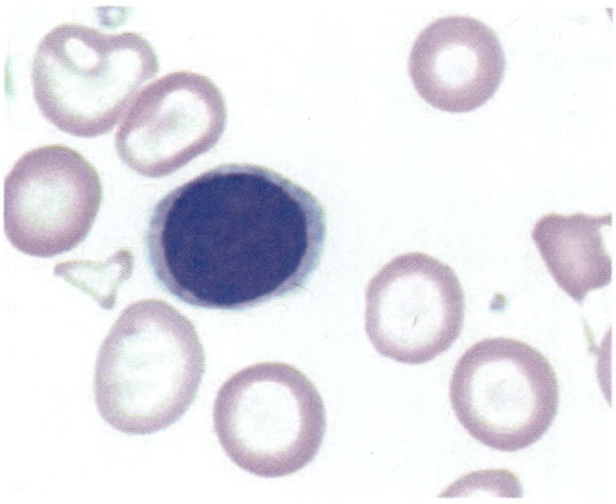

① Plasma cell
② Lymphocyte
③ Nucleated erythrocyte
④ Hypogranular myelocyte
⑤ Polychromatic normoblast

02. 아래 사진에서 화살표가 가리키는 백혈구는?

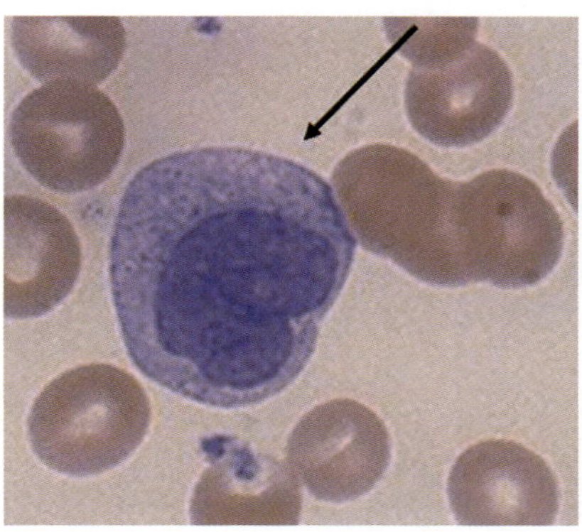

① Basophil
② Monocyte
③ Eosinophil
④ Lymphocyte
⑤ Band neutrophil

01. ② 02. ②

[03~04] 사진을 보고 답해보세요.

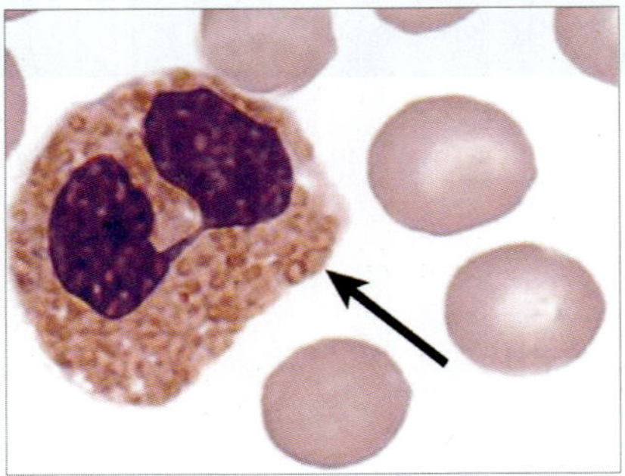

03. 화살표가 가리키는 세포는? (국시20)

① 단핵구(monocyte)
② 호산구(eosinophil)
③ 호중구(neutrophil)
④ 호염기구(basophil)
⑤ 림프구(lymphocyte)

04. 백혈구 감별계산한 결과, 화살표가 가리키는 세포가 유의한 증가를 보였다. 관련 질환은? (국시21)

① 빈혈
② 다발골수종
③ 기생충감염
④ 버킷림프종
⑤ 세균감염에 의한 패혈증

03. ② 04. ③

05. 아래 사진에서 보이는 혈구는?

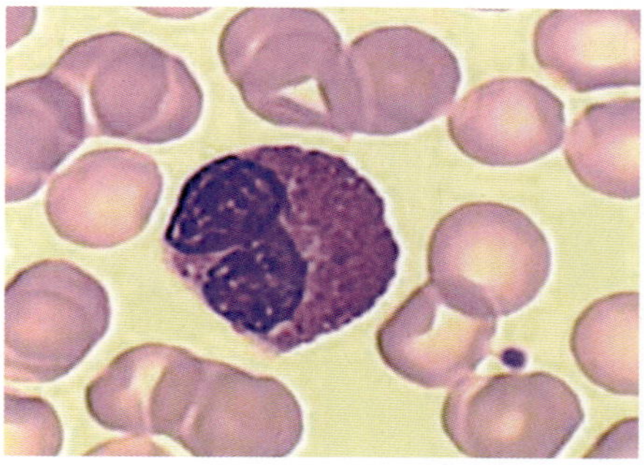

① basophil
② band cell
③ eosinophil
④ metamyelocyte
⑤ segmented neutrophil

06. 아래 사진에서 보이는 백혈구는?

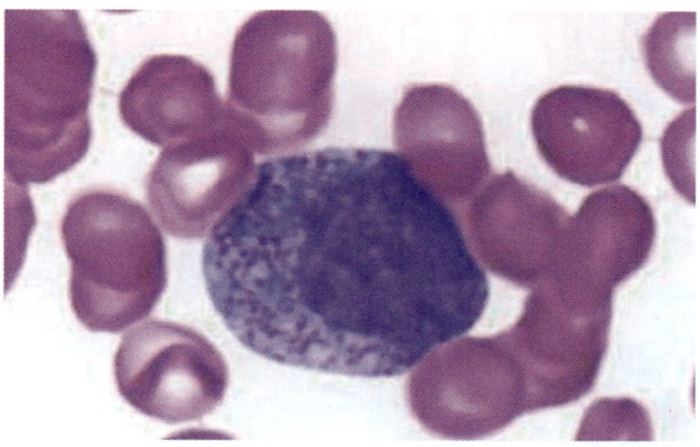

① Band cell
② Myelocyte
③ Myeloblast
④ Promyelocyte
⑤ Metamyelocyte

05. ③ 06. ④

07. 아래 사진에서 보이는 B 림프구 성숙과정의 마지막 단계 세포는?

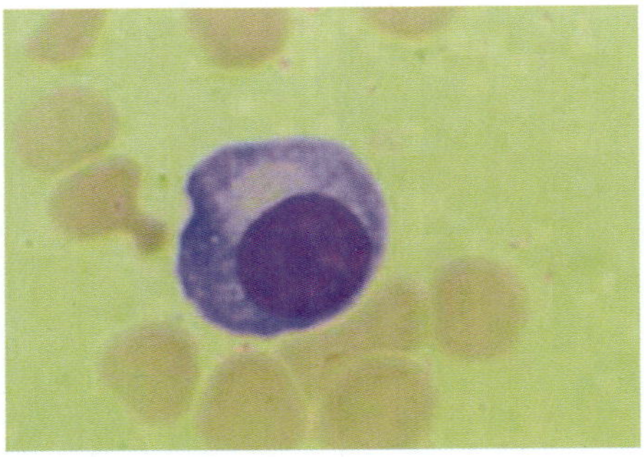

① 대림프구
② 형질세포
③ 대식세포
④ 이형림프구
⑤ 공포가 보이는 단핵구

08. 아래 사진에서 화살표가 가리키는 세포는?

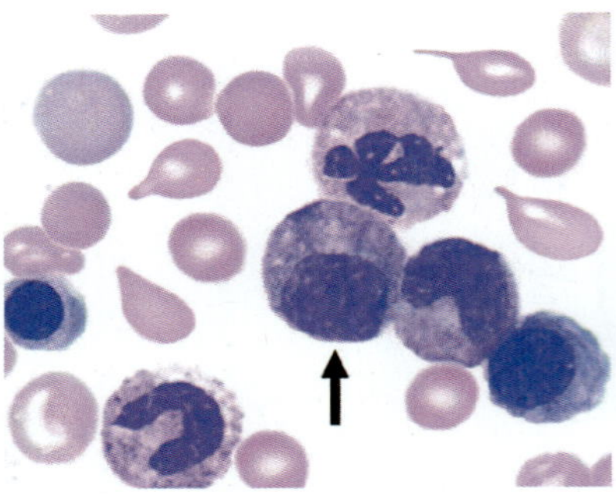

① Monocyte
② Myelocyte
③ Metamyelocyte
④ Band neutrophil
⑤ Large lymphocyte

07. ② 08. ②

09. 아래 사진의 백혈구에 대한 설명으로 틀린 것은?

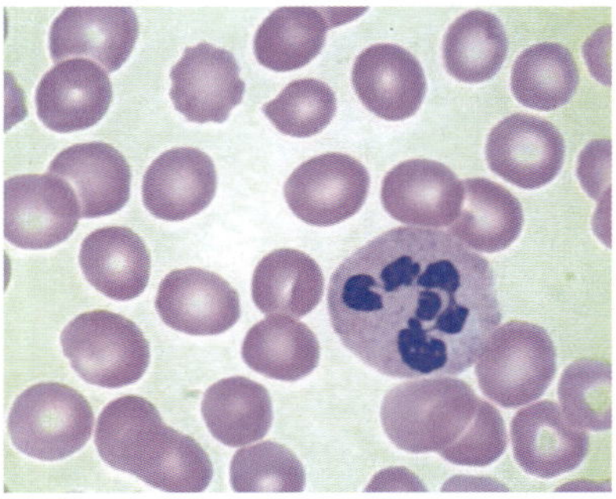

① 과분엽 호중구
② 백혈구의 핵 이상
③ 과립구의 좌방이행
④ 흔히 악성빈혈에서 나타남
⑤ Vit. B_{12}나 folic acid 결핍 시 나타남

10. 아래 사진에서 보이는 호중구의 특징은?

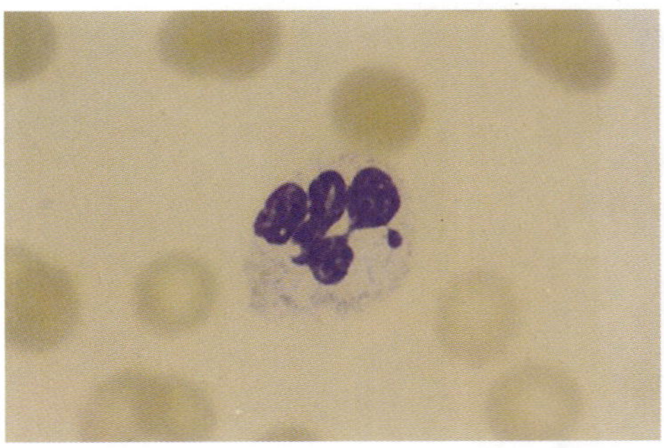

① Left shift
② Drum stick
③ Hypogranulation
④ Howell-Jolly body
⑤ Hypersegmentation

09. ③ 10. ②

11. 아래 사진의 화살표가 가리키는 세포질 내 봉입체에 대한 설명으로 옳은 것은?

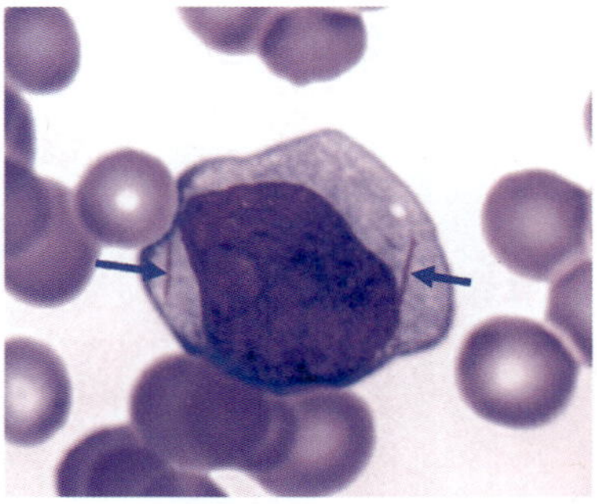

① LAP 염색에서 양성이다.
② 악성 림프모구에서 주로 나타난다.
③ 정상 골수모구에서 주로 나타난다.
④ Myeloperoxidase 염색에서 양성이다.
⑤ 급성림프구 백혈병을 의심할 수 있다.

12. 이와 같은 혈구가 주로 관찰될 때 의심되는 질환은?

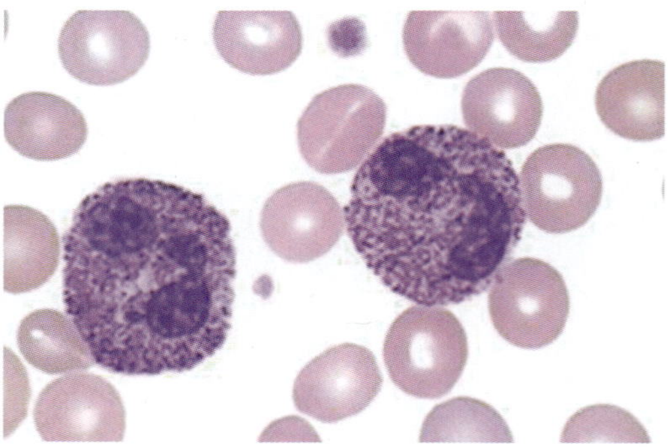

① 악성빈혈
② 중증감염증
③ 감염단핵구증
④ 급성골수백혈병
⑤ 진행성 근위축증

11. ④ 12. ②

13. 사진과 같은 이상 백혈구가 관찰될 때 관련 있는 질환은?

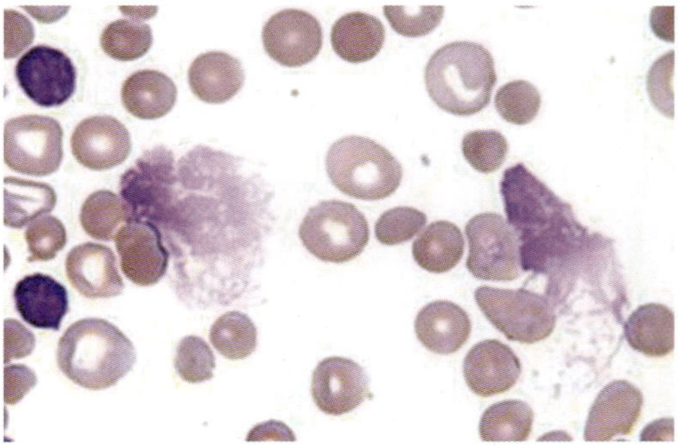

① 만성육아종증
② 감염단핵구증
③ 털세포백혈병
④ 전신홍반낭창증
⑤ 만성림프구백혈병

14. 화살표가 가리키는 것은 LE세포이다. 엘이 소체(LE body)를 탐식한 백혈구는? (국시21)

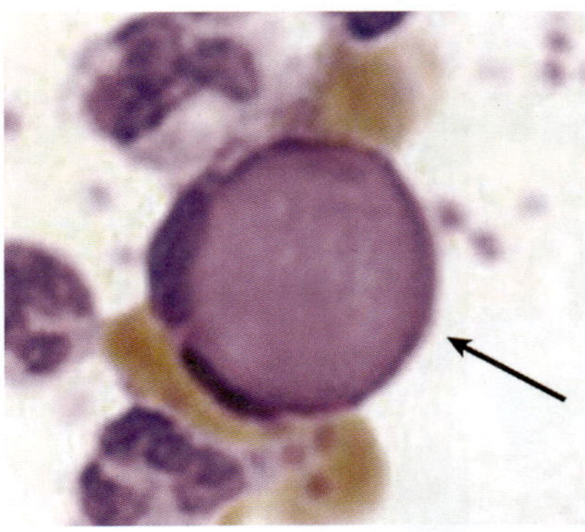

① 림프구 ② 호산구
③ 호중구 ④ 단(핵)구
⑤ 호염기구

13. ⑤ 14. ③

15. 아래 사진에서 보이는 백혈구의 이상은?

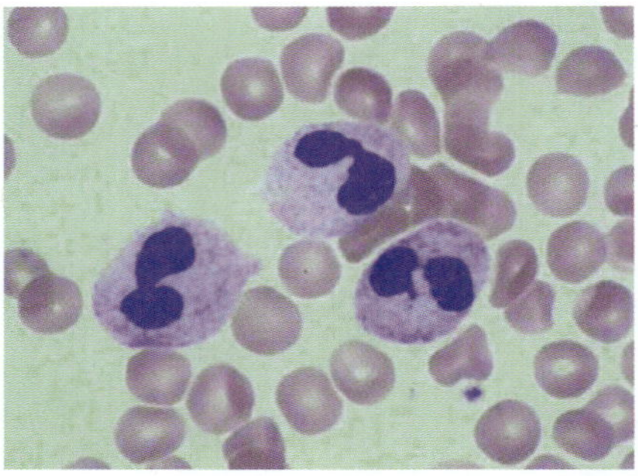

① Down syndrome
② Alder-Reilly anomaly
③ Pelger-Huët anomaly
④ May-Hegglin anomaly
⑤ Chediak-Higashi syndrome

16. 아래 사진에서 보이는 혈구들은?

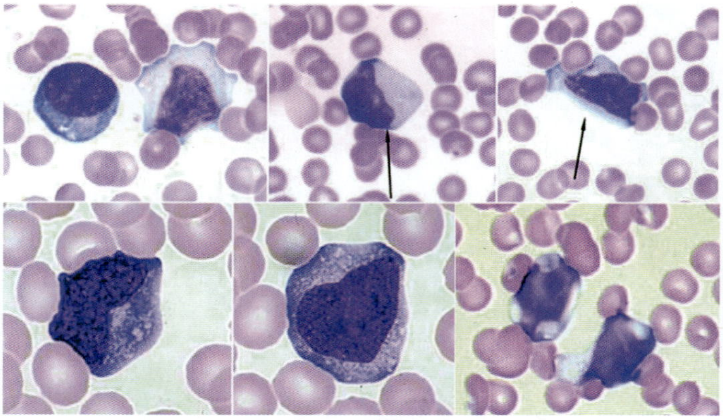

① Monocyte
② Myeloblast
③ Plasma cell
④ promyelocyte
⑤ Atypical lymphocyte

15. ③ 16. ⑤

17. 아래 사진과 관계 <u>없는</u> 설명은?

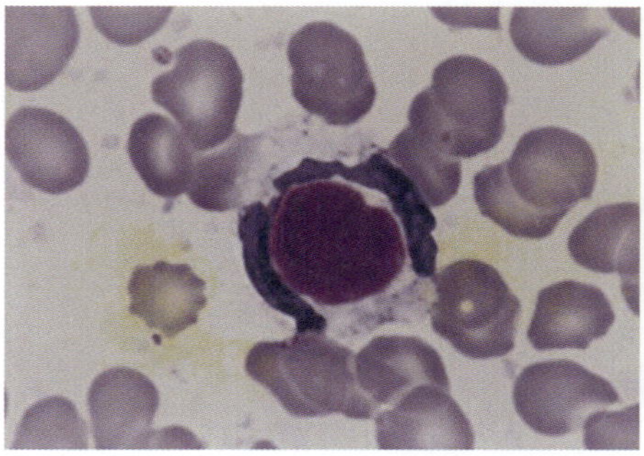

① LE cell
② LE body
③ Tart cell
④ LE factor
⑤ in vitro formation(시험관내 형성)

18. 말초혈액 도말 표본이다. 화살표가 가리키는 세포가 증가하였을 때 보정이 필요한 항목은? 국시20

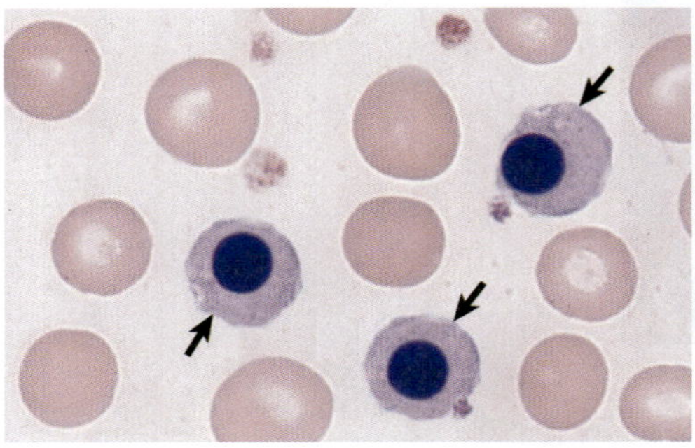

① 적혈구 수 ② 백혈구 수
③ 혈소판 수 ④ 거핵구 수
⑤ 중피세포 수

17. ③ 18. ②

19. 아래 사진의 화살표가 가리키는 호중구 세포질 내 봉입체는?

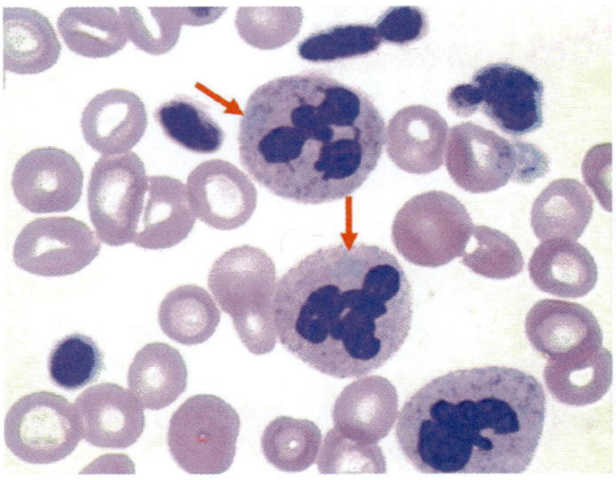

① LE body
② Auer body
③ Döhle body
④ Heinz body
⑤ Russell body

20. 아래 사진에서 보이는 백혈구들은?

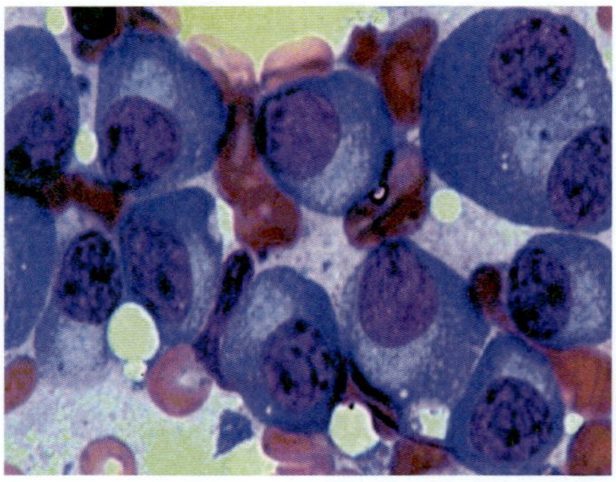

① 단핵구계
② 과립구계
③ 림프구계
④ 거핵구계
⑤ 형질세포계

19. ③ 20. ⑤

21. 아래 화살 표한 세포가 형성되는데 필요치 <u>않는</u> 것은?

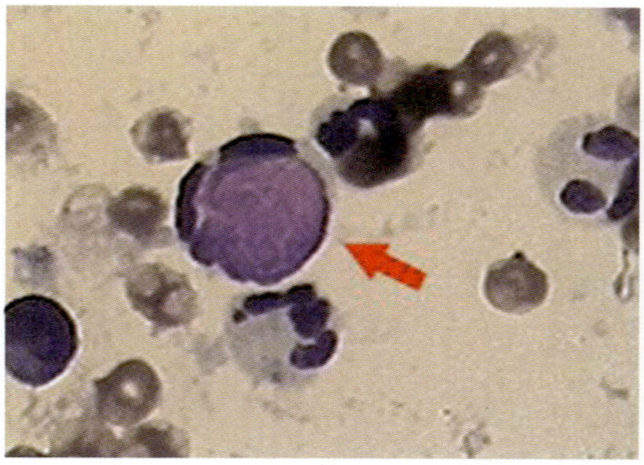

① 보체 ② 림프구
③ LE factor ④ 탐식하는 호중구
⑤ 손상된 백혈구 핵

22. 양적혈구(sheep red cell)와 반응하여 아래 세포처럼 되었다면 이 세포는?

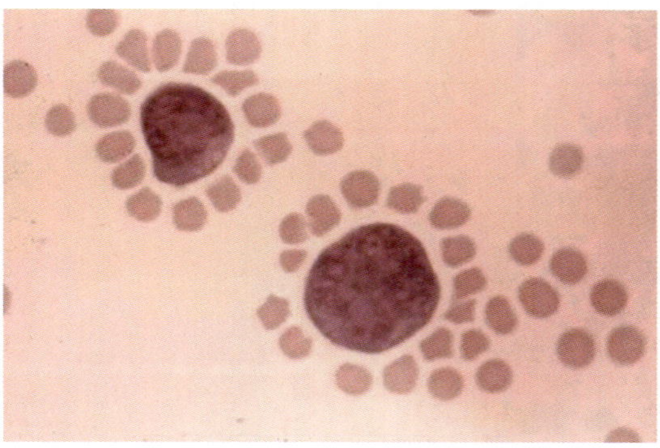

① B-림프구 ② T 림프구
③ NK 림프구 ④ macrophage
⑤ Non-B, Non-T

21. ② 22. ②

23. 아래 사진에서 화살표가 가리키는 거대 세포들은?

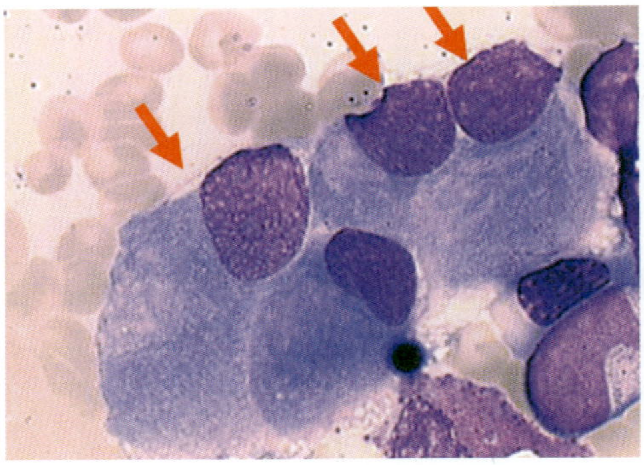

① Osteoclast
② Osteoblast
③ Smudge cell
④ Macrophage
⑤ Reed-Sternberg cell

24. 아래 세포의 이름은?

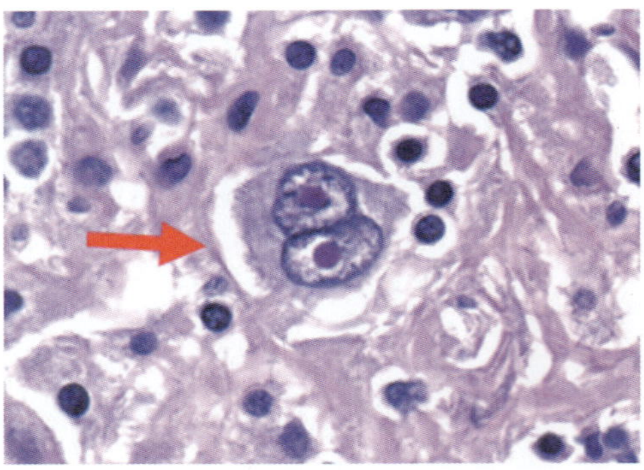

① Osteoblast
② Osteoclast
③ Macrophage
④ Smudge cell
⑤ Reed-Sternberg cell

23. ② 24. ⑤

25. 아래 사진의 결과로 예상되는 질환은?

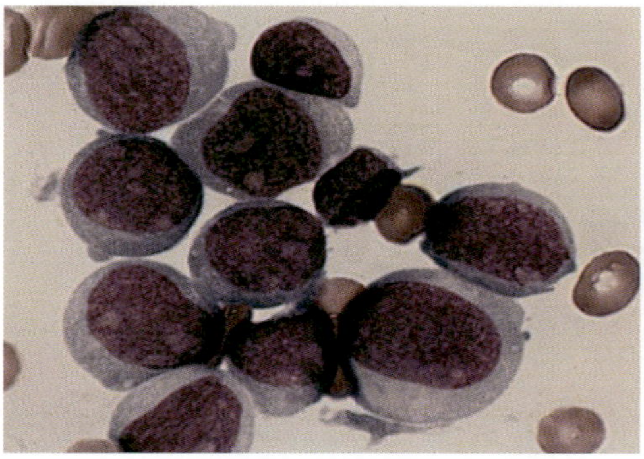

① 급성 골수성 백혈병
② 급성 림프성 백혈병
③ 만성 골수성 백혈병
④ 만성 림프성 백혈병
⑤ 골수이형성 증후군

26. 아래 사진은 골수염색 사진이다, 예상되는 질환은?

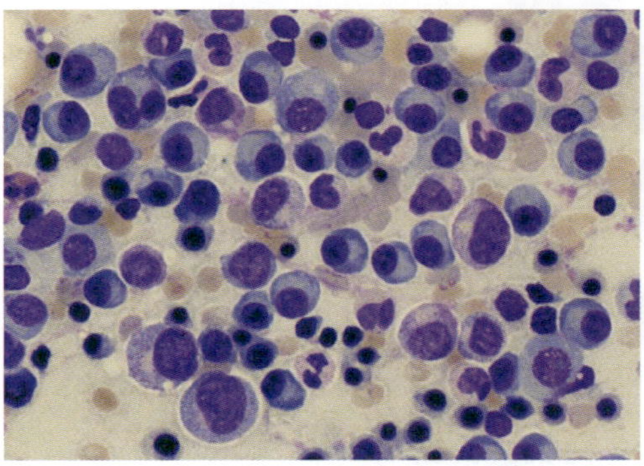

① 적백혈병
② 다발골수종
③ 진성적혈구증가증
④ 급성 림프성 백혈병
⑤ 만성 골수성 백혈병

25. ① 26. ②

27. 아래 사진은 말초혈액 도말표본이다, 예상되는 질환은?

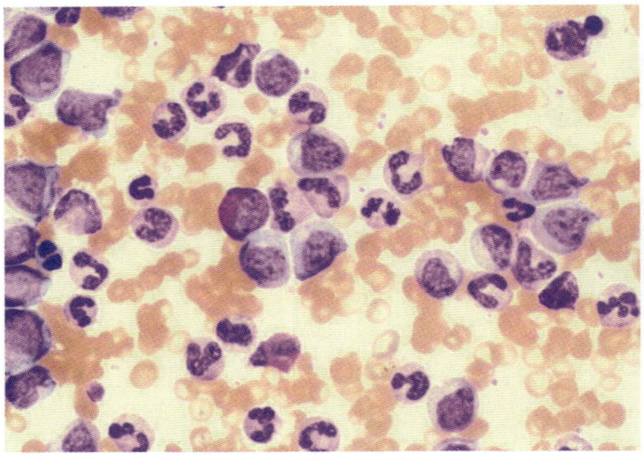

① 적백혈병
② 다발 골수종
③ 진성적혈구증가증
④ 급성림프성 백혈병
⑤ 만성골수성 백혈병

28. 아래 사진에서 화살표가 가리키는 급성 전골수구성 백혈병(AML–M3) 환자에서 흔히 발견되는 세포는?

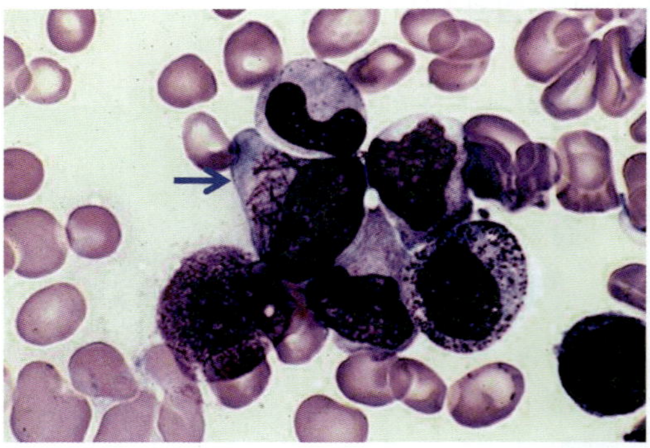

① LE cell
② Faggot cell
③ Gaucher cell
④ Smudge cell
⑤ Sézary's cell

27. ⑤ 28. ②

29. 아래 사진의 화살표가 가리키는 세포가 증가하면 의심할 수 있는 질환은?

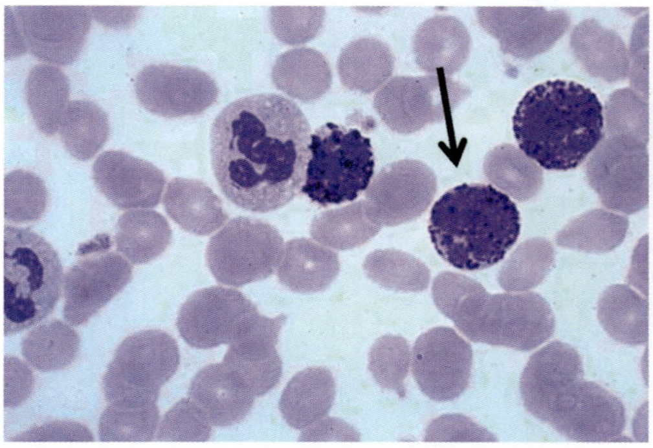

① 적백혈병
② 과민성 반응
③ 만성 골수성 백혈병
④ 급성 림프성 백혈병
⑤ Leukemoid reaction

30. 아래 사진에서 추정할 수 있는 질환은?

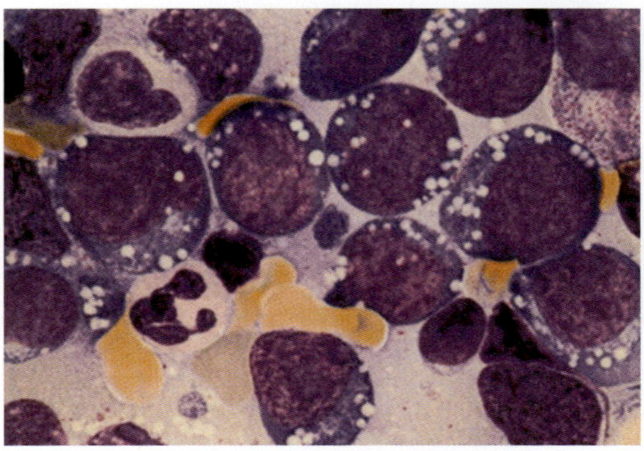

① CML
② ALL-L1
③ ALL-L3
④ AML-M3
⑤ AML-M5

29. ③ 30. ③

31. 아래 사진에서 추정할 수 있는 질환은?

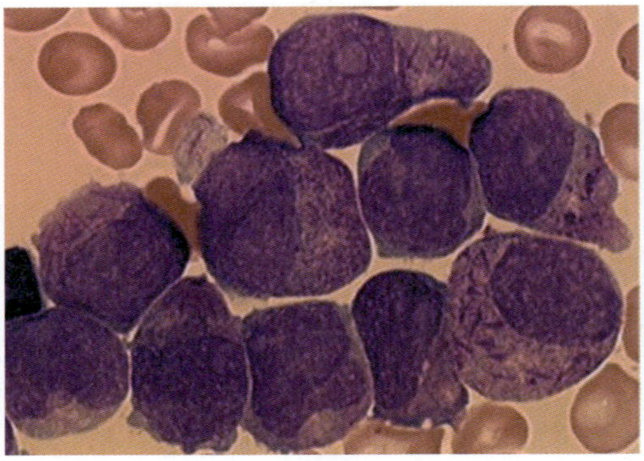

① CLL　　② CML
③ ALL-L1　　④ ALL-L3
⑤ AML-M3

32. 화살표가 가리키는 세포는? 국시20

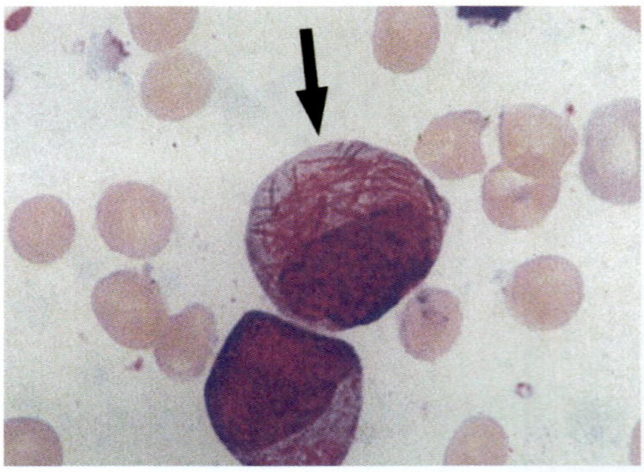

① 파곳세포(Faggot cell)
② 형질세포(plasma cell)
③ 압좌세포(smudge cell)
④ 고세세포(Gaucher cell)
⑤ 세자리세포(Sézary cell)

31. ⑤　　32. ①

33. 아래 사진은 세포화학염색사진이다. 추정되는 질병은?

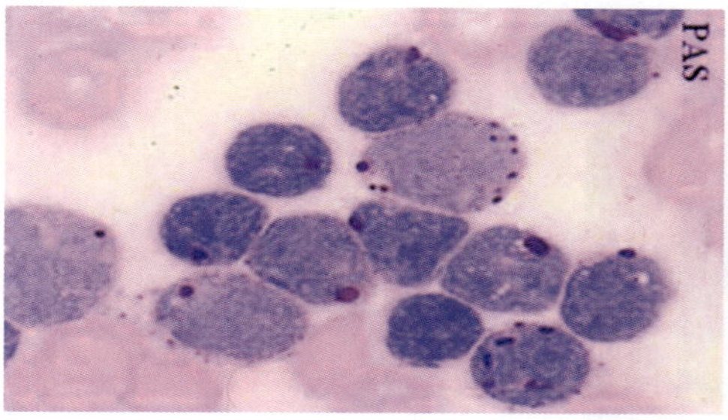

① 골수이형성증후군(MDS)
② 급성 림프성 백혈병(ALL)
③ 만성 림프성 백혈병(CLL)
④ 급성 골수성 백혈병(AML)
⑤ 만성 골수성 백혈병(CML)

34. 아래 염색사진은 Dual esterase 염색이다. 추정되는 AML subtype은?

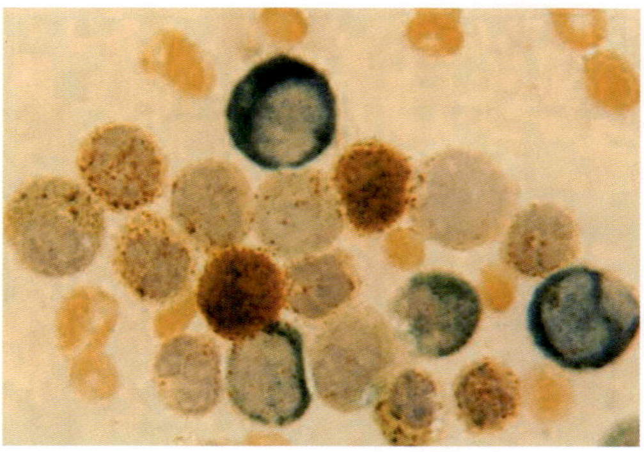

① M1
② M2
③ M3
④ M4
⑤ M5

33. ② 34. ④

35. 골수 도말 표본으로 비특이에스테라제(ANBE)염색을 시행한 사진이다. 화살표가 가리키는 양성세포는? (국시21)

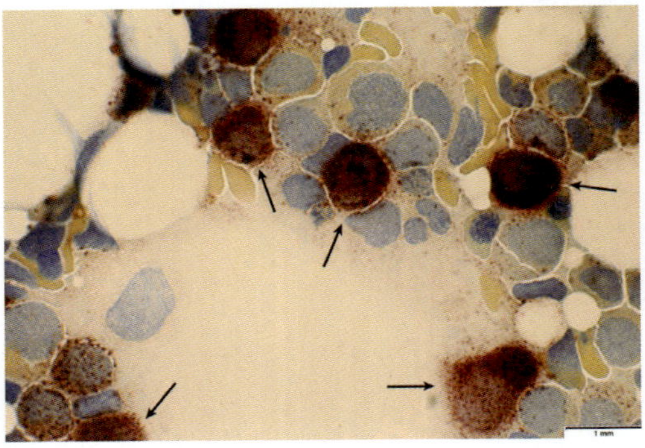

① 골수구
② 림프구
③ 단(핵)구
④ 적혈모구
⑤ 거핵모구

36. 아래 사진을 보고 예상되는 질환은?

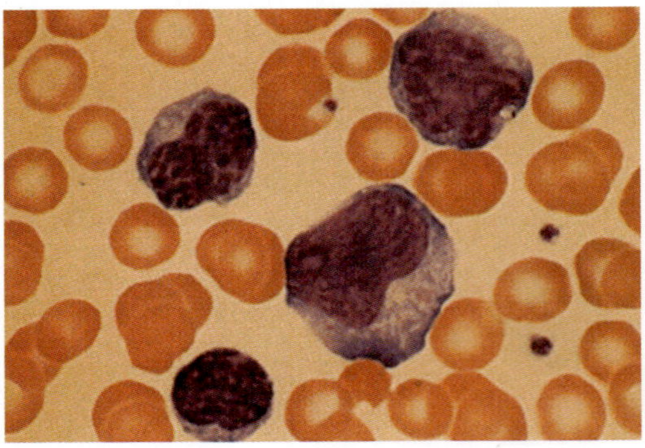

① 다발골수종
② 감염단핵구증
③ 전신홍반루푸스
④ 급성골수성백혈병
⑤ 급성림프성백혈병

35. ③ 36. ②

37. 아래 사진에서 추정할 수 있는 질환은?

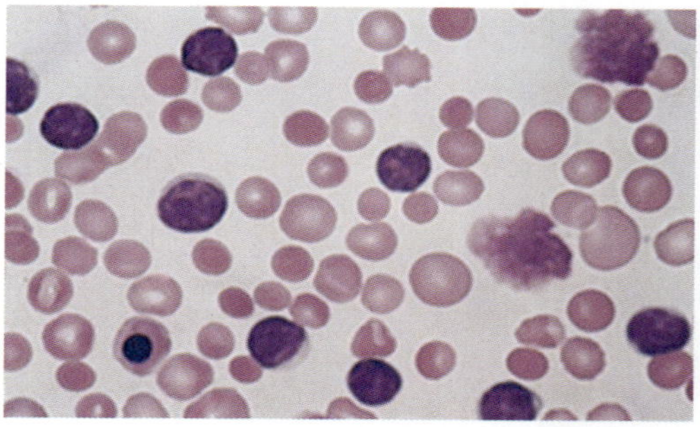

① 골수이형성증후군(MDS)
② 급성 림프성 백혈병(ALL)
③ 만성 림프성 백혈병(CLL)
④ 급성 골수성 백혈병(AML)
⑤ 만성 골수성 백혈병(CML)

38. 다음은 혈액도말표본이다. 진단하기 위해 필요한 세포화학 염색법은?

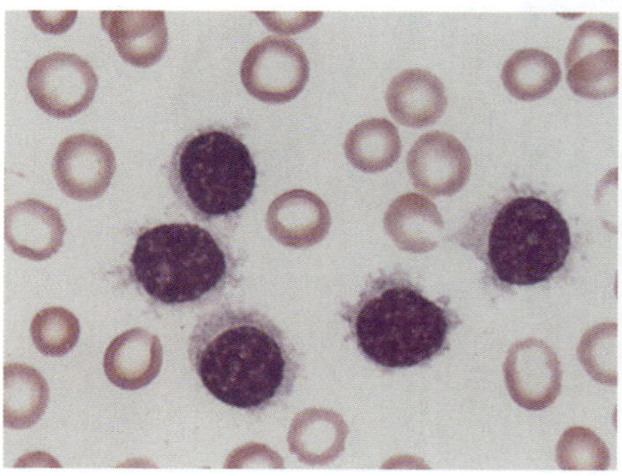

① iron stain
② LAP stain
③ esterase stain
④ peroxidase stain
⑤ acid phosphatase stain

37. ③ 38. ⑤

39. 아래 보이는 세포는 무엇인가?

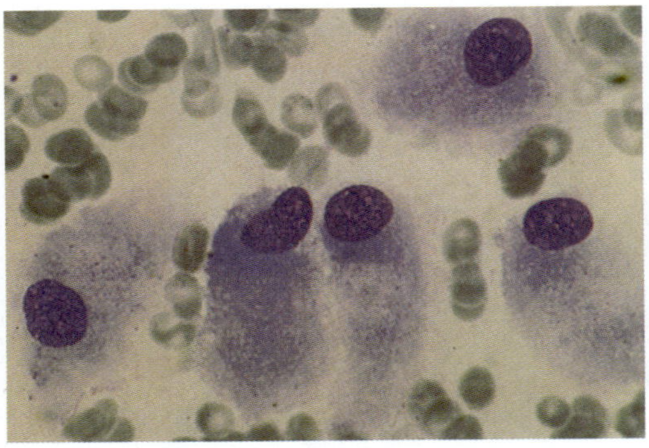

① 골수모구
② 형질세포
③ 조골세포
④ 파골세포
⑤ 대식세포

40. 아래 사진은 어느 경우 관찰되는가?

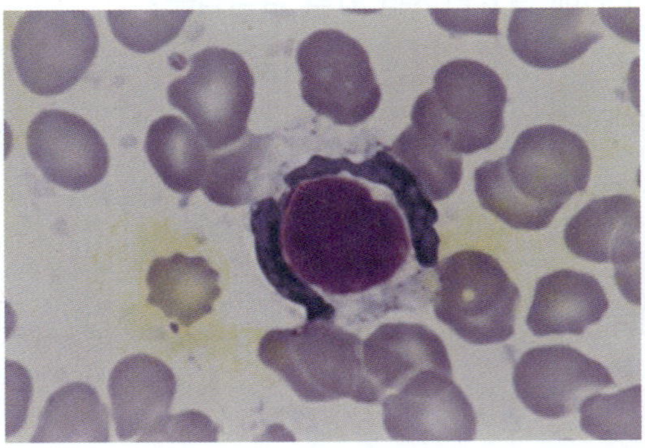

① 털세포백혈병
② 전신홍반루푸스
③ 바이러스 감염증
④ 급성 골수성 백혈병
⑤ 만성 골수성 백혈병

39. ③ 40. ②

41. 아래 사진으로 추정할 수 있는 질병은?

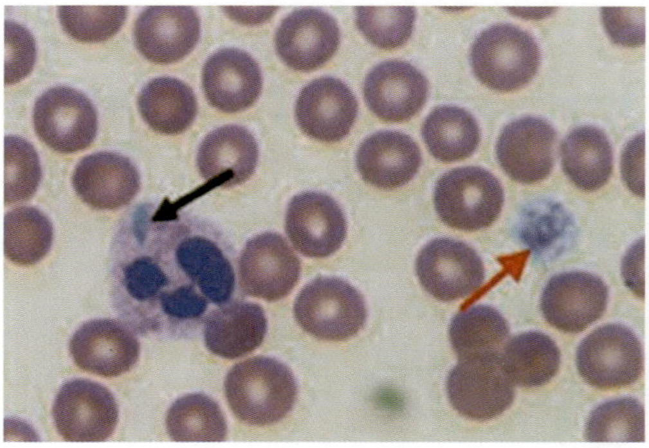

① Malaria
② Alder-Reilly anomaly
③ Pelger-Huet anomaly
④ May-Hegglin anomaly
⑤ Chediak-Higashi anomaly

42. Thorn test에서 아래 사진의 세포를 조절하는 호르몬은 무엇인가?

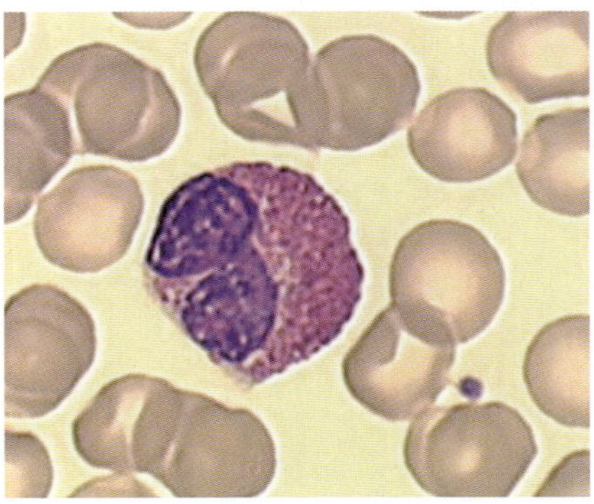

① 칼시토닌
② 옥시토신
③ 테스토스테론
④ 갑상샘자극호르몬
⑤ 부신피질자극호르몬

41. ④ 42. ⑤

43. 아래 사진의 화살표가 가리키는 세포는 TRAP (tartrate resistant acid phosphatase) 에 강양성을 보이는 세포인데, 이 세포가 흔히 나타나는 백혈병은?

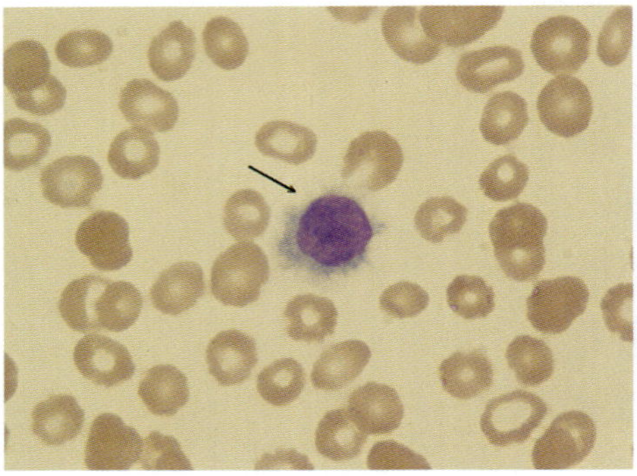

① ALL
② AML
③ CML
④ Sezary syndrome
⑤ Hairy cell leukemia

44. 아래 사진에서 화살표가 가리키는 푸른색의 호중구 세포질 내 봉입체에 대한 설명으로 맞는 것은?

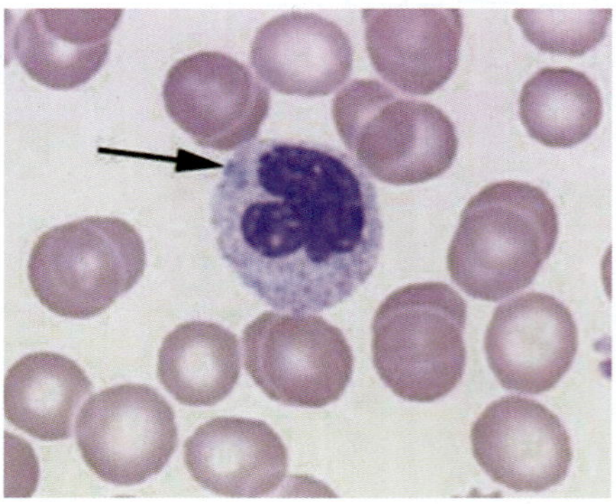

① 불활성 X 염색체인 Barr 소체이다.
② Chediak-Higashi 증후군에서 나타나는 봉입체이다.
③ 급성 골수성 백혈병에서 나타나는 Auer 간상 소체이다.
④ 급성 감염증이나 약물중독 등에서 나타나는 독성 과립이다.
⑤ 감염증이나 중독 등에서 나타나는 RNA 잔존 물질이며, Döhle 소체이다.

43. ⑤ 44. ⑤

45. 아래 사진은 AML-M5의 세포화학 염색사진이다. 염색법은?

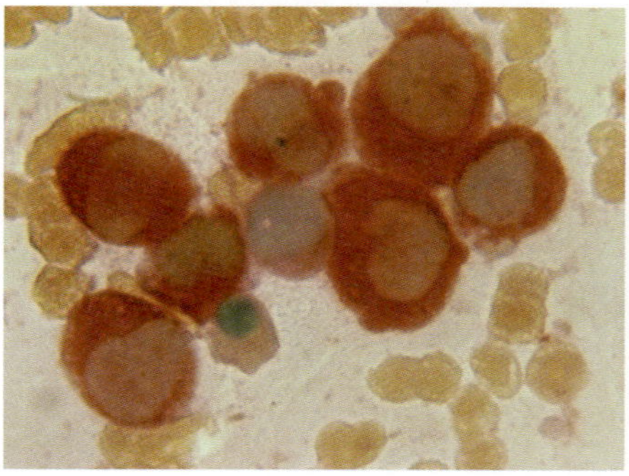

① PAS stain
② LAP stain
③ Peroxidase stain
④ Specific esterase stain
⑤ Non-specific esterase stain

46. 아래 사진의 질환 진단에 특이적인 검사법은?

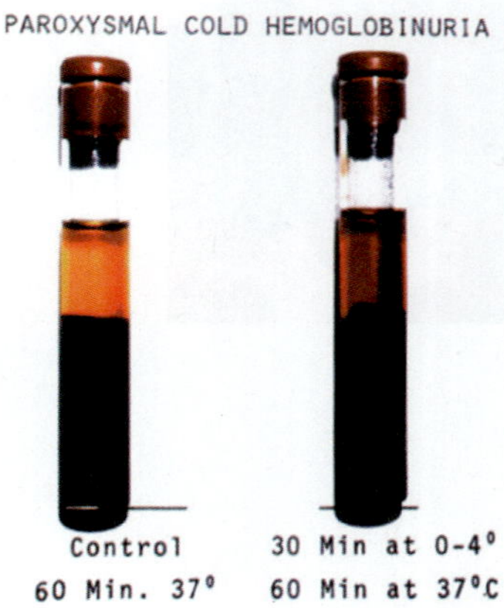

① Ham's test
② Solubility test
③ Osmotic fragility test
④ Sucrose hemolysis test
⑤ Donath-Landsteiner test

45. ⑤ 46. ⑤

47. 흉막액에서 관찰되는 아래 보이는 세포는 무엇인가?

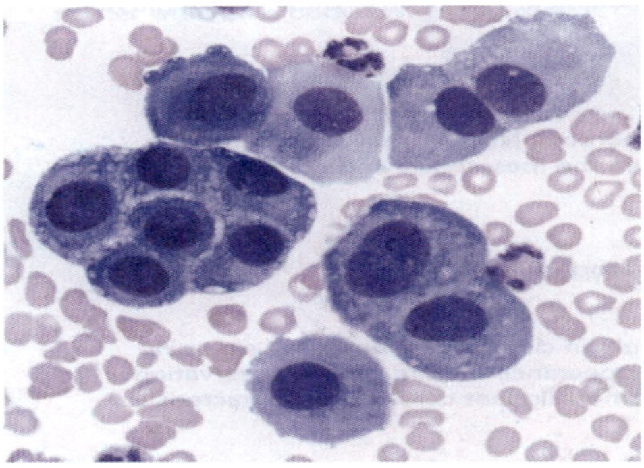

① 림프구　　② 암세포
③ 단핵구　　④ 중피세포
⑤ 염증세포

48. 흉막액에서 관찰되는 아래 보이는 세포는 무엇인가? (국시22)

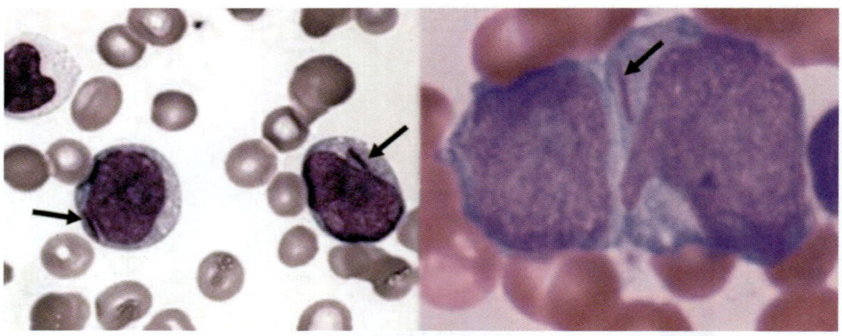

① Barr body
② Auer body
③ Döhle body
④ Heinz body
⑤ Russell's body

47. ④　　48. ②

49. 화살표가 가리키는 세포와 관련 있는 질환은? (국시22)

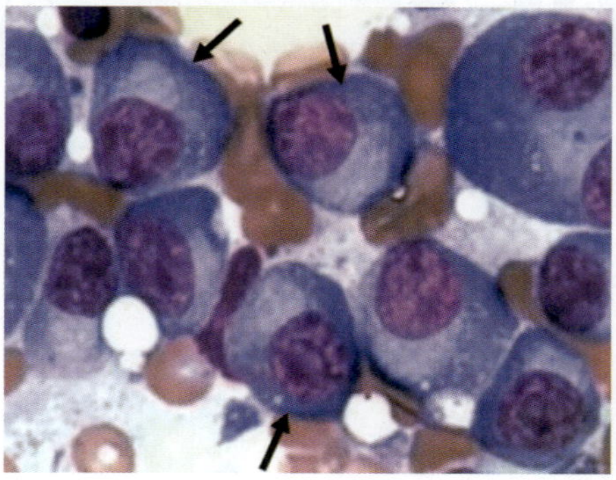

① 다발골수종(multiple myeloma)
② 급성적백혈병(acute erythroleukemia)
③ 만성림프구백혈병(chronic lymphocytic leukemia)
④ 급성전골수구백혈병(acute promyelocytic leukemia)
⑤ 급성골수단핵구백혈병(acute myelomonocytic leukemia)

50. 만성골수구백혈병과 백혈병모양반응 질환을 감별하기 위한 염색으로, 사진과 같이 점수를 산정하여 진단에 활용 하는 염색은? (국시22)

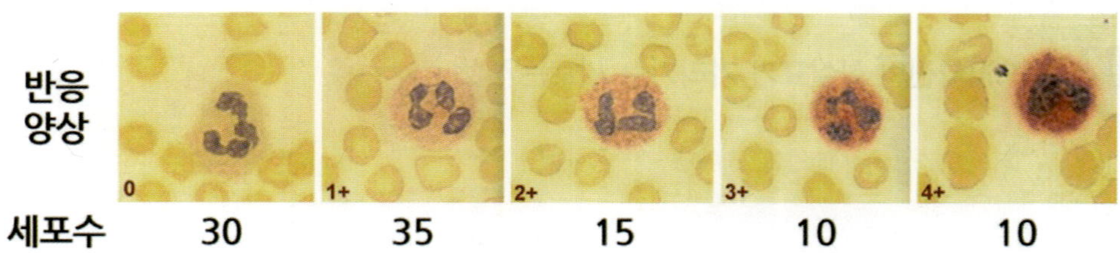

① SBB (Sudan black B)
② ACP (acid phosphatase)
③ PAS (periodic acid schiff)
④ NSE (non-specific esterase)
⑤ LAP (leukocyte alkaline phosphatase)

49. ① 50. ⑤

3 거핵세포계 및 지혈

01. 아래 사진은 골수 도말표본인데, 화살표가 가리키는 세포는?

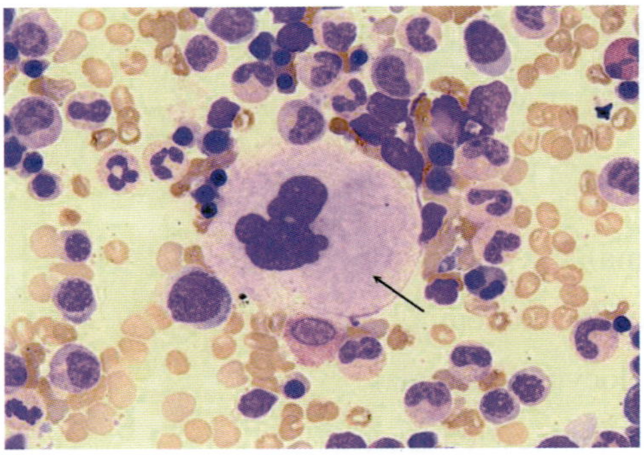

① Monoblast
② Myeloblast
③ Lymphoblast
④ Pronormoblast
⑤ Megakaryocyte

02. 아래 사진의 화살표가 가리키는 세포는?

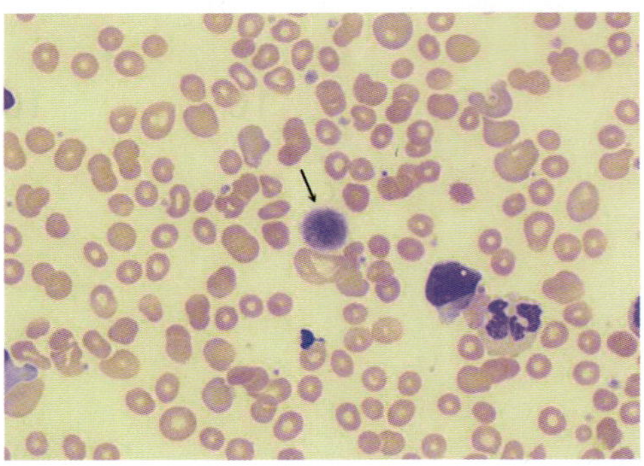

① 림프구
② 거적혈구
③ 압좌세포
④ 거대혈소판
⑤ 다염적혈구

01. ⑤ 02. ④

03. 이 현상으로 CBC 검사에 오류가 발생되었을 때 적절한 조치는?

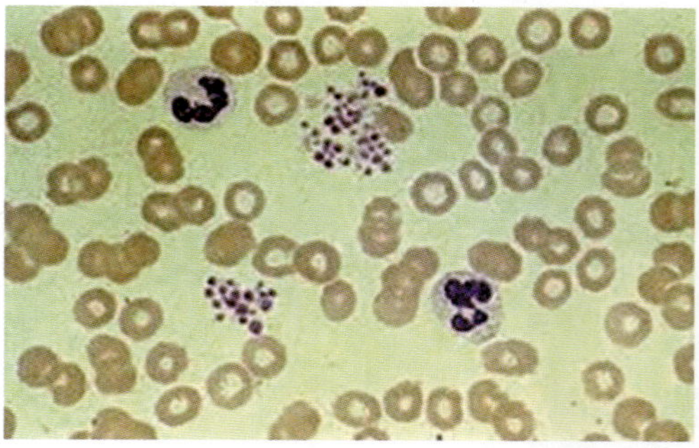

① 30분 가온 후 재검한다.
② 생리식염수를 첨가한다.
③ 충분히 혼합하여 검사한다.
④ 항응고제 사용량을 늘린다.
⑤ citrate 항응고제로 재채혈한다.

04. 말초혈액 도말 표본에서 화살표와 같은 현상이 관찰되었다. 해결 방법은? 국시20

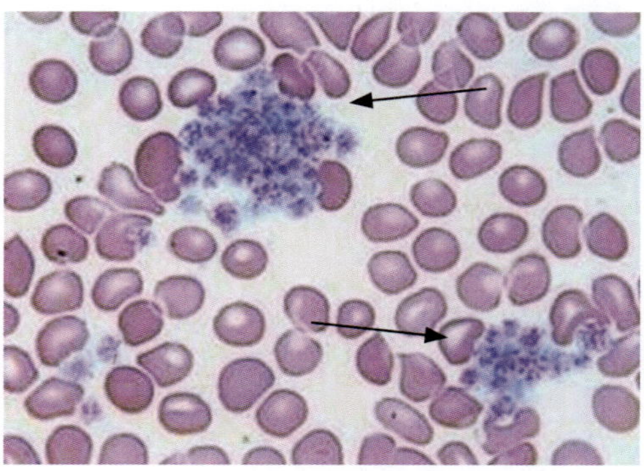

① 항응고제 사용량을 늘린다.
② 생리식염수로 1 : 1 희석한다.
③ 알부민(albumin)을 첨가한다.
④ 37℃ 항온수조에서 가온한다.
⑤ 구연산나트륨(sodium citrate) 채혈관에 재채혈한다.

03. ⑤ 04. ⑤

05. 아래 사진에서 보이는 현상을 일으키는 항응고제는?

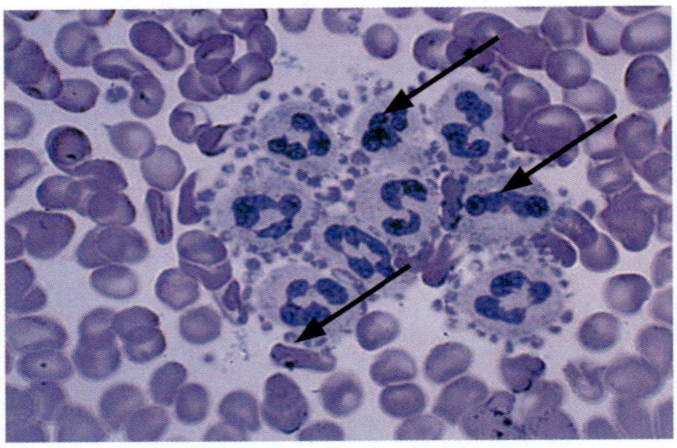

① EDTA
② Oxalate
③ Heparin
④ Sodium citrate
⑤ Sodium fluoride

06. 다음 화살표가 가리키는 세포가 증가하였다. 의심되는 질환은?

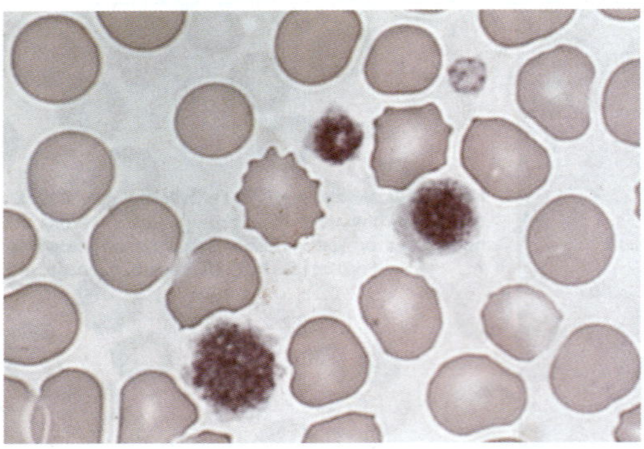

① 혈우병
② 아스피린 복용
③ 폰빌레블란드병
④ 버나드-숼리에 증후군
⑤ 글란츠만 혈소판무력증

05. ① 06. ④

07. 아래 사진과 같이 혈소판과 응고인자가 소모되며, 혈전분해산물이 혈중에 증가하는 복합 혈전성질환은?

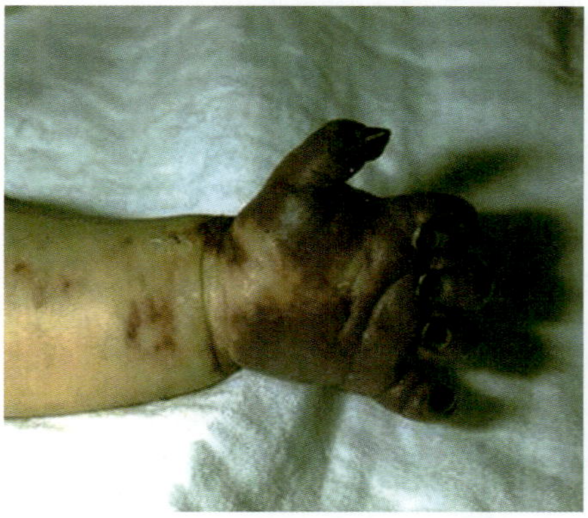

① 괴혈병
② 혈우병 A
③ 파종혈관내 응고증(DIC)
④ Bernard-Soulier syndrome
⑤ 특발혈소판감소성 자반증(ITP)

08. 귓불을 천자하여 여과지를 이용한 검사는? 국시21

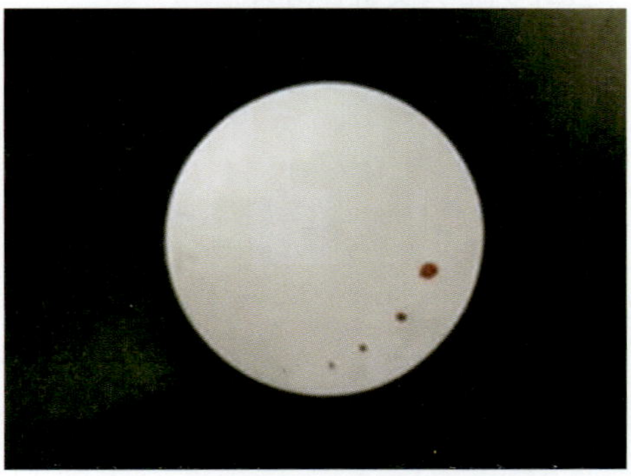

① 응고시간 검사
② 출혈시간 검사
③ 혈병수축능 검사
④ 섬유소용해계 검사
⑤ 혈액응고 IX인자 검사

07. ③ 08. ②

09. 다음은 혈소판 응집능 검사결과이다. 예상되는 질환은?

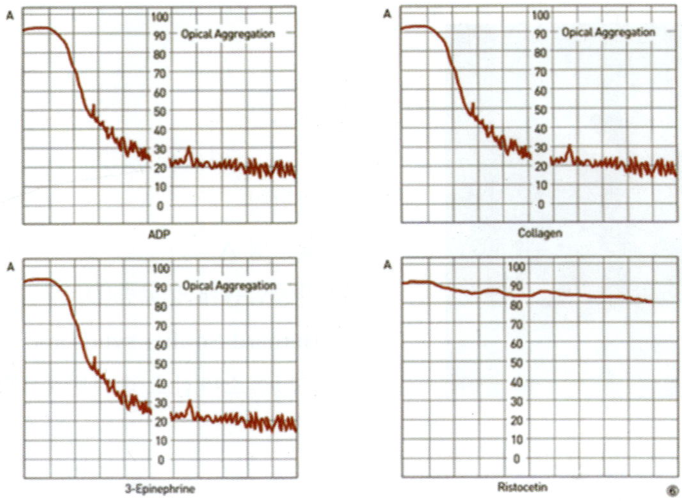

① 혈우병 A
② 혈우병 B
③ 폰빌레브란드병
④ 글란츠만 혈소판무력증
⑤ 발작야간혈색소뇨증(PNH)

09. ③

10. 아래 그림에서 von Willebrand disease의 혈소판응집능 결과를 보여주는 것은?

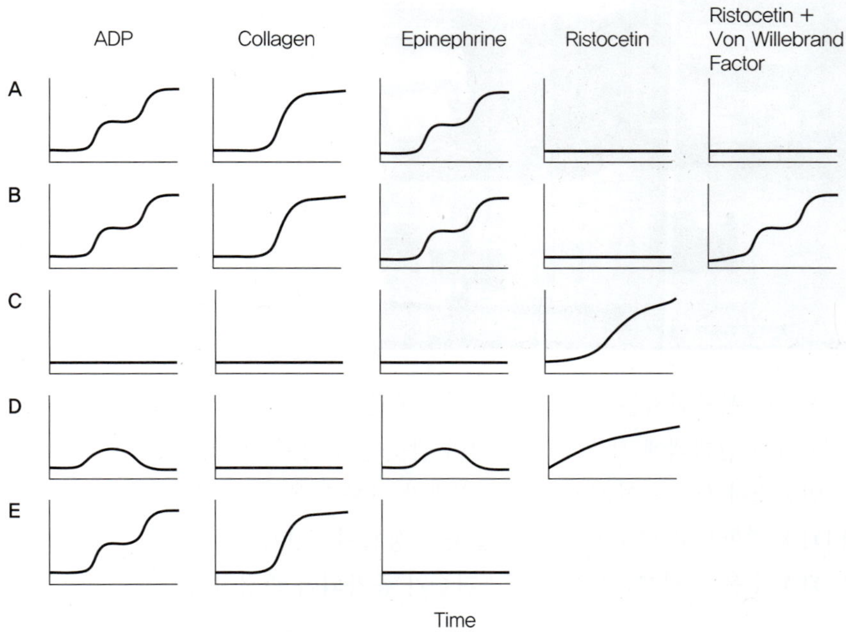

① A ② B

③ C ④ D

⑤ E

11. 다음은 자동혈액장비이다. 혈소판 수를 측정할 때 발생되는 가장 흔한 문제는?

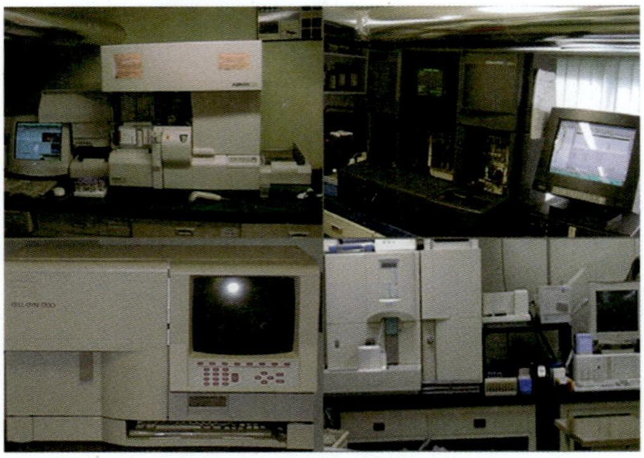

① 아스피린 복용환자는 정확한 결과가 측정된다.
② 혈소판이 염색액에 잘 염색되지 않아 잘못 측정될 수 있다.
③ 구연산소다 항응고제를 사용하면 결과가 잘못 나올 수 있다.
④ EDTA 영향으로 혈소판 결과가 잘못 측정될 수 있다.
⑤ EDTA의 응집 억제작용으로 혈소판수가 증가되어 측정될 수 있다.

12. 아래 사진의 표는 Prothrombin time 결과를 판독하는 chart인데 어느 결과를 보고하기 위한 것인가?

	International Sensitivity Index(ISI)																				
	1.0	1.1	1.2	1.3	1.4	1.5	1.6	1.7	1.8	1.9	2.0	2.1	2.2	2.3	2.4	2.5	2.6	2.7	2.8	2.9	3.0
1.0	1.0	1.0	1.0	1.0	1.0	1.0	1.0	1.0	1.0	1.0	1.0	1.0	1.0	1.0	1.0	1.0	1.0	1.0	1.0	1.0	1.0
1.1	1.1	1.1	1.1	1.1	1.1	1.2	1.2	1.2	1.2	1.2	1.2	1.2	1.2	1.2	1.3	1.3	1.3	1.3	1.3	1.3	1.3
1.2	1.2	1.2	1.2	1.3	1.3	1.3	1.3	1.4	1.4	1.4	1.4	1.5	1.5	1.5	1.5	1.6	1.6	1.6	1.7	1.7	1.7
1.3	1.3	1.3	1.4	1.4	1.4	1.5	1.5	1.6	1.6	1.6	1.7	1.7	1.8	1.8	1.9	1.9	2.0	2.0	2.1	2.1	2.2
1.4	1.4	1.4	1.5	1.5	1.6	1.7	1.7	1.8	1.8	1.9	2.0	2.0	2.1	2.2	2.2	2.3	2.4	2.5	2.6	2.7	2.7
1.5	1.5	1.6	1.6	1.7	1.8	1.8	1.9	2.0	2.1	2.2	2.3	2.3	2.4	2.5	2.6	2.8	2.9	3.0	3.1	3.2	3.4
1.6	1.6	1.7	1.8	1.8	1.9	2.0	2.1	2.2	2.3	2.4	2.6	2.7	2.8	2.9	3.1	3.2	3.4	3.6	3.7	3.9	4.1
1.7	1.7	1.8	1.9	2.0	2.1	2.2	2.3	2.5	2.6	2.7	2.9	3.0	3.2	3.4	3.6	3.8	4.0	4.2	4.4	4.7	4.9
1.8	1.8	1.9	2.0	2.1	2.3	2.4	2.6	2.7	2.9	3.1	3.2	3.4	3.6	3.9	4.1	4.3	4.6	4.9	5.2	5.5	5.8
1.9	1.9	2.0	2.2	2.3	2.5	2.6	2.8	3.0	3.2	3.4	3.6	3.8	4.1	4.4	4.7	5.0	5.3	5.7	6.0		
2.0	2.0	2.1	2.3	2.5	2.6	2.8	3.0	3.2	3.5	3.7	4.0	4.3	4.6	4.9	5.3	5.7					

① INR ② Ratio
③ Second ④ % Activity
⑤ Second와 %

11. ④ 12. ①

13. 아래의 차트를 이용하여 판독해야 하는 환자는?

Thromboplastin C Plus
ISI Values
Lot No. **537029**

Thromboplastina C Plus
Valores ISI
No. de lote **537029**

INR Conversion Table
Tabla de Conversion INR

Patient PT-Ratio Cociente (R) TP del Paciente	ISI 1.1	ISI 1.2	ISI 1.3	ISI 1.4	ISI 1.5	ISI 1.6	ISI 1.7	ISI 1.8	ISI 1.9	ISI 2.0	ISI 2.1	ISI 2.2	ISI 2.3	ISI 2.4	ISI 2.5	ISI 2.6	ISI 2.7	ISI 2.8	ISI 2.9
1.0	1.00	1.00	1.00	1.00	1.00	1.00	1.00	1.00	1.00	1.00	1.00	1.00	1.00	1.00	1.00	1.00	1.00	1.00	1.00
1.1	1.11	1.12	1.13	1.14	1.15	1.16	1.18	1.19	1.20	1.21	1.22	1.23	1.25	1.26	1.27	1.28	1.29	1.31	1.32
1.2	1.22	1.24	1.27	1.29	1.31	1.34	1.36	1.39	1.41	1.44	1.47	1.49	1.52	1.55	1.58	1.61	1.64	1.67	1.70
1.3	1.33	1.37	1.41	1.44	1.48	1.52	1.56	1.60	1.65	1.69	1.73	1.78	1.83	1.88	1.93	1.98	2.03	2.08	2.14
1.4	1.45	1.50	1.55	1.60	1.66	1.71	1.77	1.83	1.90	1.96	2.03	2.10	2.17	2.24	2.32	2.40	2.48	2.57	2.65
1.5	1.56	1.63	1.69	1.76	1.84	1.91	1.99	2.07	2.16	2.25	2.34	2.44	2.54	2.65	2.76	2.87	2.99	3.11	3.24
1.6	1.68	1.76	1.84	1.93	2.02	2.12	2.22	2.33	2.44	2.56	2.68	2.81	2.95	3.09	3.24	3.39	3.56	3.73	3.91
1.7	1.79	1.89	1.99	2.10	2.22	2.34	2.46	2.60	2.74	2.89	3.05	3.21	3.39	3.57	3.77	3.97	4.19	4.42	4.66
1.8	1.91	2.02	2.15	2.28	2.41	2.56	2.72	2.88	3.06	3.24	3.44	3.64	3.86	4.10	4.35	4.61	4.89	5.19	5.50
1.9	2.03	2.16	2.30	2.46	2.62	2.79	2.98	3.18	3.39	3.61	3.85	4.10	4.38	4.67	4.98	5.31	5.66	6.03	6.43
2.0	2.14	2.30	2.46	2.64	2.83	3.03	3.25	3.48	3.73	4.00	4.29	4.59	4.92	5.28	5.66	6.06	6.50	6.96	7.46
2.1	2.26	2.44	2.62	2.83	3.04	3.28	3.53	3.80	4.09	4.41	4.75	5.12	5.51	5.93	6.39	6.88	7.41	7.98	8.60
2.2	2.38	2.58	2.79	3.02	3.26	3.53	3.82	4.13	4.47	4.84	5.24	5.67	6.13	6.63	7.18	7.77	8.41	9.09	9.84

① 혈우병 환자
② 혈소판무력증 환자
③ Warfarin 투여 환자
④ 비타민 K 결핍증 환자
⑤ von Willebrand 질환 환자

•••
건강 성인의 INR 참고치는 0.9~1.3이며 Warfarin 치료 시에는 2.0~3.0의 범위를 유지하도록 한다.

13. ③

14. 아래 그림이 설명하는 것은?

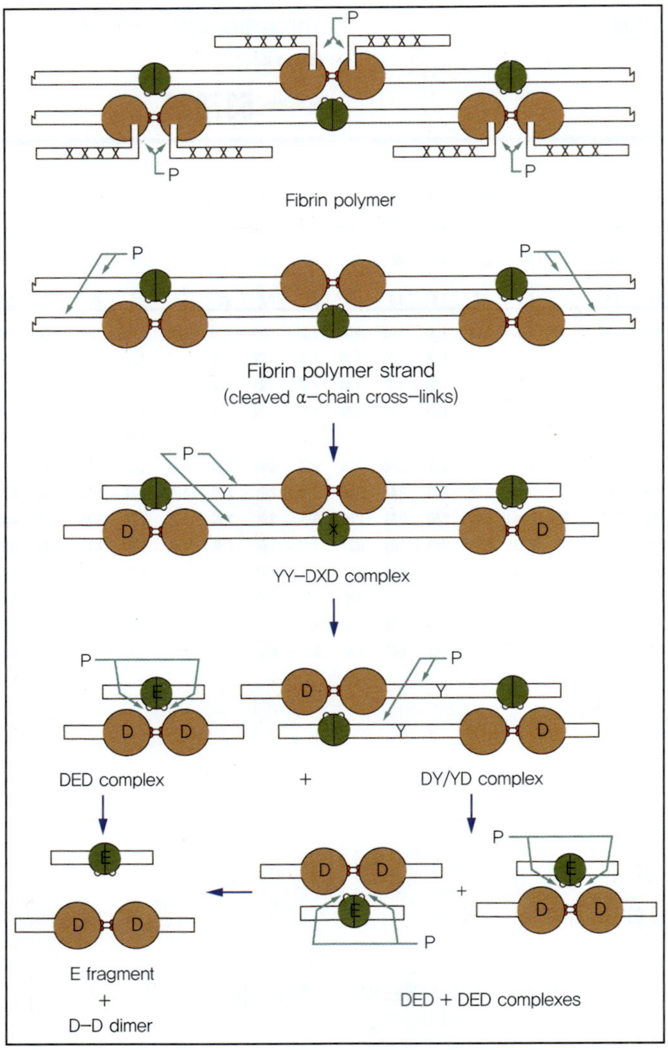

① 항응고기전 과정
② 섬유소 용해과정
③ 혈액응고 내인계 과정
④ 혈액응고 외인계 과정
⑤ 순환 응혈소 분해과정

14. ②

15. 혈소판 기능 검사 장비이다. 측정하는 혈소판의 기능은? (국시20)

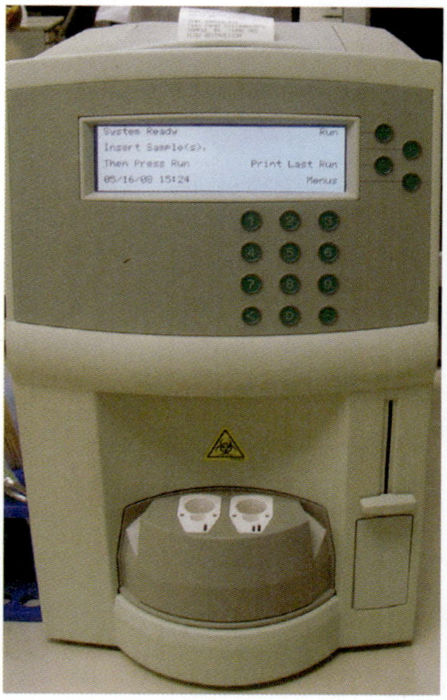

① 부유능
② 분해능
③ 응집능
④ 용해능
⑤ 흡수능

16. 응고인자 검사 결과이다. 추정되는 질환은? (국시20)

응고인자	활성도(%)	참고범위(%)
V	130	50.0~150
VII	102	50.0~150
VIII	2.0	50.0~150
IX	88.2	50.0~150
X	95.4	50.0~150

① 혈우병 A
② 혈우병 B
③ 혈우병 C
④ 비타민K 결핍증
⑤ 파종혈관내응고증

15. ③ 16. ①

17. 혈액 도말 표본에서 화살표가 가리키는 혈소판 응집이 관찰되었을 때 해결방법은?
(국시21)

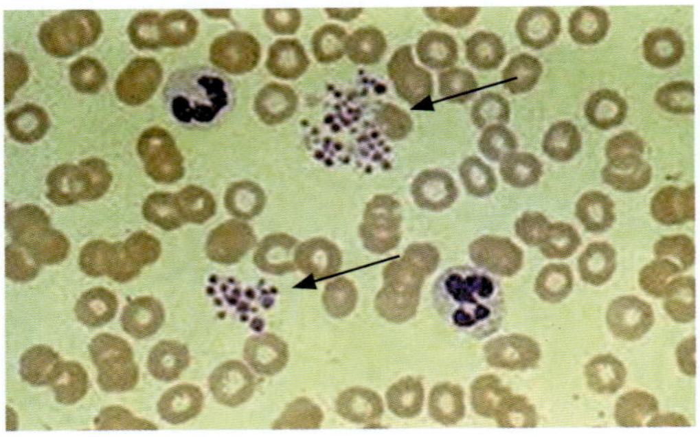

① 항온수조에 가온한다.
② 항응고제 사용량을 줄인다.
③ 검체를 부드럽게 혼합한다.
④ 혈장을 생리식염수로 대체한다.
⑤ 항응고제를 sodium citrate로 교체한다.

18. 혈액응고 검사를 위한 검체의 적혈구용적률이 정상에 비해 증가한 경우 해결방법은?
(국시21)

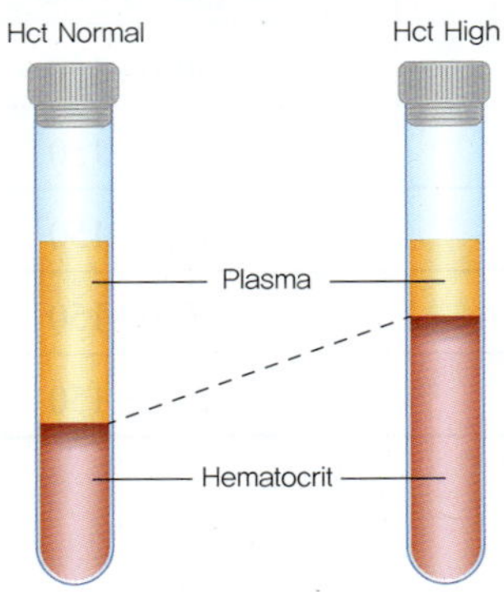

① 항응고제량을 줄인다.
② 식염수로 1 : 1 희석한다.
③ EDTA 항응고제를 사용한다.
④ 다른 용기에 혈장을 덜어서 검사한다.
⑤ 채혈바늘을 19~21게이지로 사용한다.

17. ⑤ 18. ①

19. 경구용 항응고제(와파린) 모니터링을 위한 혈액 응고검사 시약이다. 이 시약을 사용하는 검사는? (국시21)

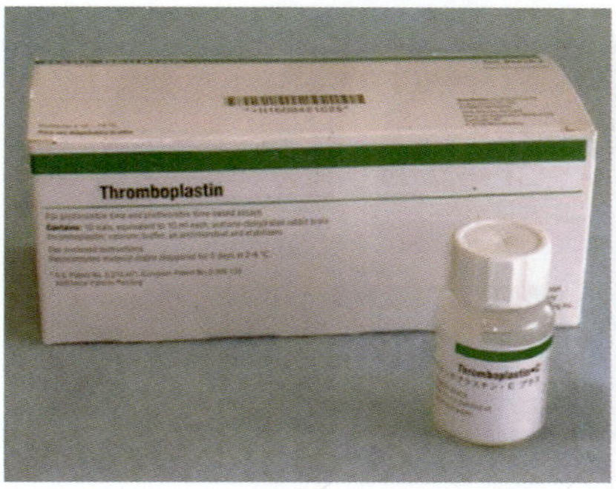

① TT (thrombin time)
② PT (prothrombin time)
③ AT-III (antithrombin-III)
④ FDP (fibrinogen degradation product)
⑤ aPTT (activated partial thromboplastin time)

20. 그림의 혈장혼합검사(mixing test)를 해야 하는 경우는? (국시22)

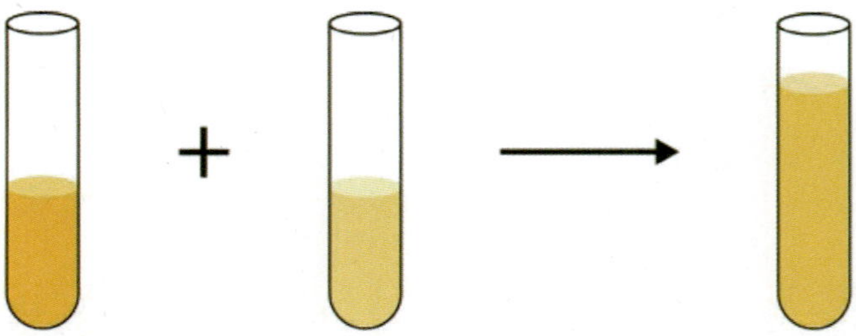

① aPTT 연장
② FDP 증가
③ 혈병수축능 불량
④ 출혈시간(BT) 연장
⑤ 혈소판응집능 불량

19. ② 20. ①

21. 사진의 장비를 이용한 결과 PT 연장, aPTT 정상 이다. 결핍이 의심되는 응고인자는?
(국시22)

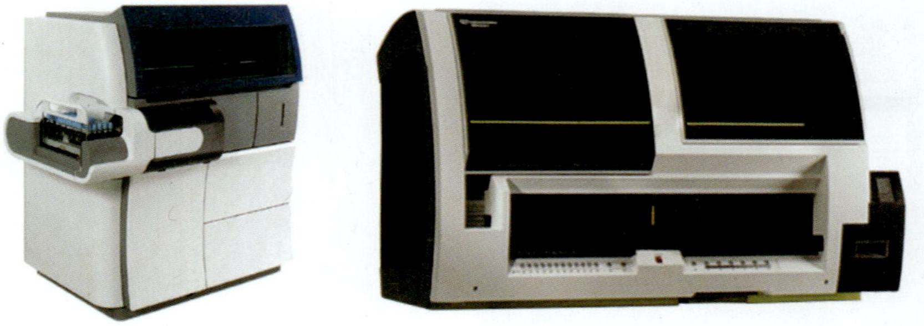

① VII (proconvertin)
② VIII (antihemophilic factor A)
③ IX (antihemophilic factor B)
④ XI (plasma thromboplastin antecedent)
⑤ XII (Hageman factor)

21. ①

4 기타 검사

01. 이 도말표본의 결과 보고에 사용되는 것은?

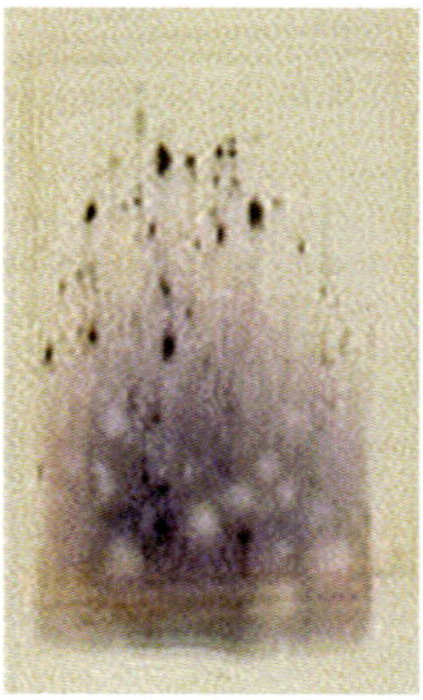

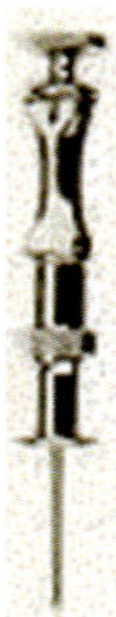

① M : E ratio
② C : T ratio
③ N : C ratio
④ M : L ratio
⑤ P : M ratio

02. 혈액학적 검사에 필요한 기구이다. 사용 목적은? (국시20)

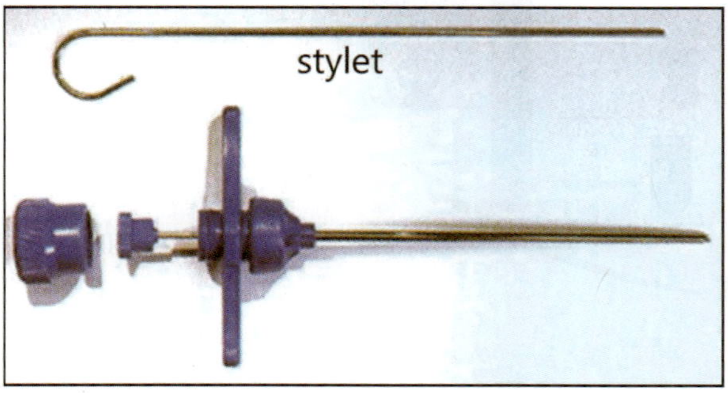

① 골수천자
② 정맥채혈
③ 동맥혈천자
④ 모세혈관채혈
⑤ 혈소판 점착능 검사

01. ① 02. ①

03. 보이는 염색체 이상은?

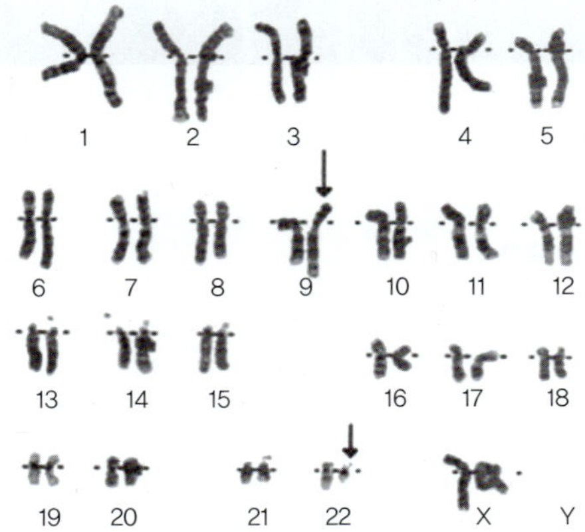

The abnormality seen by Nowell & Hungerford of chromosome22,
Now known as the Philadelphia Chromosome.

① 전좌
② 중복
③ 결실
④ 등완
⑤ 삽입

04. 아래 그림의 BCR-ABL fusion gene이 나타나는 질환은?

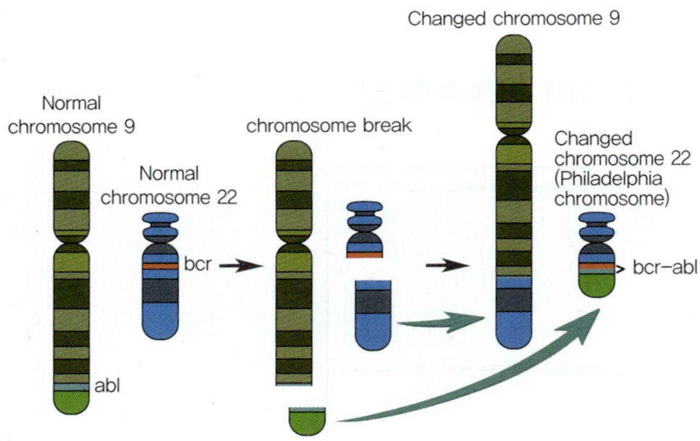

① AML-M3
② 재생불량빈혈
③ 만성 골수성 백혈병
④ 만성 림프성 백혈병
⑤ Hairy cell leukemia

03. ① 04. ③

05. 아래 사진의 염색체의 구조적인 이상 중 가장 빈도가 높은 것은?

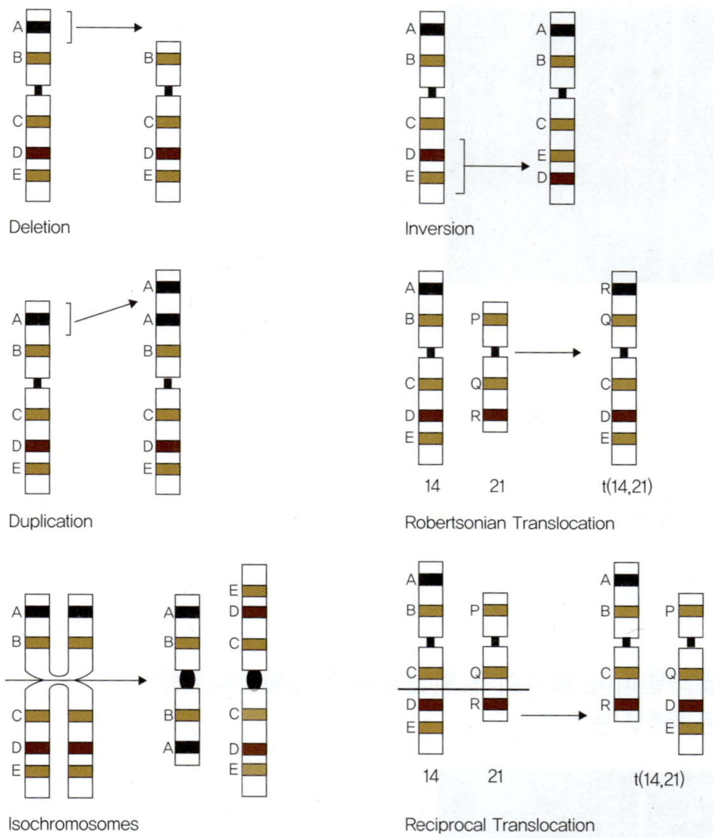

① Deletion
② Inversion
③ Duplication
④ Translocation
⑤ Isochromosomes

05. ④

06. 이 사진은 어느 검사법의 결과인가?

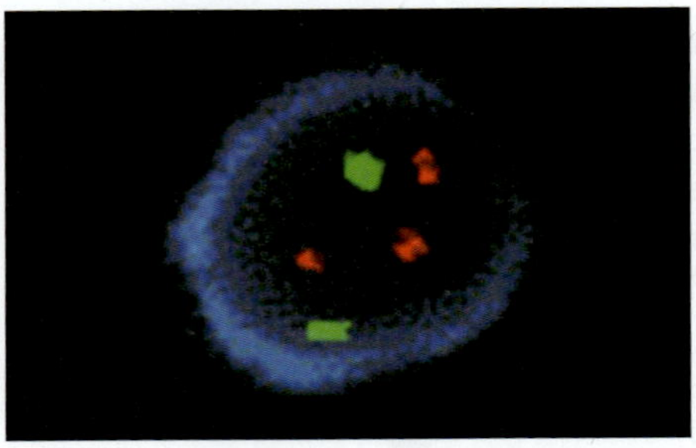

① FISH
② PFA 100
③ G banding
④ Factor assay
⑤ FCM(유세포 분석기)

07. 핵형검사에서 필라델피아 염색체가 확인되어 형광제자리부합법(FISH) 검사를 한 결과이다. 관련된 유전자는? 국시20

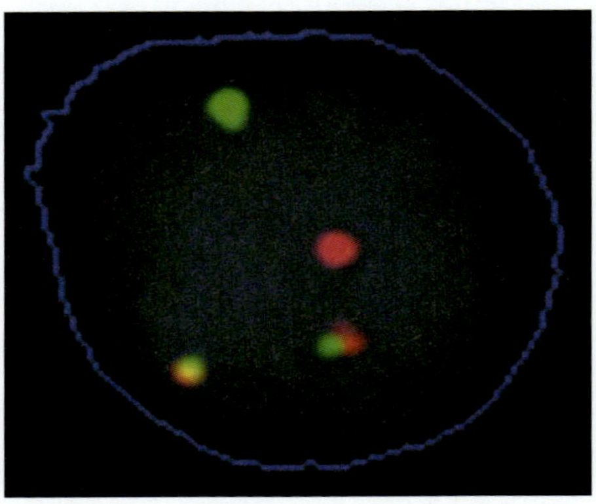

① MYC /IGH
② BCR /ABL
③ PML /RARA
④ RPN1 /EVI1
⑤ RUNX1 /RUNX1T1

06. ① 07. ②

08. 아래 그림은 유세포 분석 결과이다. 어떤 질환을 확인하기 위한 것인가?

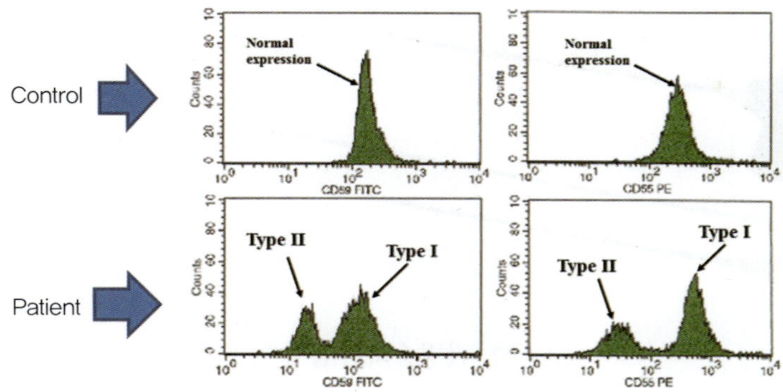

① 악성빈혈
② 낫적혈구증
③ 유전구형적혈구증
④ 발작 야간 혈색소뇨증(PNH)
⑤ 발작 한냉 혈색소뇨증(PCH)

09. 아래 사진의 기구를 사용하는 용도는 무엇인가?

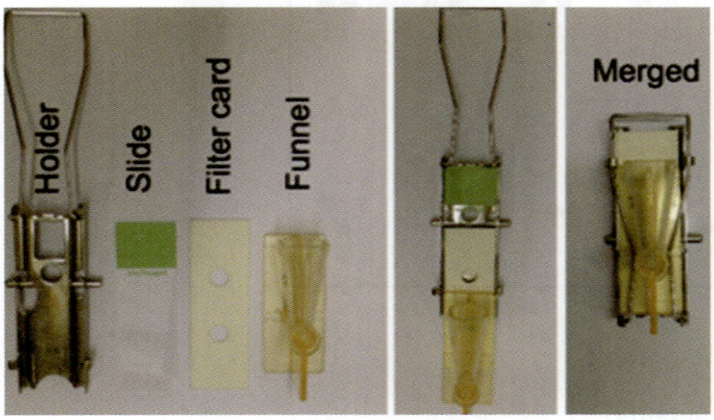

① 적혈구 수 산정 ② 혈소판 수 산정
③ 적혈구 형태감별 ④ 혈소판 형태감별
⑤ 체액세포 형태감별

08. ④ 09. ⑤

10. 사진의 기구를 사용하는 검사는? (국시22)

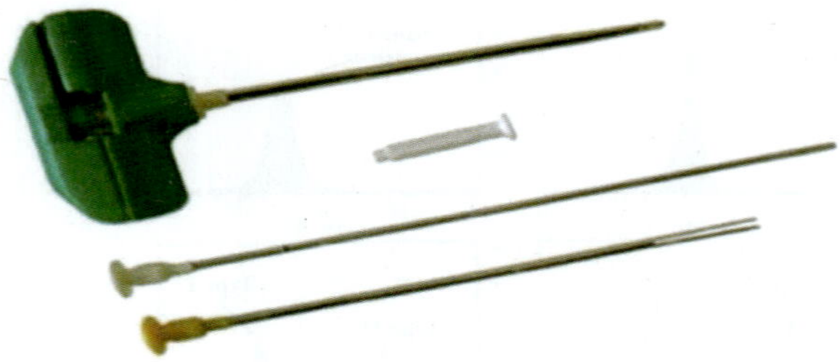

① 골수검사
② 혈병수축능검사
③ 삼투취약성검사
④ 혈소판응집능검사
⑤ 모세관취약성검사

11. 염색체 검사 결과이다. 관련 있는 질환은? (국시22)

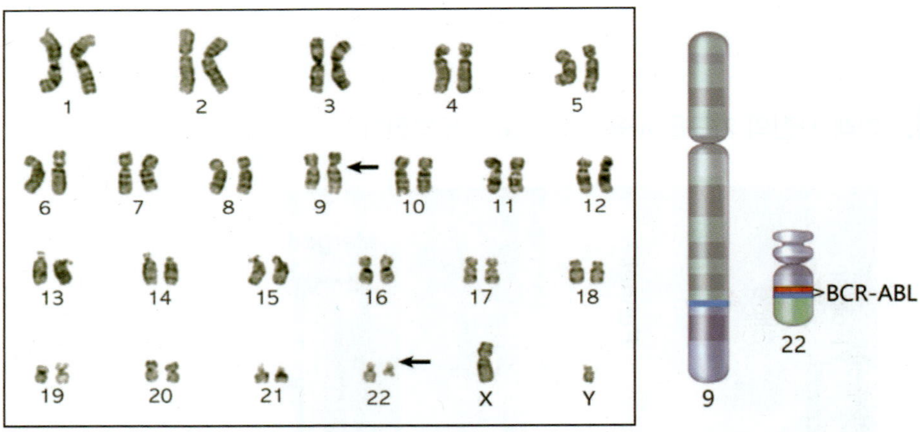

① 다발골수종(multiple myeloma)
② 재생불량빈혈(aplastic anemia)
③ 악성림프종(malignant lymphoma)
④ 골수형성이상증후군(myelodysplastic syndrome)
⑤ 만성골수구백혈병(chronic myelocytic leukemia)

10. ① 11. ⑤

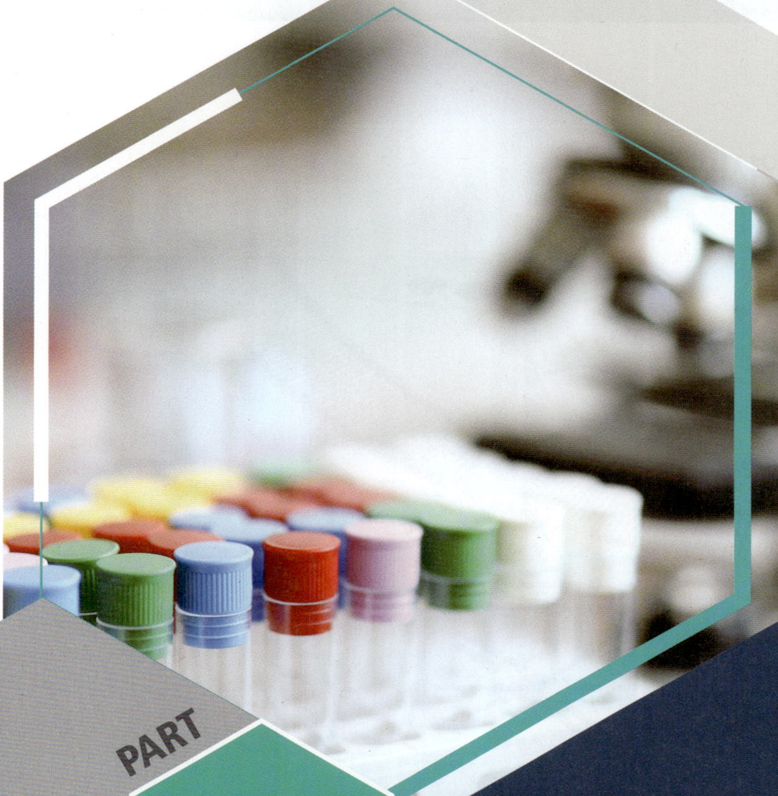

PART 4

수혈학 요점정리

1. 수혈학
2. 수혈학 검사

1 수혈학

1 수혈의 역사와 현황

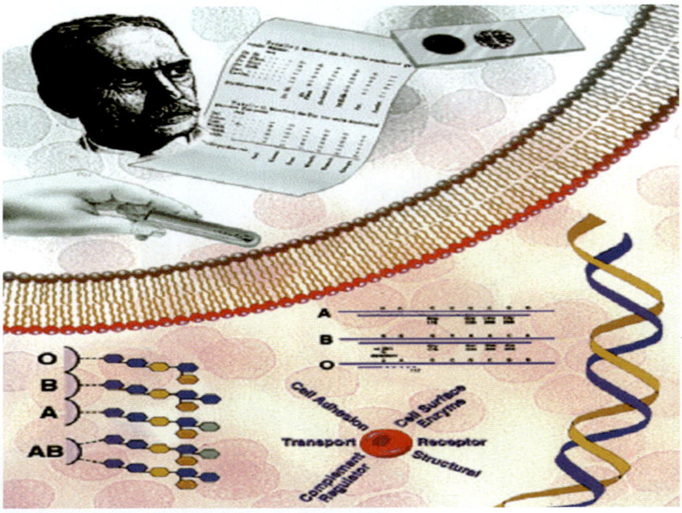

1) 혈액형의 발견

- 1901년 Karl Landsteiner : A, B, O 분류
- 1902년 Von Decastello와 Sturli : AB 분류
- 1940년 Levine과 Wiener : Rh 발견

2) 혈액형의 분포와 현황(헌혈자 통계 기준)

- A형 : 34%, O형 : 28%, B형 : 27%, AB형 : 11%
- Rh 양성 : 99.6%, Rh 음성 : 0.4%
- 현재 수혈은 혈액제제와 성분수혈이 대부분을 차지

2 면역혈액학

1) 항원(Antigen)

적혈구막 응집원(Agglutinogen), 신생아 항원 표현양은 성인에 비해 부족

(1) 적혈구 항원 : 적혈구 세포막에 있는 화학적 분자 물질

(2) 적혈구 표면은 이중 지질막(Bilipid membrane) 분자로 구성되어 있다.

(3) 당지질(Glycolipid): ABH 항원의 화학적 분자 물질로 올리고당이 세포막에 결합한 형태로 IgM class의 항체 자극에 의해 생산된다.

(4) 당단백(Glycoprotein): Rh, Kell, Duffy 등의 항원으로 올리고당이 단백 구조에 결합한 형태로 IgG 항체 자극에 의해 생산된다.

2) 항체(Antibody)

동종 응집소(Isoagglutinin), 혈장이나 체액에 존재하는 특수 면역글로불린. 신생아에는 없으며, 생후 3~4개월 이후에 출현

→ 자가 혈구 응집소(Autoaggltinin) : 동일인의 적혈구를 응집시킬 수 있는 응집소

(1) 항체생성 원인에 의한 분류

ⓐ 동종항체(Isoantibody) : 동일종에서 얻은 항원 자극에 의해 생성된 항체. 정상동종항체/ 면역동종항체

ⓑ 자가항체(Autoantibody) : 자기자신의 세포(cells)와 조직에 대하여 생체 내에서 생산된 항체이며, 자가면역질환(autoimmune dissease)과 관계된 항체

(2) 실험적 특성과 발생에 따른 항체의 종류

ⓐ 자연항체(Natural antibody) : 뚜렷한 항원 자극 없이 나타난 항체, 태어날 때부터 갖고 있는 항체로 anti-A나 anti-B와 같은 항체

ⓑ 면역항체(Immune antibody) : 다른 기전에 의한 항원자극으로 생성된 항체, anti-Rh

ⓒ 온난항체(Warm antibody) : 37℃의 온도에서 가장 잘 반응하는 항체

ⓓ 한랭항체(Cold antibody) : 4~10℃ 온도와 같은 저온에서 가장 잘반응하는 항체

(3) 반응태도에 의한 분류

ⓐ 완전항체(Complete antibody) : 식염수 매질(medium) 중에서 응집을 일으킬 수 있는 항체

ⓑ 불완전항체(Cold antibody) : 식염수 매질 중에서는 응집을 일으키지 못하며 고농도의 알부민을 가해줘야 응집을 일으키는 항체

→ 불완전항체가 식염수 매질속의 적혈구를 응집시키지 못하는 이유

㉠ 적혈구 표면의 항원 결정 물질의 위치와 수 및 운동성

㉡ 항체분자의 크기와 구조

㉢ 이 반응과 관련된 정전기의 힘 등에서 오는 결과로 인한 것으로 인정

성상	Ig G	Ig M
분류항체	anti-Rh, Duffy, Kidd, Kell.S:s, Diego	anti-A, B, H : 규칙 항체 anti-I, P, M, N, Le, Lu : 불규칙 항체
반응증강제	알부민, 효소, 쿰스, LISS, PEG 등	생리 식염수 등
온도	37℃	4~10℃, 20~25℃
태반통과	가능	불가능
적혈구 응집	불완전 항체	완전항체

3) 용혈소(Hemolysin)

응집소와 같으나 그 작용이 적혈구를 용혈시키는 항체

4) 보체

(1) 활성화 단계 : C142356789, 면역혈청 중 항체와 협동작업으로 용혈 또는 용균 반응을 일으키는 활성물질로 C_1에서 C_9까지 존재

(2) 기능 : 세포 용해작용, 옵소닌 작용, 염증반응의 활성화 작용, 면역복합체 제거 기능

(3) 열에 대하여 아주 약하며 용혈소 같은 항체가 항원을 감작시키면 이에 흡착되어 비특이적으로 항원·항체반응에 보조역할을 하는 것이다.

(4) 56℃에 30분 동안 가열하는 비동화 과정에서 완전히 파괴된다. 4℃에서는 1~2일 보존되며 –50℃에 냉동하면 2개월 동안 보존이 가능하다.

(5) Heparin이나 EDTA는 항보체작용이 있으므로 이런 항응고제로 처리한 Plasma 는 혈청반응에 쓸 수 없다.

(6) 보체의 고전적 경로와 부경로에 의한 활성화의 비교

	고전적 경로	부경로
활성화 항체	IgM, IgG	IgA, IgE
활성부위	Fc	Fc
C1, 4, 2의 참가 여부	예	아니오
C3~9의 참가 여부	예	예
활성화 속도	빠름	늦음
2가 양이온 필요성	Ca^{2+}, Mg^{2+}	
화학주성 및 옵소닌 활성 여부	예	예

❸ 직접 응집반응의 영향 조건

1) Ag-Ab의 농도와 비율 : Prozone 즉, 항체가 조금 더 많은 경우 결합력이 증가된다.
2) 항원밀도
3) 온도 37℃
4) pH 7.4
5) 항온 방치 시간
6) 면역 글로불린 종류
7) 이온강도
8) 정전기적 반발작용

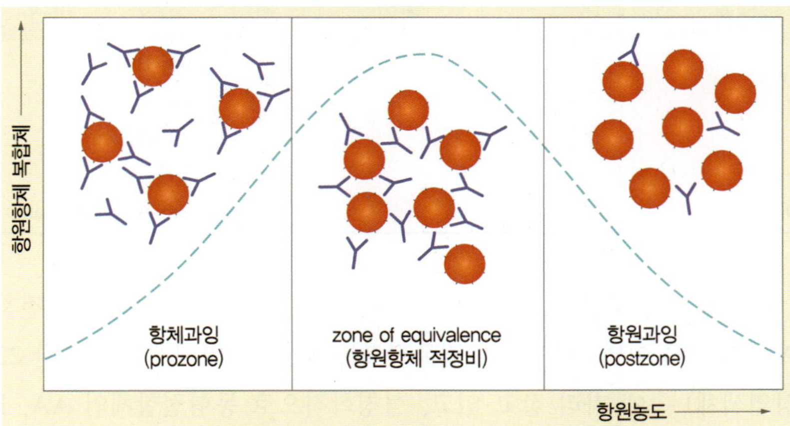

항원과 항체의 비율에 따른 반응강도

※ 응집반응의 분류

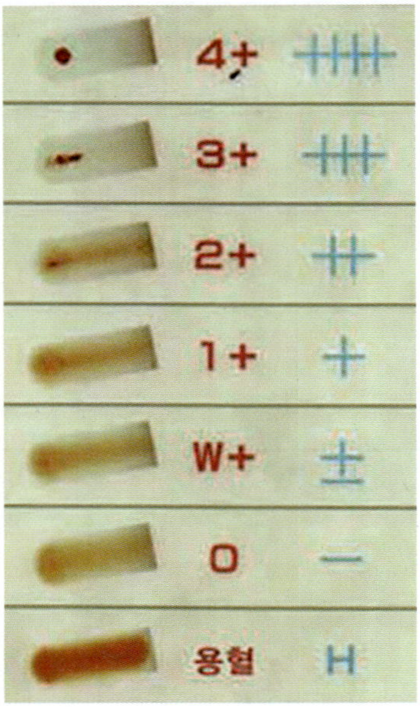

응집반응

4+(++++) : 육안상 하나의 응집괴가 있고 배경은 선명하다.

3+(+++) : 육안상 여러 개의 큰 응집들이 있고 배경은 선명하다.

2+(++) : 육안상 크고 작은 응집들이 보이며 배경은 선명하다.

1+(+) : 육안상 작은 응집들이 보이며 배경은 reddish

$+^w$(±) : 육안 및 현미경상 부분적으로 작은 응집이 있는 것 배경은 reddish(극히 미세한 응집)

O(−) : 육안 및 현미경상 응집이 없는 것

용혈(H) : 양성 반응으로 해석하며 그 정도에 따라 완전용혈(complete hemolysis)과 부분용혈(partial hemolysis)로 나누어 기록한다.

4 ABO 형

1) 분류 기준 : 적혈구막 항원 + 혈청내 항체가 일치할 때 → 혈구형과 혈청형 동시 실시

2) 항원 : 항원결정기의 수가 응집력 결정

3) 항체 : 생후 2~3개월부터 생산이 시작되는 자연발생 항체, Ig M으로 구성

혈액형	항원	항체
A	A, H	anti-B
B	B, H	anti-A
O	H	anti-A, anti-B
AB	A, B, H	없음
Bombay(Oh)	없음	anti-A, anti-B, anti-H

4) 유전 : 9번 염색체, 사람의 혈액형 유전자는 A, B, O 세 가지이며, 유전자의 우열관계는 A = B > O 이며, 혈액형 대립유전자는 X, Y 성염색체를 제외한 22쌍의 체염색체(상염색체) 속에 자리 잡고 있고, 혈청학적으로 동형접합체인 AA, BB, OO와 이형접합체인 AO, BO, AB와의 특성을 구분하지 못한다.

유전형(genotype)	표현형(phenotype)
AA, AO	A
BB, BO	B
AB	AB
OO	O

5) 구성과 분포

적혈구막에는 ABO 혈액형을 나타내는 적혈구 항원 결정기를 갖고 있다. 이 항원 결정기는 다당체(Polysaccharide)이며, 다당체의 말단에 결합되어 있는 당(sugar)에 의해 혈액형이 결정된다. 적혈구막과 체액 등에 넓게 분포(분비형 80%)

→ A형과 B형 결정기는 H형질로부터 합성한다.

→ ABH 항원은 glycolipid이며, Rh항원은 lipoprotein이다.

우전자	효소	항원 결정기
H	α-L-fucosyl transferase	L-fucose
A	α-3-N-acetyl-D-galactos aminyl transferase	N-acetyl-D-galactosamine
B	α-3-D-galactosyl transferase	D-galactose

5 ABO 아형

A, B, H Ag 양이 극히 적어서 정상에 비해 약한 응집 반응을 보이거나 전혀 보이지 않는 혈액형을 아형(subgroup) 또는 변이형(variants)라고 한다. 혈구형과 혈청형이 불일치를 보이는 혈액형

1) 적혈구측 원인

항원수 감소, 아형 변이형에 의한 항원성 약화, 소실, 변종, 범혈구(다응집, 세균효소작용) 응집 반응, 전이효소 활성 저하, 키메라 현상(적혈구 혼합), 획득 B형, Cis-AB, 비특이적 응집 등

2) 혈청측 원인

비예기·불규칙·자가 항체의 존재, 항체 역가 감소, anti-A, B의 증명이 어려운 경우 등

3) A_1과 A_2 의 비교

(1) 수혈과 관계가 깊은 A형, AB형들의 아형에는 A_1, A_2, A_1B, A_2B 이들 네 가지들이 중요

(2) anti - A로 검사했을 때 강한 응집반응을 나타내는 혈구는 A_1형 또는 A_1B형

(3) anti - A로 검사했을 때 약하게 또는 부분적인 응집을 보이거나 응집이 더딘 것은 A_2형, A_2B형일 가능성이 있으므로 anti-A_1 lectin, anti-H lectin으로 확인한다.

(4) 응집력은 $A_1 > A_1B > A_2 > A_2B > A_3$

	항원	항체	anti-A_1 반응성	anti-H 반응성
A_1	H + A + A_1	anti-B	4 +	0
A_2	H + A	anti-B anti-A_1(불규칙)	0	3 +

anti-A_1 lectin : *Dolichos biflorus* 추출액

anti-H lectin : *Ulex europaeus* 추출액

4) Cis AB : 유전자형 A_2B_3, 멘델 유전법칙 예외

Cis-AB형의 반응양상

Cis-AB형	혈구형검사(cell typing)					혈청형 검사 (serum typing)	
	anti-A	anti-B	anti-A, B	anti-A_1	anti-H	A cell	B cell
Cis-A_2B_3	4+	mf~2+	4+	−	3+	−/w	1~2+
Cis-A_2B	4+	4+	4+	−	2+	−/w	−
Cis-A_1B_3	4+	mf~2+	4+	4+	2+	−	1~2+

〈수혈〉

① cis AB 동형 수혈이 가장 좋다.

② O 형 세척 적혈구, 저역가 O형 적혈구

5) Bombay : 적혈구막 공통항원인 H Ag 결핍으로 A, B 항원 역시 결핍, Bombay 혈액만 수혈 가능

	O형	Oh형
항원	H Ag	−
항체	anti-A, B	anti-A, B, H

6) 분비형과 비분비형

분비형인 사람은 분비물(타액, 정액, 양수, 눈물, 위액, 땀 등)에서 수용성상태로 존재

→ A 형 – H 물질과 A형 물질을 분비

→ B 형 – H 물질과 B형 물질을 분비

→ AB형 – H 물질, A형 물질과 B형 물질을 분비

① 분비형(Secretor)의 Gene(인자)은 Se : 비분비형(Non-secretor)의 Gene(인자)은 se

② 수혈검사에서 분비형과 비분비형 검사는 일반적으로 시행 하지 않고, 타액 중의 형 물질을 검사할 때는 분비형 타액으로 검사한다.

③ Lewis 식 혈액형: Le^{a+}의 사람은 모두 비분비형이고, Lw^{b+}의 사람은 분비형에 속한다.

7) 혈구형 혈청형 불일치 시 검사 진행 순서

재채혈, 재세척, 환자 임상 정보 파악

① 혈구측 검사 : anti-A, B, AB 재검사(현미경 확인), anti-A_1–H lectin 재검사, 흡착, 해리, 직접 항글로불린 검사, 타액, 자가, 한랭 항체 검사 등

② 혈청측 검사 : 응집소가, 불규칙 항체, 자가 항체 유무, Ig 정량, 전이 효소 검사 등

③ 그 외 : 가계 조사 등

6 Rh - hr 식

1) 항원

단백으로 구성, 적혈구에만 존재, DCEce로 분류, D 항원 양성을 Rh 양성으로 표기

2) 항체

선천적으로 Rh 항체는 존재하지 않으며, 감작에 의한 면역 반응으로 생성될 수도 있음

3) 유전 : 1번 염색체

- D/d + D/d → D/D + d/d + D/d
- D/D + d/d → D/d
- D/d + d/d → D/d + d/d

① Geno type : Rh 인자 – C, D, E Hr 인자 – c, d, e

② Pheno type : 8 가지 (CDE, CDe, cDE, cDe, CdE, Cde, cdE, cde)

③ Rh 양성은 Rh 음성에 대하여 우성으로 유전한다.

④ 항 혈청 : anti − D, C, E, c, e (5가지)

D(Rho) C(rh') E(rh") d(Hro) c(hr') e(hr")

Fisher − Race 부호 : D C E d c e

Wiener 부호 : Rho, rh'......

⑤ anti-Rh(D) serum의 종류

* Rh체계에 대한 Fisher-Race와 Wiener의 부호 비교

Fisher–Race 부호		Wiener 부호		
유전자복합체	항원들	유전자	응집원	인자들
Dce	D, c, e	R^0	Rho	Rho, hr′, hr″
DCe	D, C, e	R^1	Rh_1	Rho, rh′, hr″
DcE	D, c, E	R^2	Rh_2	Rho, hr′, rh″
DCE	D, C, E	R^z	Rh_z	Rho, rh′, rh″
dce	c, e	r	rh	hr′, hr″
dCe	C, e	r′	rh′	rh′, hr″
dcE	c, E	r″	rh″	hr′, rh″
dCE	C, E	r^y	rh_y	rh′, rh″

(1) slide test(rapid test tube)용 − Monoclonal anti-D 시약(IgM, IgG 항체 혼합형, 4~8% 단백 농도 함유)

(2) Anti-D(IgM) 항체 시약 − 6% bovine albumin

ⓐ control test시 양성 반응이 있거나 연전 형성 혈구가 있을 경우 사용

ⓑ DAT 양성, 혈구에서 Rh(D) 음성 유무 검사 → 4% 단백 함유한 것으로 위양성이 없다.

(3) View box내의 온도는 45~50℃, View box위의 온도는 37~39℃에서 Rh항체는 반응이 잘된다.

4) Rh 아형 : Weak D, Partial D, Rh null, −D−/−D−, Del 등

• Weak D

유전적 조절로 인해 적혈구상 항원 결정기 수의 감소, Rh 양성이나, 항원의 수가 적어 Rh 음성으로 오인할 수 있다. Weak D가 수혈자일 경우는 Rh 음성혈을 받으며, 공혈자일경우에는 Rh 양성에게 수혈한다.

• Partial D

D항원의 질적 변화로 DⅡ형 ~ DⅦ형 까지 6개의 category와 여기에 속하지 않은 수개의 Type(DAR, DFR)으로 구분하며, 정상 D항원에 비해 질적 결손이나 감소된 것이다.

• Del형

D항원의 양이 300~400개 정도로 극히 감소된 것임.

• –D–형

바디바 혹은 D– 결손 표현형으로 명명하며, Rh주요 항원인 C/c나 E/e 항원의 결핍으로 더욱 강한 D항원 활성이 나타나며 바디바형의 여성이 임신을 하면 태아의 적혈구 항원에 따라 anti– C –c –E –e 등의 항체를 생산하게 되어 생존한 어린애를 갖기가 어렵다.

• Rh null

anti– D, –C, –c, –E, –e, –ce(f), –Ce(rh1) 혈청과 반응하지도 않을 뿐 아니라 Rh계의 모든 항혈청과도 반응하지 않는 전혀 Rh항원이 없는 혈구임.

5) Hemolytic disease of the newborn (HDN)

Rh 음성인 산모가 Rh 양성인 태아를 임신하여 출산한 경우, Rh 양성 혈구가 산모에 유입되어 모체에 Rh 항체가 생성되었을 경우, 그 후 임신하여 태아가 Rh 양성인 경우 산모의 Rh 항체가 태반을 통과하여 둘째 아이의 적혈구를 파괴하여 유산이나 사산의 반응을 보이는 질환.

예방을 위해 출산 후 72 시간 이내에 anti-Rho (RhoGAM) 주사하여 감작을 예방한다.

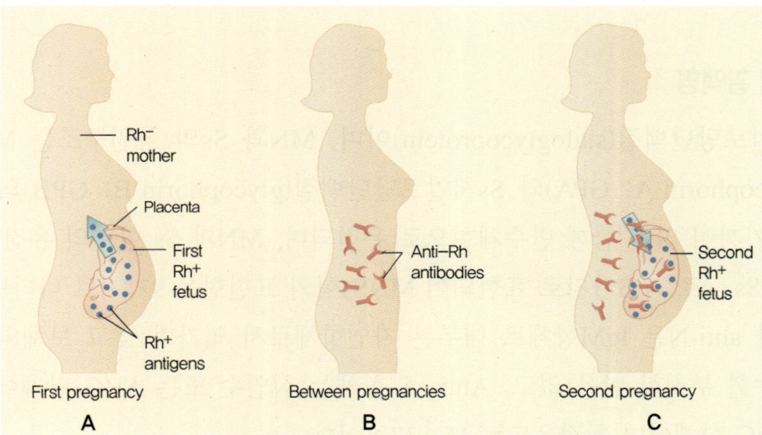

Rh 항원으로 인한 신생아용혈성질환 발생기전

신생아 용혈성질환이 발생되어, 출생 후 제대 Hb이 14 g/dL 이하이거나 생후 48시간 전 Bilirubin이 20 mg/dL 이상일 때 교환 수혈 실시하며, 이때 교차 시험은 공혈자 혈구와 산모 혈청으로 항글로불린까지 시행하여야 한다.

7 기타 혈액형

Lutheran(Lu), Lewis, Kell(K), Cellano(k), P, Duffy(Fy) Kidd(JK), I, MNSs, Xg, Diego 등

1) Lewis식 혈액형

체액(수액, 위액, 정액)으로 자기의 혈액형 물질(ABH)을 분비하는 사람(분비형, secretor)과 분비하지 않는 비분형(nonsecretor) 사람에 관계되는 혈액형이다.

- Le(a+)형은 전부가 비분형(nonsecretor)이며, Le(b+)은 분비형(secretor)이다.

2) P식 혈액형

ABO, MN형에 이어 세 번째로 발견된 혈액형으로, P형은 다시 P1형과 P2형, P형으로 구분되는데 P1형은 혈구에 P 와 P1 항원을 둘 다 갖고 있고, P2 형은 P 항원만 갖고 있어 항－P1을 생성된다.

- 자가 항－P는 발작성 한냉 혈색소뇨증(paroxysmal cold hemoglobinuria; PCH)이라고 하는 면역용혈성 빈혈과 관련 있으며, 바이러스에 감염된 어린이나 매독3기의 성인 환자에서 발견되고 Donath－Landsteiner항체로서 알려진 IgG항체이다.

3) MNSs식 혈액형

항원은 시알로당단백질(sialoglycoprotein)이며, MN과 Ss의 항원구조는 MN 시알로당단백질(glycophorin A: GPA)와 Ss시알로당단백질(glycophorin B: GPB)의 항원구조로 유사하며 가까이 있어 함께 반수체형으로 유전되며, MN과 Ss 항원의 유전양상은 M, MN, N과 S, Ss, s로 각 3가지로 표현되어 MNSs형의 표현형은 9가지로 나타난다.

- Anti-M과 anti-N은 IgM항체로 대부분 자연항체로서 역가가 낮고 보체와 결합하지 않으며 수혈 부적합 반응 없고, Anti－S 항체는 식염수 또는 AHG 단계에서 반응을 잘하는 IgG 항체이며 최적온도는 15~37℃이다.

Anti－s는 37℃에서 반응하는 온난항체(warm antibody)이고 IgG에 속하는 면역항체로써 임신이나 수혈에 의하여 생길 수가 있으며 AHG검사에서 반응을 잘하며 드물게는 태아적아구증을 일으킨다. MNSs 항체들은 효소법으로 검사하면 항원이 파괴됨으로 항체 검출이 좋지 않고, 이들 항체들은 양적효과가 있어서 MN보다 NN 유전형 혈구에서 anti－N반응이 더 강하다.

4) Ii식 혈액형

태아 적혈구는 i항원은 풍부하게 있으나 I항원은 빈약하지만 생후 18개월 동안에 차차 I항원이 증가하고 그 대신 i항원은 계속 감소된다.

- 4℃에서 비교적 저 역가(1 : 64 이하)로 작용하는 anti－I항체를 발견하는데 이 한냉자가 항체는 비교적 그 작용 온도 범위가 좁기 때문에 임상적으로는 큰 의의가 없다. 때때로 실온에서도 반응을 하기 때문에 항체선별검사나 교차시험 때에 흔하게 어려움을 야기시키는 원인이 되기는 하나, 이 항체는 비교적약하고, IgM에 속하는 자연항체이다.

5) Lutheran식 혈액형

Lu 좌위는 19번 염색체에 Se(분비자)좌위와 연결되어 있으며, H, Le 및 LW 유전자 좌위도 19번 염색체에 위치하며, Lu(a+)형은 인자형이 LuaLua의 동형접합체와 LuaLub의 이형집합체 그리고 Lu(a－)는 LubLub의 동형접합체로 구성되어있다.

- 항－Lua는 Lua항원을 가지고 있는 사람이 극소수이므로 매우 드물고, 이 항체는 대부분 IgM에 속하는 자연항체이므로 저온의 식염수 부유액(saline suspension)에서 가장 잘 반응하며 지적온도는 12~18℃ 이며, Anti－Lua 반응특성은 부분응집(mixed field agglutination)과 일부 양적효과를 보인다.

6) Kell식 혈액형

항원은 당 단백이며 적혈구 막을 구성하고 있고, 유전자 좌위는 7번 염색체에 위치해 있고, 검사 시 주의할 점은 반응증강제인 LISS시약의 첨가로 인하여 항－K와의 반응이 오히려 저하됨으로 주의를 요한다.

- Kell－Cellano 혈액형의 유전형은 KK, Kk, kk 세 가지로 분류되는데 한국인에 있어서는 K－k+형인 kk형이 100%이므로 항－K에 반응하는 혈구는 아직까지 발견되지 않았고, Kell 혈액형계의 모든 항체들은 임신이나 수혈에 의해 나타나는 경우가 많

고 이 항체들은 항상 면역항체(immune antibody)이고, IgG에 속하며 indirect anti-globulin 검사와 가장 잘 반응한다.

7) Kidd식 혈액형

Kidd항원은 JKa, JKb, JK3의 3종류가 있으며, 18번 염색체에 유전자 좌위가 있고, JK(a-b-)인 사람의 적혈구가 JKa, 또는 JKb보다 2M의 요소 용액에 저항성이 더 크며, JKaJKa 동형접합체 적혈구는 JKa JKb 이형접합체 적혈구보다 더욱 강한 항원성을 나타낸다.

- JKa와 JKb 항체들은 심한 지연성 용혈성 수혈 부작용을 일으키고 또한 신생아 용혈성 질환의 원인이 될 수 있으나 빈도가 아주 적은편이며 임상적 의의가 있는 항체들이며, 이들 항체들은 IgG에 속하며 간접 쿰스검사를 하면 이들 항체들을 예민하게 반응을 한다. 양적 효과를 나타내며 효소법에 의해 반응력이 증강되어지고 보체결합성 항체이고 시험관 내 용혈의 원인이 된다.

8) Duffy식 혈액형

Duffy혈액형군은 Fya, Fyb, Fy3, Fy4, Fy5 등 5가지의 항원이 알려지고 있으나, 일반적인 Duffy형의 표현형을 보면 Fy(a+b-)형의 인자형은 FyaFya이고, Fy(a+b+)형의 인자형은 FyaFyb이며 Fy(a-b+)형의 인자형은 FybFyb이고, Fy(a-b-)형의 인자형은 FyFy이다. Duffy 항원은 태아 혈구상에서 발달되어 있고,1번 염색체의 단완에 위치하며 Rh형과 같이 있으며, 3일열 말라리아 원충의 수용체로서 알려져 있다.

- Duffy항체는 임신이나 수혈의 결과로서 생길 수 있는 면역항체이고 IgG에 속하며 간접 쿰스검사에서 가장 잘 반응하며 양적효과(dosage effect)가 있는 항체들이다. 보체결합성이 있고 약 절반은 C3 보체와 결합성을 보이고 있다. 또한 이들 항체의 활성은 저 이온강도 용액에서 증강되어된다.

9) Diego식 혈액형

Dia 항원은 우성형질로서 유전되고 백인에서는 저 빈도 항원이지만 몽골계 인종에서는 고율로 나타나기 때문에 주목되는 항원이다. 몽골계 인종 유래의 유전적 marker로서도 이용된다.

- Anti－Dia는 지적온도가 20~37℃로 saline 및 AHG에서 반응을 하며 신생아 용혈성 질환과 용혈성 수혈 부작용을 일으킬 수가 있고, Anti－Dib는 37℃가 지적온도로서 AHG 검사에서 검출이 예민하고 용혈성 수혈 부작용은 일으킬 수가 있다.

10) Xg식 혈액형

정상적으로는 혈액형 유전자는 상 염색체상에 있으나 xga은 성염색체 X상에 유전자를 가지고 있으므로 남성과 여성에서 출현빈도가 다른 혈액형이다.

- 항체의 성상은 IgM, IgG class이며 최적 온도는 20~37℃로 AHG에서 가장 잘 반응하지만 saline에서도 반응한다. Enzyme 검사에서는 항원성이 파괴되어진다.

※IgM 항체 관련 혈액형: Lewis식 혈액형, P식 혈액형, MNSs식 혈액형, Ii식 혈액형, Lutheran식 혈액형

※IgG 항체 관련 혈액형: Kell식 혈액형, Kidd식 혈액형, Duffy식 혈액형, Diego식 혈액형, Xg식 혈액형

8 헌혈자의 선택과 채혈

1) 헌혈 전 검사

혈액형, 혈액 비중, 성명, 주민등록번호와 신분증 대조, 성별, 주소, 연락처, 직업, 체중, 신장, 혈압, 헌혈종류, 채혈량, 헌혈횟수, 문진, 시진, 촉진 혈소판 성분헌혈－혈소판수, 혈장 성분헌혈－혈청단백량 측정

2) 헌혈 후 검사

ABO, Rh, VDRL, HBs Ag, anti-HCV, anti-HIV, anti-malaria, CBC, GPT, Total protein, Albumin, Cholesterol, BUN, Glucose

3) 혈액형 표시

A－노랑, B－빨강, O－파랑, AB－검정

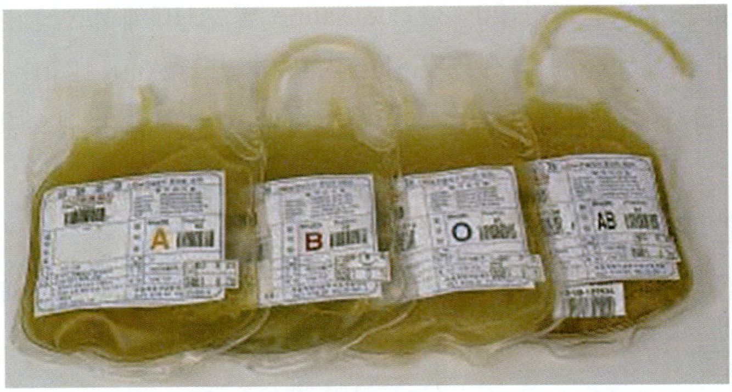

혈액형별 제제별 라벨

4) 항응고제

	citric acid	Trisod. citrate	Dextrose	NaH_2PO_4	Adenine	혈액/dL	저장기간
ACD-A	+	+	+	−	−	15 mL	21일
CPD	+	+	+	+	−	15 mL	21일
CPDA−1	+	+	+	+	+	15 mL	35일

* Adenine이 첨가된 항응고액으로 채혈된 혈액은 1~6℃에 보존하면 적혈구의 해당계 효소작용을 억제하며 포도당을 에너지원으로 하여 35일 간 안전하게 저장할 수가 있다. 이렇게 생존한 적혈구는 수혈 24시간 후의 적혈구 생존율이 70% 이상이어야 함

5) 채혈백 표지

제제 종류, 혈액량, 혈액번호, 혈액형, 채혈과 유효 연월일, 항응고 보존액의 종류, 혈액 검사필, 의사와 임상병리사의 면허번호와 성명

6) 저장 냉장고 : 1~6℃, Fan, 온도기록 장치, 온도감시장치

7) 혈액운반 : 1~6℃

8) 부적격 혈액

ALT : 101 IU/L↑, HBs Ag, Anti-HCV, anti-HIV, Anti-HTLV(혈장성분 제외)

매독 : 양성

현재검사 음성일지라도 과거혈액 선별검사에서 양성 혈액은 수혈에서 제외

확인검사에서 음성이면 사용가능

채혈 과정에서 응고 또는 오염된 혈액

심한 혼탁, 변색, 용혈된 혈액, 혈액용기의 밀봉 또는 표지가 파손된 혈액

보존기간 경과혈액 보건복지부 장관이 안정성에 문제가 있다고 판단하는 혈액

• 채혈금지 대상자(공통기준) 2017년 3월 20일

I. 공통기준

1. 건강진단관련 요인
   가. 체중이 남자는 50킬로그램 미만, 여자는 45킬로그램 미만인 자
   나. 체온이 섭씨 37.5도를 초과하는 자
   다. 수축기혈압이 90밀리미터(수은주압) 미만 또는 180밀리미터(수은주압) 이상인 자
   라. 이완기혈압이 100밀리미터(수은주압) 이상인 자
   마. 맥박이 1분에 50회 미만 또는 100회를 초과하는 자

2. 질병관련 요인
   가. 감염병
      1) 만성 B형간염, C형간염, 후천성면역결핍증, 한센병, 바베시아증, 샤가스병 또는 크로이츠펠트-야콥병 등 「감염병예방법」 제2조제2항에 따른 감염병환자, 의사환자, 병원체보유자
      2) 일정기간 채혈금지 대상자
         가) 말라리아 병력자로 치료종료 후 3년이 경과하지 아니한 자
         나) 브루셀라증 병력자로 치료종료 후 2년이 경과하지 아니한 자
         다) 매독 병력자로 치료종료 후 1년이 경과하지 아니한 자
         라) B형간염 병력자로 완치 후 6개월이 경과하지 아니한 자
         마) 그 밖에 보건복지부장관이 정하는 혈액매개 감염병환자 또는 병력자
   나. 그 밖의 질병
      1) 발열, 인후통, 설사 등 급성 감염성 질환이 의심되는 증상이 없어진지 3일이 경과하지 아니한 자
      2) 암환자, 만성폐쇄성폐질환 등 호흡기질환자, 간경변 등 간질환자, 심장병환자, 당뇨병환자, 류마티즘 등 자가면역질환자, 신부전 등 신장질환자, 혈우병, 적혈구증다증 등 혈액질환자, 알콜중독자, 마약중독자 또는 경련환자. 다만, 의사가 헌혈가능하다고 판정한 경우에는 그러하지 아니하다.

3. 약물 또는 예방접종 관련 요인
   가. 약물
      1) 혈소판 기능에 영향을 주는 약물인 아스피린을 투여 받은 후 3일, 티클로피딘 등을 투여받은 후 2주가 경과하지 아니한 자(혈소판 헌혈의 경우에 한한다)
      2) 이소트레티노인, 피나스테라이드 성분의 약물을 투여 받고 1개월이 경과하지 아니한 자
      3) 두타스테라이드 성분의 약물을 투여 받고 6개월이 경과하지 아니한 자
      4) B형간염 면역글로불린, 태반주사제를 투여 받고 1년이 경과하지 아니한 자
      5) 아시트레틴 성분의 약물을 투여 받고 3년이 경과하지 아니한 자
      6) 제9조 제2호 마목에 따라 보건복지부장관이 인정하여 고시하는 약물의 투여자로서 해당 약물의 성격, 효과 및 유해성 등을 고려하여 보건복지부장관이 정하는 기간을 경과하지 아니한 자

7) 과거에 에트레티네이트 성분의 약물을 투여 받은 적이 있는 자, 소에서 유래한 인슐린을 투여 받은 적이 있는 자, 뇌하수체 유래 성장호르몬을 투여 받은 적이 있는 자, 변종크로이츠펠트-야콥병의 위험지역에서 채혈된 혈액의 혈청으로 제조된 진단시약 등 투여자는 영구 금지

나. 예방접종

1) 콜레라, 디프테리아, 인플루엔자, A형간염, B형간염, 주사용 장티푸스, 주사용 소아마비, 파상풍, 백일해, 일본뇌염, 신증후군출혈열, 탄저, 공수병 예방접종 후 24시간이 경과하지 아니한 자
2) 홍역, 유행성이하선염, 황열, 경구용 소아마비, 경구용 장티푸스 예방접종을 투여 받고 2주가 경과하지 아니한 자
3) 풍진, 수두 예방접종 또는 BCG 접종 후 1개월이 경과하지 아니한 자

4. 진료 및 처치 관련 요인

가. 임신 중인 자, 분만 또는 유산 후 6개월 이내인 자. 다만, 본인이 출산한 신생아에게 수혈하고자 하는 경우에는 그러하지 아니하다.

나. 수혈 후 1년이 경과하지 아니한 자

다. 전혈채혈일로부터 2개월, 혈장성분채혈, 혈소판혈장성분채혈 및 두단위혈소판성분채혈일로부터 14일, 백혈구성분채혈 및 한단위혈소판성분채혈일로부터 72시간, 두단위적혈구성분채혈일로부터 4개월이 경과하지 아니한 자

라. 과거 경막 또는 각막을 이식 받은 경험이 있는 자

5. 선별검사결과 부적격 요인

과거 헌혈검사에서 B형간염검사, C형간염검사, 후천성면역결핍증검사, 인체(T)림프영양성바이러스검사(혈장성분헌혈의 경우는 제외한다) 및 그 밖에 보건복지부장관이 별도로 정하는 혈액검사 결과 부적격 기준에 해당되는 자

6. 그 밖의 요인

가. 제6조제2항제2호의 문진 결과 헌혈불가로 판정된 자

나. 그 밖에 의사의 진단에 의하여 건강상태가 불량하거나 채혈이 부적당하다고 인정되는 자

• 채혈금지 대상자(개별기준)

채혈의 종류	기준
320밀리리터 전혈채혈	1. 16세 미만인 자 또는 70세 이상인 자 2. 혈액의 비중이 1.053 미만인 자, 혈액 100 mL 당 혈색소량이 12.5 g 미만인 자 또는 적혈구용적률이 38% 미만인 자 3. 과거 1년 이내에 전혈채혈횟수가 5회 이상인 자
400밀리리터 전혈채혈	1. 17세 미만인 자 또는 70세 이상인 자 2. 체중이 50 kg 미만인 자 3. 혈액의 비중이 1.053 미만인 자, 혈액 100 mL 당 혈색소량이 12.5 g 미만인 자 또는 적혈구용적률이 38% 미만인 자 4. 과거 1년 이내에 전혈채혈횟수가 5회 이상인 자

혈장성분채혈	1. 17세 미만인 자 또는 70세 이상인 자 2. 혈액의 비중이 1.052 미만 또는 혈액 100 mL 당 혈색소량이 12.0 g 미만인 자 3. 직전 헌혈혈액검사 결과 혈액 100 mL 당 혈청단백량이 6.0 g 미만인 자
한단위 혈소판 성분채혈	1. 17세 미만인 자 또는 60세 이상인 자 2. 혈액의 비중이 1.052 미만 또는 혈액 100 mL 당 혈색소량이 12.0 g 미만인 자 3. 혈액 1 μl 당 혈소판수가 15만개 미만인 자 4. 한 단위 혈소판성분채혈 72시간이 경과하지 아니한 자 5. 과거1년 이내에 성분채혈 횟수가 24회 이상인 자
두단위 혈소판 성분채혈	1. 17세 미만인 자 또는 60세 이상인 자 2. 혈액의 비중이 1.052 미만 또는 혈액 100 mL 당 혈색소량이 12.0 g 미만인 자 3. 혈액 1 μl 당 혈소판수가 25만개 미만인 자 4. 과거 1년 이내에 성분채혈 횟수가 24회 이상인 자
혈소판혈장 성분채혈	1. 17세 미만인 자 또는 60세 이상인 자 2. 혈액의 비중이 1.052 미만 또는 혈액 100 mL 당 혈색소량이 12.0 g 미만인 자 3. 직전 헌혈혈액검사 결과 혈액 100 mL 당 혈청단백량이 6.0 g 미만인 자 4. 혈액 1 μl 당 혈소판수가 15만개 미만인 자 5. 과거 1년 이내에 성분채혈 횟수가 24회 이상인 자
두단위 적혈구 성분채혈	1. 17세 미만인 자 또는 60세 이상인 자 2. 체중이 70 kg 미만인 자 3. 혈액 100 mL 당 혈색소량이 14.0 g 미만인 자 4. 과거 1년 이내에 전혈채혈 횟수가 4회 이상 또는 성분채혈 횟수가 24회 이상 또는 두 단위 적혈구 성분채혈 횟수가 2회 이상인 자

※ 헌혈자의 헌혈종류에 따라 구분한다.

* 65세 이상인 자의 헌혈은 60세부터 64세까지 헌혈한 경험이 있는 자에만 가능함

9 혈액 제제

1) 목적 : 혈액 양 유지, 산소 운반 능력 보충, 응고 인자 보충, 출혈과 감염 방어

2) 원리 : 비중의 차이

3) 필요성

순환계 부담을 경감, 높은 치료효과, 효과적 수혈, 감작 최소화, 수혈 부작용 예방, 수혈 전파성 질병 감염의 최소화

4) 제제의 제조

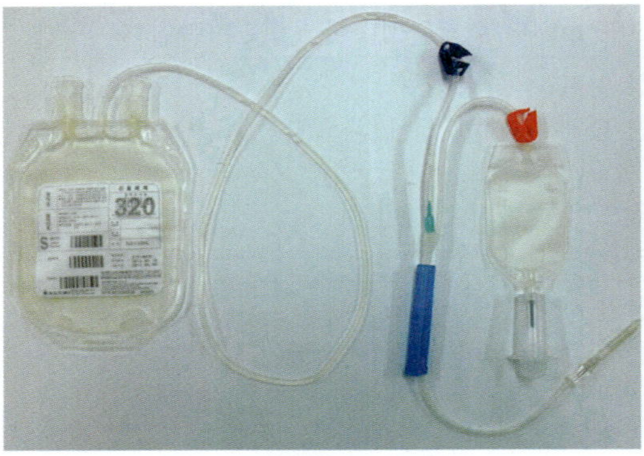

단일채혈백(Single bag)

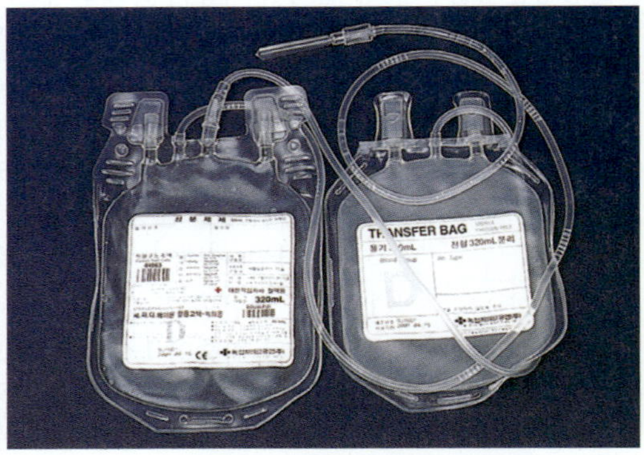

이중채혈백(Double bag)

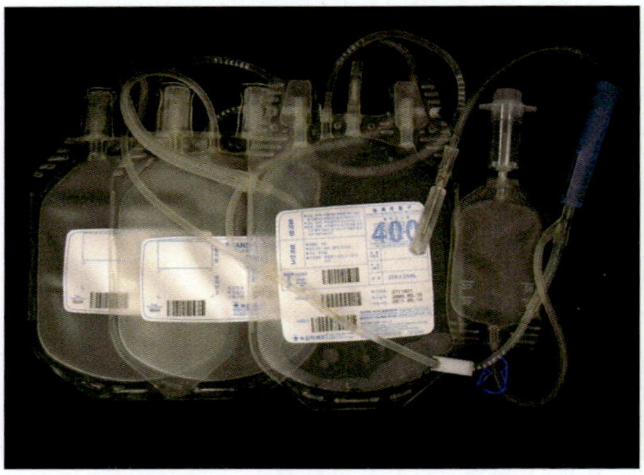

삼중채혈백 (Triple bag)

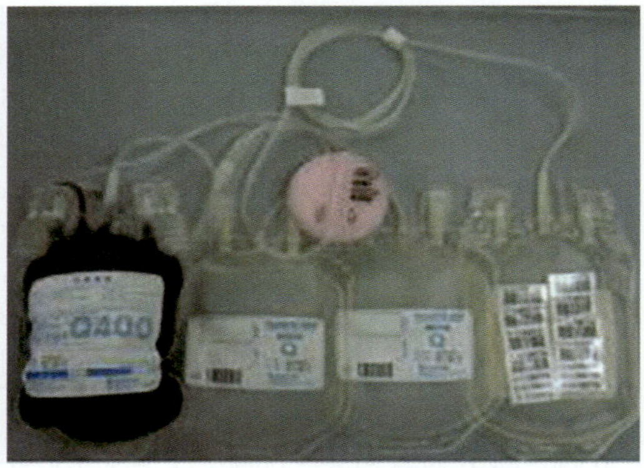
사중채혈백 (SAG-M 채혈백)

ⓐ Single bag(단일백) : 전혈

ⓑ Double bag(이중백) : 적혈구 제제 → 혈장 제제(냉장고에서 원심), 농축적혈구/신선동결혈장

ⓒ Triple bag(삼중백) : 적혈구 제제 → 혈소판 풍부 혈장 → 혈소판 제제(실온에서 원심), 농축적혈구/농축혈소판/신선동결혈장

ⓓ Quadruple bag(사중백) : 농축적혈구/농축혈소판/신선동결혈장/동결침전제제

6) 지정수혈

혈소판 동종 항체를 가진 사람에게는 권장되나, 심리적 안정 외에 GVHD 발생 가능성이 더 높고, 질병전파는 헌혈혈액과 차이가 없으며, 수혈전 방사선 조사가 필요하다. 사용하지 않은 혈액은 협의를 통해 다른 환자에 수혈 가능하다.

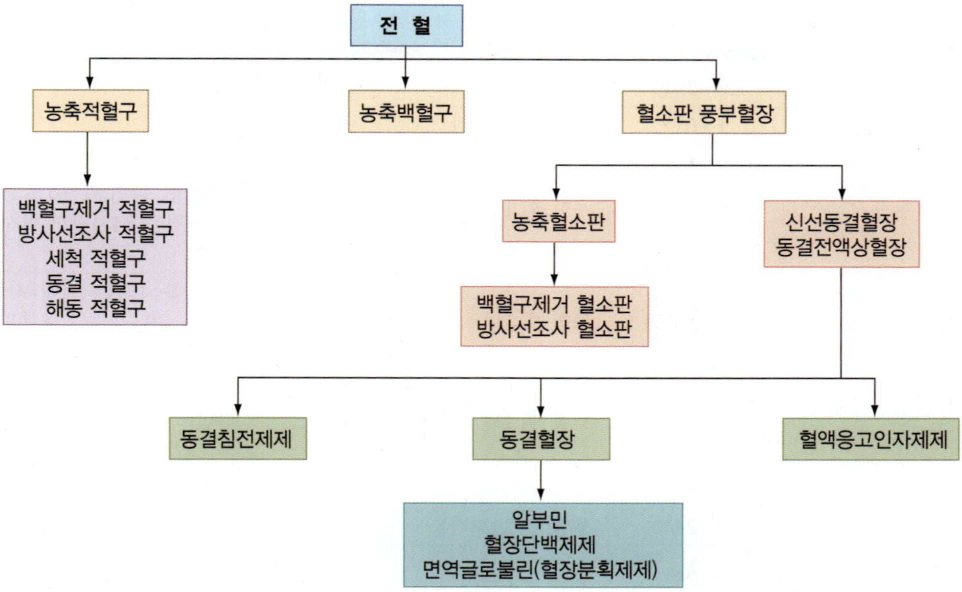

혈액성분제제 및 혈장분획제제의 제조과정

• **주요 혈액 성분제제의 보관 및 유효기간** 〈개정 2018. 11. 19.〉

제제종류	보존온도	보존기간	비고
1. 전혈	1~6℃	CPDA 보존액 : 채혈 후 21일 CPDA-1 보존액 : 채혈 후 35일 ADD/M(SAG/M) 보존액 : 채혈 후 35일	
2. 농축적혈구	1~6℃	전혈과 동일	
3. 신선동결혈장	− 18℃이하	채혈 후 1년	37℃에서 해동 후 3시간 이내 사용. 다만, 1~6℃ 보관하는 경우 24시간까지 사용 가능
4. 농축혈소판	20~24℃	제조 후 120시간	보관시 교반 필요
5. 백혈구제거적혈구	1~6℃	제조 후 24시간 폐쇄형은 전혈과 동일	
6. 백혈구여과제거 적혈구	1~6℃	폐쇄형여과는 전혈과 동일, 개방형여과는 제조 후 24시간	
7. 세척적혈구	1~6℃	제조 후 24시간	
8. 동결해동적혈구	− 65℃ 이하 동결, 해동 후 1~6℃	제조 후 10년 개방형은 세척 후 24시간 폐쇄형은 세척 후 10일	
9. 농축백혈구	20~24℃	제조 후 24시간	
10. 혈소판풍부혈장	20~24℃	제조 후 120시간	보관시 교반 필요

11. 백혈구여과제거 혈소판	20~24℃	폐쇄용 여과는 농축혈소판과 동일, 개방형 여과는 제조 후 24시간	보관시 교반 필요
12. 세척혈소판	20~24℃	제조 후 4시간	
13. 신선액상혈장	1~6℃	제조 후 12시간	
14. 동결혈장	−18℃이하	채혈 후 1년	37℃에서 해동 후 3시간 이내 사용. 다만, 1~6℃ 보관하는 경우 24시간까지 사용 가능
15. 동결침전제제	−18℃이하	채혈 후 1년	해동 후 1시간 이내 사용. 다만, 20~24℃ 보관하는 경우 6시간 까지 사용 가능
16. 동결침전물제거 혈장	−18℃이하	채혈 후 1년	해동 후 3시간 이내 사용. 다만, 1~6℃ 보관하는 경우 24시간까 지 사용 가능
17. 성분채혈적혈구	1~6℃	채혈 후 35일	혈액첨가제 사용시
18. 성분채혈백혈구	20~24℃	채혈 후 24시간	
19. 성분채혈혈소판 백혈구	20~24℃	채혈 후 24시간	보관시 교반 필요
20. 성분채혈혈소판	20~24℃	제조 후 120시간	
21. 백혈구여과제거 성분채혈혈소판	20~24℃	제조 후 120시간	보관시 교반 필요
22. 성분채혈혈장	−18℃이하	채혈 후 1년	

7) 자가수혈

수술전 혈액예치, 수술 중 혈액희석, 수술 중 혈액회수, 수술 후 혈액회수 등 네가지로 분류 → 자가수혈의 장단점

(1) 수혈 전파성 질환의 예방 가능(AIDS, 간염, CMV 및 기타 바이러스성 질환)

(2) 적혈구, 백혈구, 혈소판의 단백질 항원에 의한 동종면역의 위험성 배제

(3) 동종항체에 의한 용혈성, 발열성 및 알레르기 반응 등의 수혈부작용 예방

(4) 단점으로 채혈과정에서의 부작용 발생 위험이 있고, 동종혈액에 비해 비쌈

(5) 금기증으로 균혈증, 협심증, 대동맥협착증, 최근 병력이 있었던 환자

8) 최대혈액신청량(maxium surgical blood order schedule, MSBOS)

수혈 요법 적정화, 혈액의 유효 이용에 이용, 수술에 필요한 혈액을 경험적으로 산출하지 말고, 수술 72시간 전에 type & screen을 해두고, 수술 중 수혈이 필요하다고 생각될 때 간단한 주교차 시험만 실시하여 수혈. C/T ratio는 1:1이 이상이고 C/T ratio가 2.5이상을 넘지 않도록 해야함

9) 동형이 없는 경우의 긴급 혈액

혈장을 제거한 농축적혈구만을 응급으로 공급

O형 Rh 음성 농축적혈구가 안전 → 우리나라는 O형 Rh 양성 농축적혈구도 사용 가능

⑩ 혈액 성분 채집술

1) Plateletphresis : 농축혈소판의 6~8배 혈소판 포함
2) Plasmaphresis : 1회 500 mL
3) Leukaphresis : 적혈구 침강제사용, 필히 방사선 조사 실시 후 수혈
4) 말초혈액 조혈모세포채집술(Peripheral Blood stem cell aphresis, PBSC)
5) 치료적 교환술 : 질병 발생 요인이 되는 혈액 성분을 교환술로 제거하여 질병 치료

⑪ HLA (Human leukocyte antigen, Major histocompatibility complex)

: MHC 유전자에 의해 생성된 당단백질 분자
인체내 모든 조직세포의 표면, 혈소판, 백혈구에서 표현되고 면역의 조절
장기이식, 골수이식의 생존율과 성공율 좌우

1) 특성

6번 염색체 단완에 위치, 다양한 polymorphism이 특징적, Haplotype(일배체형) 유전

- Class I 항원 : HLA A, B, C는 림프구에 표현
- Class II 항원 : HLA D, DR, DP, DQ는 B Lym.에 표현
- Class III 항원 : Properdin factor B(Bf)는 물론 보체인자 C2, C4A, C4B를 포함 DR이 항원성이 가장 강하다.

2) Heparine 처리 혈액 분리

Ficoll-Hypaque (1.077) 용액 사용

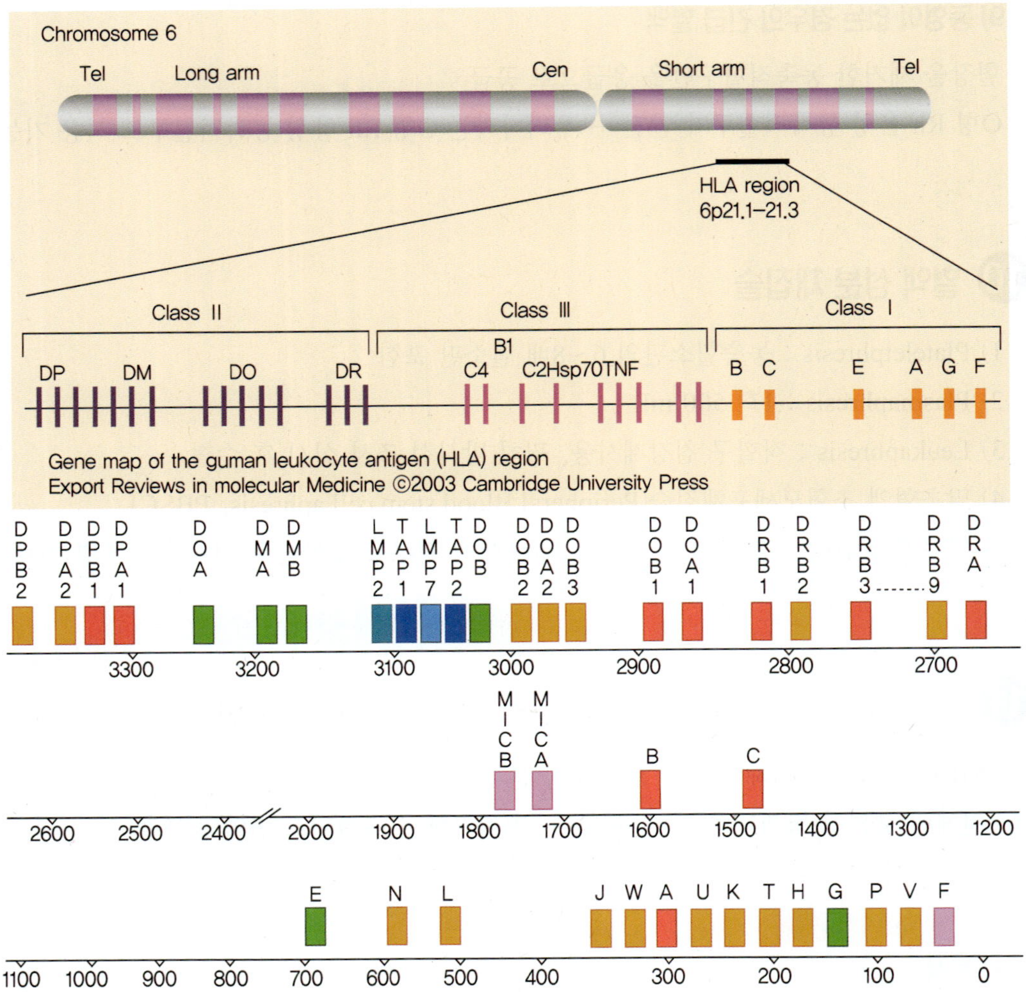

HLA 유전자의 구조

12 수혈 부작용

1) 종류

- 가장 흔한 발생 : 발열 반응, 알레르기 반응
- 발생시 치명적 : 급성용혈수혈부작용, TA-GVHD.
- 비용혈성 수혈부작용 : 동종 면역, 수혈관련 급성 폐 손상(폐부종),
- 혈소판 수혈 불응증, 세균 오염, 자반병, 순환계 과잉 부담, 공기전색, 발열, 오한, citrte 중독, 질병 전파, 호흡곤란, 저산소혈증

2) 용혈성 수혈 부작용

① 급성 용혈 수혈 부작용 : ABO 부적합, 주교차시험의 오판, 아형의 부적합
② 지연성 용혈 수혈 부작용 : Rh, Duffy, Kidd, Kell 등
③ 비 면역성 용혈 수혈 부작용

3) 비 용혈성 수혈 부작용

① 발열 반응 : 수혈 관련 체온이 1℃ 이상 상승, 15~20분 지속, 2~4시간 후 평상 체온(수혈의 1% 정도에서 발생, 알레르기 반응과 더불어 수혈부작용 90% 차지)
② 알레르기 반응 : 특이 혈장단백성분에 대한 과민반응(수혈부작용 중 두 번째로 흔하게 보고)
③ 수혈 관련 급성폐손상(TRALI) : 적은 양의 수혈에도 수혈된 혈액 내의 백혈구 응집소와 환자 백혈구가 응집하여 폐의 미세혈관을 막아서 폐부종 발생, 대개 수혈 후 4~6시간 이내 발생
④ 수혈 후 자반증
⑤ 동종면역
⑥ 순환계 과잉 부담
⑦ 철과잉
⑧ 세균감염

4) GVHD (사망률 90~100%) : Graft → host 공격

면역 기능 저하 환자나 HLA 동형접합체 지정수혈에서 주로 발생
Cesium 137을 이용하여 감마선(2,500~3,000 rad, 25~30 Gy) 조사하여 T-Lym의 DNA 파괴후 수혈

⑬ 수혈 전파성 질환

1) HBV : HBs Ag−감염, HBe Ag−전염력, HBs Ab−면역
2) HCV : anti-HCV 검사
3) HDV : HBV 형과 중복 감염
4) HIV
5) Malaria, Syphilis, Parvovirus, cytomegalovirus, 변형 크로이펠츠 야곱병 HTLV−1, Toxoplasma gondii, Epstein-Barr virus

2 수혈학 검사

❶ 혈구 부유액 제조

2~5%의 순수 적혈구 제조, 항원량 감소로 검출률과 정확도 상승

❷ ABO 혈액형 검사

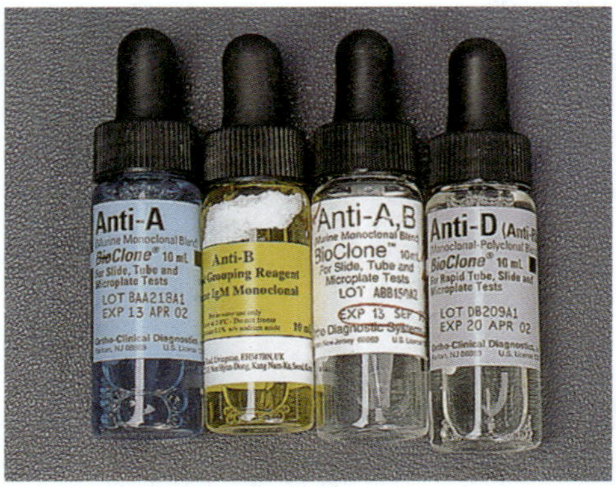

ABO 및 Rh 시약

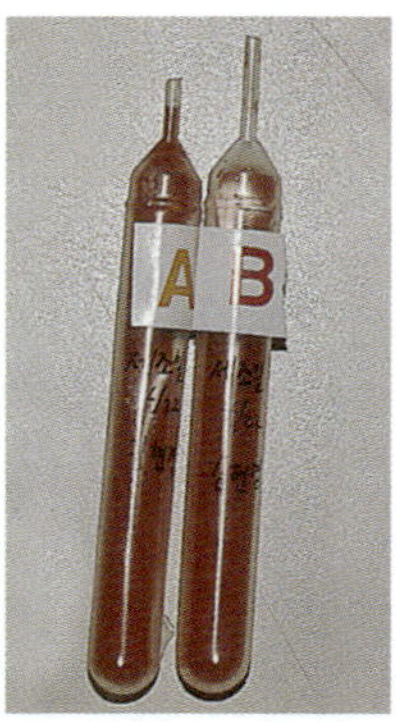

자가 제조한 A cell, B cell

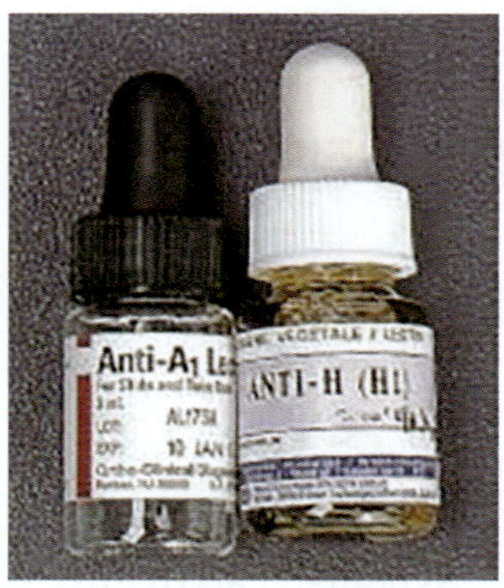

아형검사 시 필요한 Anti–H Lectin과 Anti–A_1 Lectin

1) 혈구형 검사 : 적혈구 항원 검출

- anti-A : trypan blue 색소(파란색), anti-B : acriflavine 색소(노란색)
- Slide 법 : 신속하고 간편하나 특이도가 낮음
  피검자 50% 혈구부유액 1방울 + 시약 각 2방울 → 혼합, 2분 이내 응집 확인
- tube 법 : 응집 강도가 높아져 특이도 높음
  피검자 2~5% 혈구부유액 + 시약 각 1방울 → 3,400 rpm, 15초 원심
  → 응집 또는 용혈 확인(현미경 확대 배율 100배로 응집 확인)

2) 혈청형 검사 : 혈청 중 항체 검출, 시험관법 권장

- A형 적혈구 부유액, B형 적혈구 부유액
- tube 법 : 피검자 혈청 2 drop + 시약 각 1방울 → 원심 → 응집, 또는 용혈 확인

3) 자가 대조 : 피검자 2~5% 혈구부유액 1 방울 + 피검자 혈청 2 방울 → 비응집

자가대조 양성을 유발하는 가장 빈번한 원인은 한냉 응집소가 존재할 경우이다.

4) 위양성의 원인

연전 현상, 한냉 응집 반응, 범응집 반응, 지나친 원심 등

5) 위음성의 원인

적혈구 부유액의 농도가 진할 때, 조급히 검사, 약한 원심, 장시간 방치 후 검사, 현미경으로 재검하지 않았을 때 등

6) ABO Typing 시 불일치의 원인

(1) 혈구측 원인

① ABO 아형, 변이형으로 항원성이 약한 경우
② 항원성이 약해졌을 경우(백혈병 등)
③ 자가항체에 감작되었을 경우
④ Chimera 현상: 적혈구 혼합(심한 태아산모출혈)
⑤ T, T_n, T_k, T_h 등 다응집을 일으키는 경우
⑥ 획득 B형, Cis-AB(혈구측, 혈청측 모두 원인)

(2) 혈청측 원인

① 혈청 중에 비예기 항체를 갖고 있을 경우(항 A_1, 항 P_1, 항 L^a, 항 La^b 등)

② 신생아에서 항A, 항B가 생기지 않았을 경우

③ 저 γ-globulin혈증 또는 혈청 중의 외형물질들의 이상 증가

④ 항체가 너무 높아 지대현상을 일으키는 경우

⑤ 연전현상

ABO형 결과 판독

ABO 혈액형	혈구형 검사(cell typing)			혈청형 검사(serum typing)		
	anti-A 시약	anti-B 시약	anti-A, B 시약	A_1 혈구	B 혈구	O 혈구
A	+	0	+	0	+	0
B	0	+	+	+	0	0
O	0	0	0	+	+	0
AB	+	+	+	0	0	0

3 Rh 혈액형 검사

1) 시약 : Polyclonal albumin anti-D

2) Slide 법 : 피검자 50% 혈구부유액 + 시약 1방울 → 혼합, view box (view box 표면은 45~50℃ 유지, Slide는 37℃ 유지) → 2분 이내 응집확인

3) tube 법 : 2~5% 혈구 부유액 + 시약 1 drop 후 원심하여 관찰

4) 응집이 관찰되지 않았을 경우 : weak D(D^u) 확인을 위한 간접 항글로불린 검사 실시

- tube 법 → incubation → cell washing (미감작글로불린제거로 위음성 방지) → Anti human globulin 혈청투여 → 원심 → 응집확인

5) Coombs control cell(Ig G 감작혈구)

- 3회 세척 O cell + anti-D → 혼합 → incubation → 3회 세척 → 2% 혈구부유액
- 용법 : Coomb's 음성 시 첨가 → 감작 혈구 첨가 후 반응이 양성이면 항글로불린 결과를 신뢰할 수 있음.

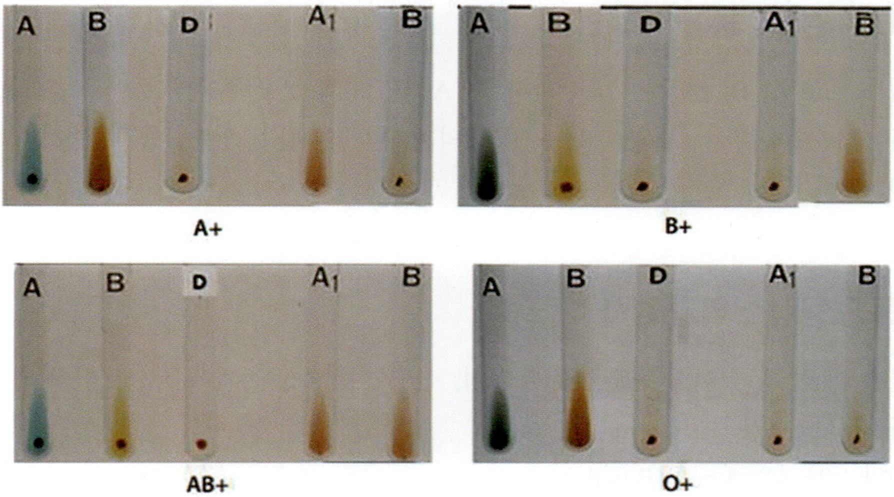

ABO & Rh 혈액형 혈구형, 혈청형 검사의 실례(Tube법)

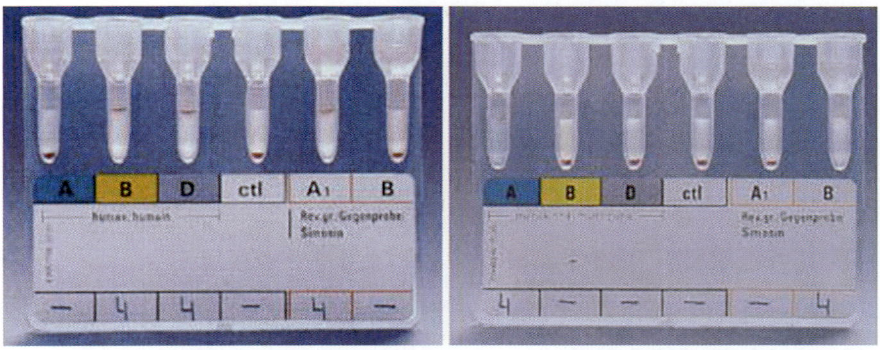

원주응집법을 이용한 ABO & Rh 혈액형 검사(좌: B형 Rh 양성, 우: A형 Rh 음성

6) Rh-Hr 표현형 검사(Rh항원의 면역원성 높은 순서 : D > c > E > e > C)

• Anti-C, c, D, E, e 1 drop + 2~3% 검체 RBC 1 drop → 37℃ 10~15분 → 3,400 rpm/15초 원심 → 응집 유무 관찰

판정	anti-C	anti-c	anti-E	anti-e	anti-D
CcDEe	+	+	+	=	+
CDE	+	−	+	−	+
cDe	−	+	−	+	+
cde	−	+	−	+	−

4 타액 검사 : 응집 억제 반응

타액 + anti-A, B, H(모두 16X 희석) → A, B, O 형 혈구 부유액 투여 → 혼합 → 원심 → 응집관찰, 결과 판독 → 응집억제: 혈액형 물질 있음, 응집반응: 혈액형 물질이 없음

5 동종 응집소 역가 검사

- 골수 이식, 장기 이식 전후, ABO 아형, 신생아 용혈성 질환에서 산모혈청의 항체 역가 검사에 응용
- 시약 : 2~5% A cell, B cell
- 검사방법 : 시험관법, 원주 응집법, 유세포 분석법
  ① 피검 혈장(혈청)을 생리식염수로 연속 배수 희석
  ② A형 또는 B형 적혈구와 반응
  ③ 응집이 일어나는 최고 희석배수를 구하는 검사

6 용출(해리, elution)

- 적혈구 표면에 흡착된 항체를 분리시키거나 제거시키는 방법
- Ig G나 자가항체에 의한 DAT 검사 양성일 경우, 환자 적혈구막의 항체를 해리시켜 혈액형 판정을 용이하게 한다.
- Ig M : Heat 법 → DAT 양성일 경우 열을 가하면 적혈구 부착 IgM 항체 용출
- Ig G : Ether, 클로로퀸법 → IgG 해리

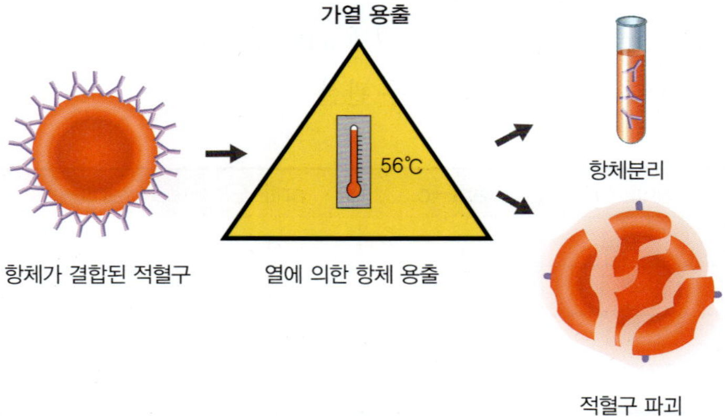

항체용출 Heat법

- 온난자가항체흡착검사(ZZAP) : ZZAP 시약에는 단백분해 효소가 함유되어 있어 MNSs, Duffy, Xg 항원들이 파괴되어 이들을 제외한 DAT 양성인 온난자가항체를 혈구에서 제거한 후 형 판정 및 일부의 혈액형 판정에 사용하기 위한 온난자가항체 혈구 해리 기법

7 항글로불린법

1) 시약 : Anti-human-Ig G-C3d

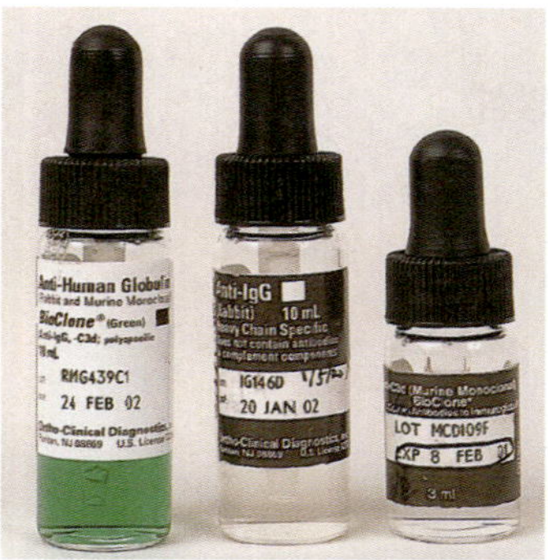

항글로불린 시약

2) 직접 항글로불린법 : 생체 내에서 적혈구가 불규칙 항체나 보체에 감작되어 있는지 확인

신생아 용혈성 질환 시 신생아 적혈구가 검체일 때

부적합 수혈 시 수혈자의 혈구로 검사할 때

자가 면역용혈빈혈이 의심스러울 때 환자의 적혈구로 검사

기타 약물등에 의한 적혈구의 감작을 검사할 때

3) 간접 항글로불린법 : 혈청 내 불규칙 항체나 비예기 항체 검출 목적

불규칙 항체의 추정, 동정 검사

교차 시험

Weak D 검사

태아적혈모구증에서 임산부의 혈청 속 항체 검출

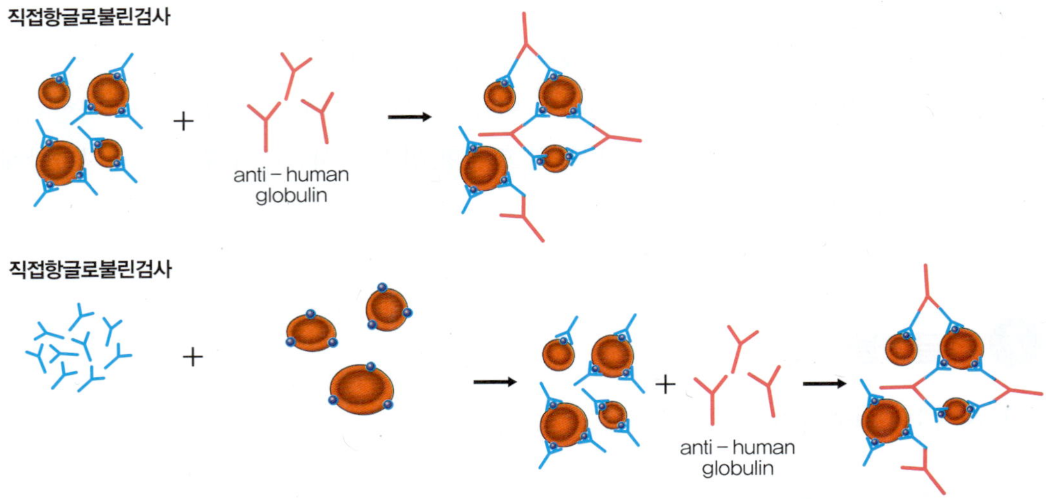

직·간접 항글로불린검사(양성)

8 불규칙 항체의 추정과 동정 검사

1) 의의

수혈 전 환자의 혈청 내 존재하는 불규칙 항체를 선별하여 수혈 부작용을 예방하고, 안전한 수혈을 실시하기 위함

2) 시약

보편 항원을 가진 O 형 혈구의 조합

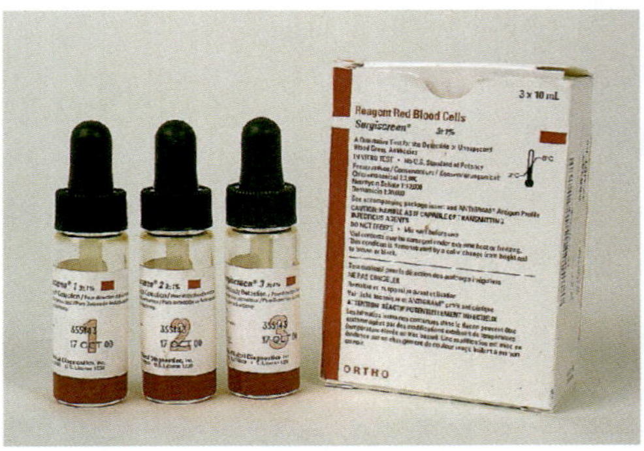

항체 선별용 혈구

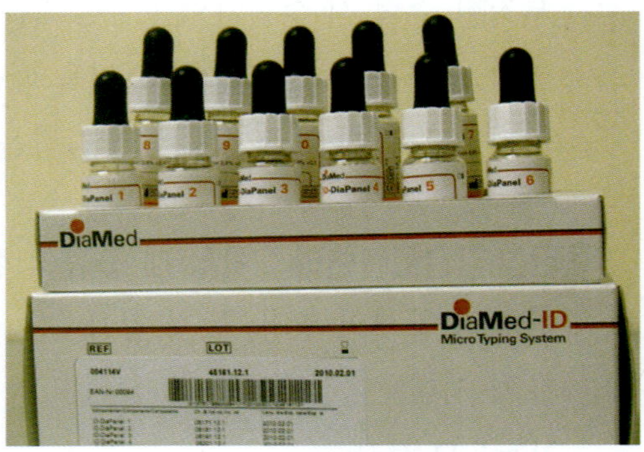

항체 동정용 혈구

3) 검사법

실온 식염수법 → 37℃ 고단백법 → Anti human globulin 법

9 교차 시험

임상적으로 의의가 있는 ABO 부적합 방지 및 비예기 항체 검출

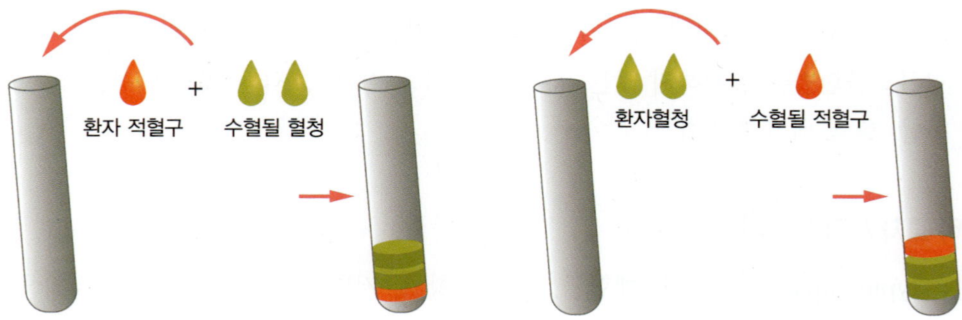

주교차시험법　　부교차시험법

1) 검사과정

	주반응	부반응
식염수	공혈자 혈구 + 수혈자 혈청	수혈자 혈구 + 공혈자 혈청
	↓ 원심, 응집 관찰	
알부민	22% bovine albumin 첨가 → 37℃ 15분	
	원심, 응집 관찰 ↓ 시험관 3회 세척	
항글로블린법	coombs 2방울 첨가 → 원심 → 응집 관찰	

2) 효소법(Bromelin, Papain, Ficin, Trypsin)

- 적혈구막의 sialic acid를 유리시켜 적혈구간 거리가 근접
- Rh-Hr, Lewis, P, Kell 항원 검출 유리, MNSs, Duffy, Kidd 항원은 파괴
- LISS : 이온력 감소로 세포 간 접근, 항온검사시간 단축
- Polyethylene glycol (PEG) : 공간점유효과로 반응감도 증가, 검사 시간 단축

3) 주반응 응집 시 : 절대 수혈 불가(예 : A, B, AB → O 등)
부반응 응집 시 : 저역가 혈구만 소량 수혈 가능(예 : O → A, B, AB)

4) Type & Screen

- ABO, Rh 혈액형 & 비예기 Ab 선별 검사, 교차시험은 실시하지 않는 경우
- 전체 수혈자에 적용 가능, 통상 0.5 단위 이하 수혈에 적용

5) Immediate spin

비예기 항체 선별 검사가 음성일 경우, 실온 식염수법으로만 교차시험 실시 후 수혈하고 항글로불린법은 실시하지 않는 경우 검사 비용 절감, 효과적 혈액 이용, 귀중한 혈액의 반납, 혈액 폐기 최소화

6) 교차 시험의 한계

Rh typing miss 검출 불가, 백혈구, 혈소판 항원, 저빈도 항체, 면역 반응 저지 불가능, 사무적 착오 방지 불가능

⑩ Gel Technology

Microcolumn 안에 고분자 Dextran gel이 들어 있어, Microcolumn 상층에서 항원 + 항체 반응 → 원심으로, 분자의 크기가 커졌을 때는 gel 상층부에 적혈구가 존재하나, 반응이 없었을 경우는 gel 사이를 적혈구가 통과하여 하층에 적혈구가 위치 반응의 특이성이 높고, 응집 강도의 객관성이 확실, 검사 간편, 반응 결과가 장시간 유지, 37℃에서만 반응하므로 한냉항체의 영향 배제

Principle of the Gel Test

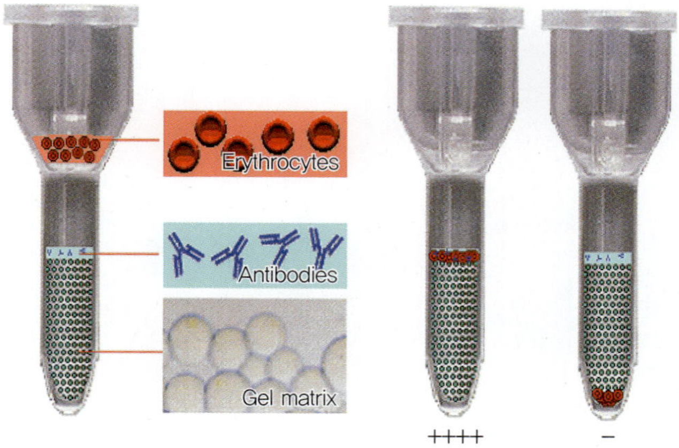

원주응집법 원리

⑪ 정도관리

1) 혈액은행 필요장비

혈액은행 냉장고, 냉동고, 혈구응집관찰용 원심분리기, 성분제제용 원심분리기, 자동혈구 세척기, 수조, Heat block, 항온기, 혈소판 보존기, 혈액 방사선 조사기

2) 혈액은행 냉장고, 냉동고, 원심분리기 정도관리

① 온도유지 점검 : 매일, 냉장고 : 1~6℃, 냉동고 : −18℃ 이하
② 냉장고안 수은 온도계와 냉장고 밖의 digital 온도 일치여부 확인
③ 온도 기록지는 주 1회 교체, 교체자는 서명
④ 온도 경보장치가 정확하게 작동하는지 관찰
⑤ 헌혈기록지 : 10년 보관
⑥ 원심분리기 : 최소 년 2회 회전수를 체크(타코미터)

3) Anti-A, B 역가 : 최저응집소가 1:256, 15초 이내 응집

Anti-D 역가 : 최저응집소가 1:64, 60초 이내 응집

항글로블린 혈청의 정도관리로 Anti-Rh (D)로 감작시킨 0형 Rh (D) 양성인 적혈구를 가지고 확인

PART 5

수혈학

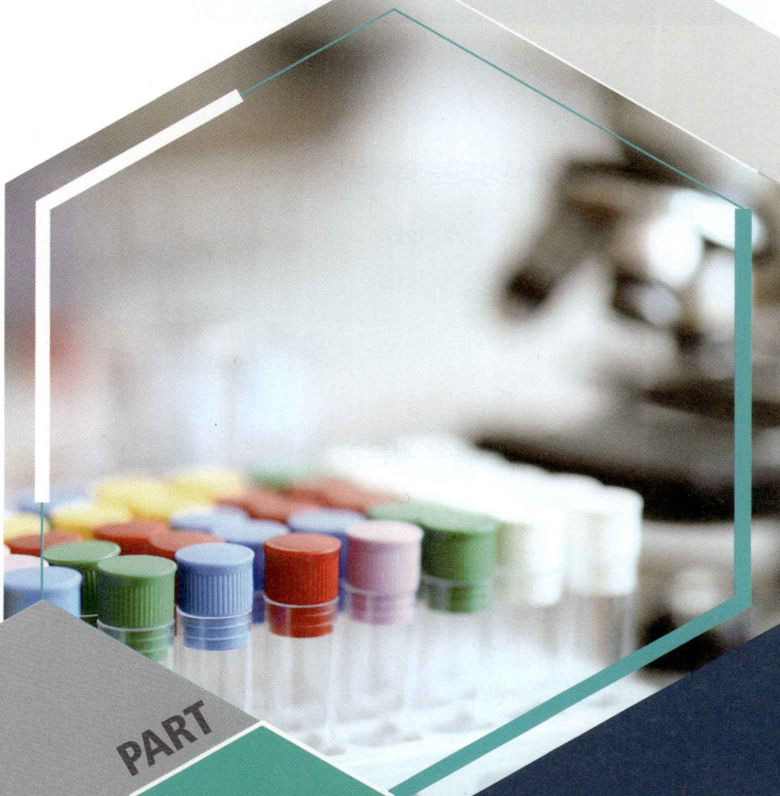

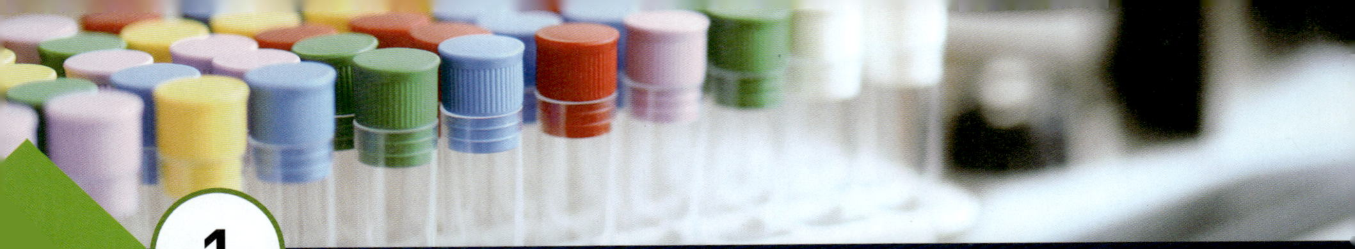

1 수혈학

01. 1차 면역반응에서 제일 처음에 생성되는 항체는?

① IgA
② IgD
③ IgE
④ IgG
⑤ IgM

02. Ig M 항체의 특성에 관한 설명으로 옳은 것은?

① 면역항체
② 자연항체
③ 단량체(monomer)로만 존재한다.
④ 사람의 혈청 중 농도가 가장 높다.
⑤ 태반을 통과하는 유일한 항체이다.

03. 생리식염수에 부유된 적혈구를 응집시키지 못하며, 면역학적 자극으로 만들어지는 대부분의 항체가 속하는 것은?

① Ig G
② Ig A
③ Ig M
④ Ig D
⑤ Ig E

04. 적혈구 사이의 정전기적 반발작용에 관여하는 요소는?

① 용매의 pH
② 항원의 밀도
③ 면역글로불린의 종류
④ 제타전위(Zeta potential)
⑤ 유전상수(dielectric constant)

01. ⑤ 02. ② 03. ① 04. ④

05. 한랭항체로 보체의 고전적 경로를 활성화시키는 Ig은?

① Ig A
② Ig D
③ Ig E
④ Ig G
⑤ Ig M

06. Ig G 항체의 특성에 관한 설명으로 옳은 것은?

① 면역항체이다.
② 한랭항체가 대부분이다.
③ 태반을 통과하지 못하는 항체이다.
④ Anti-I, Anti-P가 대표적인 항체이다.
⑤ Anti-A, B처럼 태어날 때 가지고 나오는 항체이다.

07. 보체 활성화 순서는?

① C123456789
② C142356789
③ C231456789
④ C123645789
⑤ C124356789

08. 면역항체의 설명은?

① IgM
② 한랭항체
③ 불완전항체
④ 식염수 항체
⑤ 감작과 응집작용

09. 온난항체이며 보체의 고전적 경로를 활성화시키는 면역글로불린은?

① IgA
② IgD
③ IgE
④ IgG
⑤ IgM

05. ⑤ 06. ① 07. ② 08. ③ 09. ④

10. 면역글로불린의 종류 중에서 대부분의 혈액형 항체를 이루는 것은?

① IgE와 IgD
② IgA와 IgD
③ IgA와 IgG
④ IgA와 IgM
⑤ IgG와 IgM

11. 다음 중 면역항체와 관련된 것은?

① IgM
② anti-I
③ 완전항체
④ 실온에서 반응
⑤ 임신, 수혈 등에 의해 생긴다.

12. 한냉 용혈빈혈과 가장 관련이 있는 것은?

① 37°C 이하가 적정 반응 온도인 IgG 항체
② 30°C 이하가 적정 반응 온도인 IgA 항체
③ 30°C 이하가 적정 반응 온도인 IgM 항체
④ 37°C 이하가 적정 반응 온도인 IgE 항체
⑤ 30°C 이하가 적정 반응 온도인 IgD 항체

13. 항원 항체 반응으로는 용혈이 일어나지 않는다. 적혈구 용혈을 일으키기 위해서 필요한 것은?

① 보체
② 알부민
③ Anti-human globulin
④ N-acetyl-D-galactosamine
⑤ Glucose-6-phosphate dehydrogenase

10. ⑤ 11. ⑤ 12. ③ 13. ①

14. IgG 항체에 대한 설명으로 옳은 것은?

① 자연항체
② Anti-I, Anti-P 가 대표적인 항체
③ 1차 면역반응에서 가장 먼저 생성되는 항체
④ 보체의 고전적경로를 활성화시키는 강력한 한랭항체
⑤ 사람의 혈청 중에 가장 많이 존재하는 면역글로블린

15. 세포막에 있는 sialic acid를 제거하여 음전하를 감소시킴으로 zeta potential을 감소시키기 위해 사용하는 효소는?

① PEG ② Ficin
③ LISS ④ Saline
⑤ Albumin

16. 후지대현상(Postzone reaction)에 대해 바른 것은?

① 저온에 의한 비응집
② 고온에 의한 비응집
③ 항원의 과량에 의한 비응집
④ 항체의 과량에 의한 비응집
⑤ 글로블린 감소에 의한 비응집

17. A 항원을 구성하는 당은?

① L-fucos
② glucose
③ D-galactose
④ N-lglucosamine
⑤ N-acetyl-D−galactosamine

14. ⑤ 15. ② 16. ③ 17. ⑤

18. ABO 혈액형의 유전자형은 몇 종인가?

① 4종
② 5종
③ 6종
④ 7종
⑤ 8종

19. ABO 혈액형의 경우 대립유전자가 몇 번 염색체(chromosome) 에 존재하는가?

① 1번
② 6번
③ 9번
④ 10번
⑤ 17번

20. ABO 항혈청 시약에 대한 설명으로 맞는 것은?

① IgG 항체이다.
② Anti-A는 청색이고, anti-B는 황색이다.
③ Anti-A에는 acriflavin 색소가 들어 있다.
④ Anti-B 역가는 B cell과 256배에서 30초 내에 응집되어야 한다.
⑤ Anti-A 역가는 A_1 cell과 128배에서 15초 내에 응집되어야 한다.

21. ABO혈액형 항체에 대한 설명으로 맞는 것은?

① A형인 사람은 Anti-A를 가진다.
② B형인 사람은 Anti-B를 가진다.
③ O형인 사람은 Anti-A와 Anti-B를 가진다.
④ 예기항체로 임신이나 수혈에 의해 생성된다.
⑤ 항체는 생후 3~6개월에 성인치에 도달한다.

18. ③ 19. ③ 20. ② 21. ③

22. ABO식 혈액형의 혈청 내 항체가 시약의 A 항원과 응집하였을 때 예상되는 혈액형은?

① A형 또는 O형
② B형 또는 AB형
③ B형 또는 O형
④ A형 또는 B형
⑤ A형 또는 AB형

23. ABO 혈액형 검사에서 적혈구가 항-A에 비응집, 항-B에 응집되었다. 옳은 설명은?
(국시22)

① 적혈구에 A 항원이 존재한다.
② 적혈구에 B 항원이 존재한다.
③ 적혈구에 A와 B 항원이 모두 존재한다.
④ 혈청에 항-B 항체가 존재한다.
⑤ 혈청에 항-H 항체가 존재한다.

24. 다발성 골수종환자의 혈액형 검사결과 혈구 및 혈청 검사결과가 불일치 하였고, 자가대조에도 양성반응이 보였다면 예상 되어지는 원인으로 적절한 것은?

① 연전현상
② 한냉자가항체
③ 온난자가항체
④ 저감마글로불린증
⑤ A 또는 B형의 아형

25. A_3 subgroup의 세포는?

① anti-H에 의해 응집이 되지 않는다.
② anti-H와의 반응이 O형보다 강하다.
③ anti-A에 의해 응집이 되지 않는다.
④ anti-A, B에서 mixed field 반응이 나타난다.
⑤ Dolichos biflorus에서 추출한 시약과 반응한다.

22. ③ 23. ② 24. ① 25. ④

26. H 항원을 검출하기 위해 사용되는 lectin은?

① Salvis sclarea
② Ulex europaeus
③ Dolichos biflorus
④ Arachis hypogaea
⑤ Coprinopsis elegans

27. H 항원의 농도가 가장 높은 혈액형은?

① A형
② B형
③ O형
④ AB형
⑤ B3형

28. 부모의 혈액형이 Cis–AB형과 O형이라면 예상되는 자녀의 ABO 혈액형은?

① A형
② B형
③ Cis-AB형
④ A형, B형
⑤ Cis-AB, O형

29. Bombay 혈액형의 특징은?

① anti-H에 의해 응집이 되지 않는다.
② anti-H와의 반응이 O형보다 강하다.
③ 혈액형 항원은 H 항원을 가지고 있다.
④ 혈액형 항원은 A, B, H 항원을 가지고 있다.
⑤ anti-A, B에서 mixed field 반응이 나타난다.

26. ② 27. ③ 28. ⑤ 29. ①

30. Anti-A_1 시약의 추출 물질은?

① Glycine soja ② Salria sclarea
③ Arachis hyopea ④ Ulex europaeus
⑤ Dolichos biflorus

31. A_1형과 A_1B형 혈구와 A_2형, A_2B형 혈구 구별에 이용되는 시약은?

① Anti-A ② Anti-A_1
③ Anti-B ④ Anti-T
⑤ Anti-A,B

32. O형, Rh(D)음성 혈액을 봄베이형 사람에게 수혈 시 수혈부작용이 나타난다. 원인 항원은? (국시22)

① H 항원 ② I 항원
③ M 항원 ④ N 항원
⑤ P 항원

33. A_1과 A_2 cell을 구별할 수 있는 lectin은 어떤 물질에서 분리하였는가?

① Papain ② Ficin
③ Glycine soya ④ Salvia sclarea
⑤ Dolichos biflorus

34. 다음 중 환자의 자가 응집을 알아보기 위해 하는 검사로 알맞은 것은?

① 공혈자 혈구 + 수혈자 혈구
② 공혈자 혈구 + 수혈자 혈청
③ 공혈자 혈구 + 공혈자 혈청
④ 수혈자 혈구 + 공혈자 혈청
⑤ 수혈자 혈구 + 수혈자 혈청

30. ⑤ 31. ② 32. ① 33. ⑤ 34. ⑤

35. Anti-H와 가장 약하게 반응하는 혈액형은?

① O형
② A_1형
③ A_2형
④ A_3형
⑤ A_2B형

36. Rh 혈액형에서 항원성이 가장 강하고 임상적으로 중요한 항원은?

① d항원
② e항원
③ D항원
④ C항원
⑤ E항원

37. Rh 혈액형의 경우 대립유전자가 몇 번 염색체(chromosome)에 존재하는가?

① 1번
② 6번
③ 9번
④ 10번
⑤ 17번

38. Rh 항체에 대한 설명은?

① 자연항체이다.
② 일반적으로 IgG이다.
③ 실온에서 잘 반응한다.
④ 태반을 통과할 수 없다.
⑤ 백혈구에 의해 감작된다.

39. 다음 중 Rh 혈액형검사 시 결과를 확인할 때의 온도는?

① 0℃
② 4℃
③ 25℃
④ 37℃
⑤ 47℃

35. ② 36. ③ 37. ① 38. ② 39. ④

40. Rh 혈액형 검사에 사용되는 anti-D 항혈청 시약의 최소 역가는?

① 32배
② 64배
③ 128배
④ 256배
⑤ 512배

41. 다음 중 ABO 혈액형검사 시 결과를 확인하는 slide의 온도는?

① 0℃
② 4℃
③ 25℃
④ 37℃
⑤ 47℃

42. 태아 신생아 용혈성 질환이 생기는 원인은?

① 산모가 A형이고 신생아가 O형일 경우
② 산모가 AB형이고 신생아가 O형일 경우
③ 산모가 Rh 양성이고 신생아가 Rh 음성일 경우
④ 산모가 Rh 음성이고 신생아가 Rh 음성일 경우
⑤ 산모가 Rh 음성이고 신생아가 Rh 양성일 경우

43. ABO 항체에 의한 신생아용혈성 질환을 가장 잘 일으킬 수 있는 어머니 혈액형으로 맞는 것은?

① A형
② B형
③ AB형
④ O형
⑤ 상관없다.

44. RhoGAM 적용대상인 경우는?

① Rho(D) 양성 환자가 Rho(D) 음성 혈액을 수혈 시
② Rho(D) 음성 환자가 Rho(D) 음성 혈액을 수혈 시
③ Rho(D) 음성 여성이 Rho(D) 양성 신생아를 출산했을 때
④ Rho(D) 양성 여성이 Rho(D) 음성 신생아를 출산했을 때
⑤ Rho(D) 음성 여성이 Rho(D) 음성 신생아를 출산했을 때

40. ② 41. ③ 42. ⑤ 43. ④ 44. ③

45. 엄마가 Rh 음성이고 아빠는 Rh 양성이다. 그들의 아기가 Rh 음성일때, 결론은?

① 부모가 모두 동형접합성이다.
② 아빠가 동형접합성 Rh 양성이다.
③ 엄마가 이형접합성 Rh 음성이다.
④ 아빠가 이형접합성 Rh 양성이다.
⑤ 적어도 Rh typing의 3명 중 한 명은 잘못된 것이다.

46. 아래의 결과표가 나타내는 가장 가능성이 있는 표현형은 무엇인가?

항혈청 Anti-C(+), Anti-c(−), Anti-D(+), Anti-E(+), Anti-e(−)

① ccdee
② CCDee
③ CCDEe
④ CcDEe
⑤ CCDEE

47. 아래의 Rh검사 결과표가 나타내는 표현형은 무엇인가?

Anti-D	Anti-C	Anti-E	Anti-c	Anti-e
+	−	+	+	−

① CcDEe
② cDE
③ cDe
④ cde
⑤ cdE

48. CDe/CDE 공혈혈액을 CDe/Cde 수혈자에게 수혈하였다면 수혈자에게 생길 수 있는 항체는?

① anti-C
② anti-c
③ anti-D
④ anti-E
⑤ anti-e

45. ④ 46. ⑤ 47. ② 48. ④

49. Rh 혈액형 검사에서 anti-D에서 응집이 없었다면 다음에 해야 할 검사는?

① 아형검사
② 흡착검사
③ 해리검사
④ 직접 쿰스검사
⑤ 간접 쿰스검사

50. Rh 중요 항원이 결여된 변이형으로 D 항원은 양성이나, C, c, E, e 항원이 없는 것은?

① Del
② Rhnull
③ Weak D
④ Partial D
⑤ 바디바(−D−)

51. Rh 표현형 검사에서 항-c와 항-e는 응집, 항-C, 항-E, 항-D는 비응집일 때 추정되는 표현형은?

① cde
② cEe
③ Cce
④ CDe
⑤ CcDe

52. 다음 중 Kidd 항체의 특성은 무엇인가?

① 일반적으로 IgA 항체이다.
② 일반적으로 IgM 항체이다.
③ 적합한 항원은 효소에 의해 파괴된다.
④ 지연성 용혈성 수혈 부작용을 야기시킨다.
⑤ 일반적으로 보관하는 동안 강하고 안정하다.

53. 다음 중 양적 효과를 보이는 혈액형으로 옳은 것은?

① P_1
② Kell
③ Duffy
④ Lewis
⑤ Lutheran

49. ⑤ 50. ⑤ 51. ① 52. ④ 53. ③

54. 삼일열 말라리라(Plasmodium vivax)에 저항성을 가지는 혈액형은?

① Kell
② Duffy
③ MNSs
④ Lewis
⑤ Lutheran

55. 도나스 랜드스테이너(Donath-Landsteiner) 항체는?

① Anti-I
② Anti-M
③ Anti-P
④ Anti-Jka
⑤ Anti-Lea

56. 헌혈 전 검사는?

① Hgb
② VDRL
③ Hbs Ag
④ Hbs Ab
⑤ Anti-HIV

57. 헌혈 후 검사에 포함되지 <u>않는</u> 검사는?

① ALT
② VDRL
③ HbsAb
④ Anti-HIV
⑤ Anti-HCV

58. 헌혈기록 카드 보관기간은?

① 3년
② 5년
③ 7년
④ 10년
⑤ 15년

54. ② 55. ③ 56. ① 57. ③ 58. ④

59. MSMOS의 guide line에서 적정 C/T ratio는?

① 5:1 미만
② 3:1 미만
③ 2:1 미만
④ 1.5:1 미만
⑤ 1:1 미만

60. 항응고성 보존제에 아데닌을 첨가하는 것은 어떠한 면에서 유용한가?

① 저장된 혈액의 백혈구 기능을 유지시킨다.
② 저장된 혈액의 혈소판 기능을 유지시킨다.
③ 적혈구 생존에 필요한 ATP 수치를 유지시킨다.
④ 저장하는 동안 혈장의 칼륨 이온 수치를 감소시킨다.
⑤ 조직의 산소 공급을 위한 2,3-DPG 수치를 유지시킨다.

61. 채혈백 내의 항응고제인 CPDA-1 용액은 혈액 100 mL당 항응고 보존액량은?

① 14 mL
② 20 mL
③ 24 mL
④ 30 mL
⑤ 56 mL

62. 현재 한국에서 주로 사용되는 항응고제와 혈액의 유효기간은?

① CPD, 21일
② ACD, 21일
③ ACD, 35일
④ CPDA, 21일
⑤ CPDA-1, 35일

63. 전혈 헌혈자의 혈색소 기준은?

① 11.0 g/dL
② 11.5 g/dL
③ 12.0 g/dL
④ 12.5 g/dL
⑤ 13.0 g/dL

59. ⑤ 60. ③ 61. ① 62. ⑤ 63. ④

64. 400 mL 전혈을 채혈하고자 할 때 헌혈자 혈액 비중은?

① 1.050 이상
② 1.051 이상
③ 1.053 이상
④ 1.055 이상
⑤ 1.062 이상

65. 다음 중 400 mL 전혈을 헌혈하고자 할 때 공혈자 기준에 적합한 것은?

① 연령이 17세 인 자
② 체중이 50 kg 미만 인 자
③ 혈색소가 14.0 g/dL 인 자
④ 혈액의 비중이 1.052 인 자
⑤ 적혈구용적률이 38% 인 자

66. 농축 적혈구 1 unit을 수혈 받으면 Hct이 얼마 증가하는가?

① 3%
② 6%
③ 9%
④ 12%
⑤ 15%

67. 건강한 성인을 기준으로 Hct를 31%에서 40%이상으로 높이기 위해 필요한 농축적혈구의 단위는?

① 1 단위
② 2 단위
③ 3 단위
④ 5 단위
⑤ 9 단위

68. 환자의 혈액의 산소 운반 능력을 유지하기 위하여 어떤 혈액 제제를 선택하여야 할 것인가?

① 전혈
② 적혈구
③ 혈소판
④ 신선동결 혈장
⑤ 동결 침전 제제

64. ③ 65. ③ 66. ① 67. ③ 68. ②

69. 다음 중 수혈 후 발열이나 기타 수혈부작용 줄이기 위해 사용하는 것은?

① 전혈
② 동결 적혈구
③ 농축 백혈구
④ 세척 적혈구
⑤ 신선동혈장결

70. 세척 적혈구의 유효기간은?

① 21일
② 35일
③ 12시간
④ 24시간
⑤ 72시간

71. 섬유소원 감소증과 혈우병 A환자의 수혈에 사용되는 동결 침전제제의 채혈 후 냉동 최장 보존기간은?

① 5일
② 35일
③ 42일
④ 1년
⑤ 10년

72. 백혈구여과 제거 적혈구를 사용하는 목적과 거리가 먼 것은?

① 백혈구 제거
② 동종면역 예방
③ 효율적인 적혈구 공급
④ 거대세포 바이러스 예방
⑤ 발열성 수혈부작용 예방

73. 백혈구여과제거적혈구는 면역기능저하 환자에서 어떤 수혈부작용을 최소화하기 위함인가?

① 바이러스 감염
② 이식편대 숙주병(GVHD)
③ 거대세포성 바이러스(CMV)
④ 변형크로이펠츠야콥병(vCJD)
⑤ 후천성면역결핍증 바이러스(HIV)

69. ④ 70. ④ 71. ④ 72. ③ 73. ③

74. 혈액제제 중 가장 빨리 사용해야 하는 제제는?

① 전혈
② 농축백혈구
③ 농축 적혈구
④ 해동한 동결침전 제제
⑤ 해동한 신선동결 혈장

75. 다음 중 백혈구여과제거혈소판 성분제제의 보관온도와 유효기간은?

① −18℃, 제조 후 24시간
② 1~6℃, 제조 후 4시간
③ 1~6℃, 제조 후 12시간
④ 20~24℃, 제조 후 4시간
⑤ 20~24℃, 제조 후 120시간

76. 보존기간이 가장 긴 혈액제제는? (국시22)

① 농축적혈구
② 동결적혈구
③ 세척적혈구
④ 농축혈소판
⑤ 세척혈소판

77. 교환 수혈 시 필요한 신생아 Bilirubin 치는?

① 4 mg/dL ② 8 mg/dL
③ 12 mg/dL ④ 16 mg/dL
⑤ 20 mg/dL

74. ④ 75. ⑤ 76. ② 77. ⑤

78. 신생아 용혈성 질환이 일어난 태아의 혈액형이 B형이고, 산모의 혈액형이 O형일 때, 교차 시험 하는 검체로 올바른 것은?

① 산모 혈청 – B형 수혈 혈구
② 산모 혈구 – A형 수혈 혈장
③ 산모 혈청 – O형 수혈 혈구
④ 산모 혈구 – O형 수혈 혈장
⑤ 태아 혈청 – O형 수혈 혈구

79. CPDA–1이 ACD보다 유효기간이 길어진 이유는 어떤 성분의 첨가 때문인가?

① Adenine
② NaH_2PO_4
③ Mannitol
④ Citric acid
⑤ Trisodium citrate

80. 자가 수혈의 효과는?

① 난치병 치료
② 수혈 효과 증대
③ 동종 면역 감소
④ 희귀 질환 전파
⑤ 회복 기간 단축

81. 혈액 제제에 방사선을 조사하는 이유는?

① 용출반응
② Lym 분리
③ 혈액 분리용
④ T cell 억제
⑤ 적혈구 제거

82. 성분 제제 중 보존 온도가 실온이면서 유효 기간이 24시간인 제제는?

① 세척 적혈구
② 농축 백혈구
③ 농축 혈소판
④ 동결 침전 제제
⑤ 동결 해동 적혈구

78. ③ 79. ① 80. ③ 81. ④ 82. ②

83. 백혈구여과제거 성분채혈혈소판의 보존온도는? (국시22)

① 20~24℃
② 1~6℃
③ −18℃이하
④ −65℃이하
⑤ −196℃이하

84. 희귀혈액이나 자가수혈 등의 적혈구의 장기 보관으로 적합한 혈액성분 제제는?

① 전혈
② 세척 적혈구
③ 농축 적혈구
④ 동결 적혈구
⑤ 백혈구 제거 적혈구

85. 농축 혈소판 제제의 제조에 적합한 헌혈용 bag은?

① single bag
② double bag
③ triple bag
④ Multiple bag
⑤ Quadruple bag

86. 농축 적혈구의 적혈구용적율(Ht) 치는?

① 60%
② 70%
③ 80%
④ 85%
⑤ 90%

87. 수혈관련 급성 폐손상, 혈소판 수혈 불응증, GVHD의 반응에 관여하는 물질은?

① 보체
② Rh 항원
③ Cytokine
④ ABO 항원
⑤ HLA 항원

83. ① 84. ④ 85. ③ 86. ② 87. ⑤

88. 혈소판 성분 채집술이 농축 혈소판보다 좋은 점은?

① 이형수혈도 가능하다.
② 동종 면역 반응을 증가시킬 수 있다.
③ 과거 헌혈 횟수에 영향을 받지 않는다.
④ 수혈전파성 질환의 감염을 최소화할 수 있다.
⑤ 아스피린을 복용한 사람도 관계없이 헌혈할 수 있다.

89. 혈액형 부적합 수혈의 결과로 생성되는 항체는?

① 정상 항체
② 자기 항체
③ 이종 항체
④ 이호성 항체
⑤ 면역 동종 항체

90. 가장 심각한 수혈 부작용은?

① 발열 반응
② 순환계 부담
③ 알레르기 반응
④ 급성 용혈성 수혈 부작용
⑤ 지연성 용혈성 수혈 부작용

91. 이식편대 숙주병 발생이 우려되는 환자에게 사용을 권장하는 제제는?

① 동결 적혈구
② 세척 적혈구
③ 신선 동결 혈장
④ 성분 채집 혈소판
⑤ 방사선 조사 백혈구

92. GVHD의 예방을 위한 가장 효과적인 방법은?

① 원심 후 수혈한다.
② 세척 후 수혈한다.
③ 근친 간 수혈을 금한다.
④ 저온에서 보관 후 수혈한다.
⑤ 방사선 조사와 백혈구 제거 후 수혈한다.

88. ④ 89. ⑤ 90. ④ 91. ⑤ 92. ⑤

93. 거대세포성 바이러스(CMV)의 감염을 예방하기 위해 적합한 혈액 제제는?

① 농축 적혈구
② 세척 적혈구
③ 동결해동 적혈구
④ 백혈구 제거 적혈구
⑤ 탈글리세롤 적혈구

94. 친족의 혈액을 지정수혈 받고자 할 때 이식편대숙주병(GVHD) 예방을 위해 적합한 혈액은? (국시22)

① 전혈
② 농축적혈구
③ 신선적혈구
④ 세척적혈구
⑤ 방사선조사적혈구

95. HLA 항원검사가 중요한 경우는?

① 신장 제공
② Rh 부적합
③ 혈액 제공자
④ ABO 부적합
⑤ 신생아 교환 수혈

96. 고형장기이식에서 수여자와 공여자가 해야 하는 검사는?

① HTLA 항원
② HTLV 항원
③ HLA-DR 항원
④ HLA-A, 그리고 HLA-B 항원
⑤ HLA-A, HLA-B 그리고 HLA-DR 항원

97. 일반적인 장기이식과 친자감별시 ABO 항원과 함께 중요하게 다루어지는 항원은?

① Rh
② HLA
③ HPA
④ Duffy
⑤ Lewis

93. ④ 94. ⑤ 95. ① 96. ⑤ 97. ②

98. HLA-DR typing시 주로 사용되는 검체는?

① RBC
② Plasma
③ Platelet
④ Monocyte
⑤ B lymphocyte

99. 수혈의 가장 흔한 부작용은?

① 동종면역
② 이식편대 숙주병
③ 아나필락성 수혈부작용
④ 급성 용혈성 수혈부작용
⑤ 비용혈성 발열성 수혈부작용

100. GVHD를 예방하기 위하여 시행하는 방사선조사가 꼭 필요하지 않은 혈액 제제는?

① 전혈
② 농축 적혈구
③ 농축 혈소판
④ 신선동결 혈장
⑤ 성분채집 혈소판

101. A 혈구와 비응집을, B 형 혈구와 응집을 일으켰을 때 환자의 혈액형은?

① A
② B
③ O
④ AB
⑤ cis-AB

102. 직접 쿰스 검사(direct Coomb's test)를 시행하는 이유와 관계가 없는 것은?

① weak D 검사 시
② 부적합 수혈을 받은 경우
③ 자가면역 용혈 빈혈 의심 시
④ 약물유발 용혈 빈혈 의심 시
⑤ 태아신생아 용혈 질환 의심 시

98. ⑤ 99. ⑤ 100. ④ 101. ① 102. ①

103. 직접 쿰스검사(direct Coomb's test)의 양성 control은?

① AB형 혈장
② O형 적혈구
③ Alserver 용액
④ Ig G 감작적혈구
⑤ Ig M 감작적혈구

104. 직접 항글로불린 검사에서 위음성(false-negative)을 보일 수 있는 경우는?

① 세균오염 시
② 과도한 원심침전 시
③ 한랭자가항체 존재 시
④ 더러운 초자기구 사용 시
⑤ 불충분하게 적혈구를 세척한 경우

105. 간접 쿰스검사(indirect Coomb's test)를 시행하는 이유와 관계가 없는 것은?

① 항체선별검사
② 항체동정검사
③ weak D 검사 시
④ 태아신생아 용혈질환 의심 시
⑤ 비예기항체의 존재를 의심 시

106. 간접 항 글로불린검사에서 위 양성 반응의 원인은 무엇인가?

① 용혈된 적혈구 사용
② 불충분한 적혈구 세척
③ 적혈구의 부적절한 보관
④ 부적절한 양의 적혈구 사용
⑤ 직접 항 글로불린검사가 양성인 적혈구 사용

103. ④ 104. ⑤ 105. ④ 106. ⑤

107. 원주응집법(column agglutination)을 이용한 항글로불린검사에서 자가대조(auto control)는? 국시22

① 환자 적혈구+O형 혈청
② O형 적혈구+환자 혈청
③ 환자 적혈구+환자 혈청
④ 선별용 적혈구+환자 혈청
⑤ 환자 적혈구+공여자 혈청

108. 동종 응집소 역가 검사와 관계있는 것은?

① 골수이식 및 장기이식
② Ig G 반응 증가를 위해
③ 불규칙 항체 동정을 위해
④ 최근의 수혈력 검사를 위해
⑤ 직접 항글로불린 검사 양성에서

109. Anti-A나 anti-B 항체의 동종응집소 역가검사를 시행해야 하는 경우는?

① 골수이식 환자
② 한냉응집소병 환자
③ Rh(D) 음성 임산부
④ 약제유발용혈빈혈 환자
⑤ 발작한랭혈색소뇨증 환자

110. 동종응집소 역가 검사에서 동종응집소 역가를 판단하는 최고희석배수의 응집 강도는?

① 0+
② 1+
③ 2+
④ 3+
⑤ 4+

107. ③ 108. ① 109. ① 110. ②

111. Rh 항체 역가 검사를 할 때, 환자 혈청과 혼합하는 감작과정에 사용해야 하는 혈구시약은?

① O형 D항원 음성 적혈구
② O형 D항원 양성 적혈구
③ B형 D항원 음성 적혈구
④ AB형 D항원 음성 적혈구
⑤ AB형 D항원 양성 적혈구

112. 간접 항글로불린 검사 양성인 경우 추가적인 검사는?

① 용출검사
② 흡착검사
③ 항체해리검사
④ 감작적혈구로 확인
⑤ 항체선별 및 동정검사

113. 약D 검사와 그 해석에 대해서 옳은 것은?

① 양성이면 Rh(+)으로 간주한다.
② 직접 Coomb's 법을 이용하는 검사이다.
③ 실온식염수에서 반응이 강한 반응을 한다.
④ 양성일 때 Rh(−) 사람에게 수혈할 수 있다.
⑤ 약D에만 반응하는 특이항체를 사용하는 검사다.

114. 주교차시험(major cross matching)의 구성은? 국시22

① 환자 혈구+환자 혈청
② 공혈자 혈구+환자 혈청
③ 환자 혈구+공혈자 혈청
④ 환자 혈구+공혈자 혈구
⑤ 공혈자 혈구+공혈자 혈청

111. ② 112. ⑤ 113. ① 114. ②

115. 주교차시험에서 부적합반응을 보일 수 있는 경우는?

① 공혈자 O, Rh(−) → 수혈자 O, Rh(+)
② 공혈자 O, Rh(+) → 수혈자 O, Rh(+)
③ 공혈자 B, Rh(+) → 수혈자 O, Rh(−)
④ 공혈자 B, Rh(+) → 수혈자 B, Rh(−)
⑤ 공혈자 AB, Rh(+) → 수혈자 B, Rh(+)

116. 환자가 O형이고 공혈자가 B형일 경우에 교차시험의 주시험과 부시험의 관계가 올바른 것은?

① 주시험 부시험은 모두 응집
② 주시험 부시험은 모두 비응집
③ 주시험 부분응집 부시험은 응집
④ 주시험은 응집 부시험은 비응집
⑤ 주시험은 비응집 부시험은 응집

117. 주교차시험으로 검출할 수 있는 것은?

① O형으로 잘못 판정이 된 A형의 환자
② 공혈자의 혈액 속에 있는 불규칙 항체
③ Rh 양성이라고 잘못 표기된 Rh 음성 혈액
④ Rh 음성이라고 잘못 표기된 Rh 양성 혈액
⑤ 공혈자의 혈구에 있는 항원에 대한 수혈자의 항체를 검출

118. 응급상황에서 즉시원심법(immediate spin)을 시행할 때 교차시험 단계의 어느 방법까지 시행하는가?

① 효소법
② 37℃ LISS법
③ 항글로불린법
④ 실온식염수법
⑤ 37℃ 알부민법

115. ③ 116. ④ 117. ⑤ 118. ④

119. 교차시험 과정에서 37℃ 고단백법 반응을 관찰한 후 시험관을 세척하였다. 다음 단계에서 첨가해야 하는 것은? (국시22)

① 자가혈구
② 생리식염수
③ 동정용 혈구
④ 항글로불린시약
⑤ O형 Rh(D)양성 혈구

120. 교차시험의 방법을 기술한 것이다. 가장 약한 항체를 검출 시 시행하는 방법은?

① 효소법
② PEG법
③ albumin법
④ antiglobulin test
⑤ 저이온강도용액법(LISS)

121. 수혈을 위한 교차시험 후에 혈액분절의 보관방법 및 최소 보관기간은?

① 실온에 보관, 3일
② 실온에 보관, 15일
③ 냉장고에 보관, 3일
④ 냉장고에 보관, 15일
⑤ 냉동고에 보관, 15일

122. 직접 쿰스시험(direct coombs tert)에서 주로 사용하는 polyspecific AHG의 성분으로 맞는 것은?

① anti IgA와 C3d
② anti-IgG와 C3a
③ anti-IgG와 C3d
④ anti-IgD와 C3a
⑤ anti-IgD와 C3d

119. ④ 120. ② 121. ③ 122. ③

123. ABO 혈액형 검사와 관련 옳은 것은?

① 신생아의 경우 혈구형 검사에 의존한다.
② 혈청형 검사 시 고단백을 첨가하면 좋다.
③ 결과 판독 시 용혈은 음성으로 판정한다.
④ 검체 혈구 농도가 높을 시 응집이 강하다.
⑤ 결과 판독 시 5분 이상 지나면 반응이 더욱 좋다.

124. ABO 혈액형 검사 불일치의 혈구측 원인은?

① 연전현상
② 비예기항체의 존재
③ 너무 약한 원심침전
④ 항원성이 약해졌을 경우
⑤ 3개월 미만 유아의 혈액형 검사

125. 타액 검사결과 A 적혈구와 응집, B 적혈구와 응집, O 적혈구와는 비응집일 때 추정되는 혈액형은?

① A　　② B
③ O　　④ AB
⑤ Bombay O

126. 항-A혈청(4+), 항-B혈청(−), A_1혈구(2+), B혈구(4+)로 ABO 불일치일 때 어떤 조치가 가장 적절한가?

① 알부민을 사용한다.
② 가온법을 실시한다.
③ 항인글로불린을 사용한다.
④ 환자혈구를 다시 세척한다.
⑤ 불규칙 항체 존재를 확인한다.

123. ①　124. ④　125. ③　126. ⑤

127. ABO 혈액형 검사 시 연전 해결을 위한 최선책은?

① 37℃에 방치한다.
② 적혈구를 세척한다.
③ 혈액의 사용량을 줄인다.
④ 보체결합 반응을 유도한다.
⑤ 검체를 냉장 보관 후 검사한다.

128. ABO 혈액형 검사로 옳은 것은?

① 반응 적정 온도는 37℃이다.
② 용혈은 비응집으로 판정한다.
③ 혈청형 slide 법은 신속이 장점이다.
④ 혈구형, 혈청형은 검사실 환경에 맞게 선택한다.
⑤ ABO 불일치와 약한 응집 반응은 현미경으로 재검한다.

129. 혈액형이 불일치한 경우에 수혈용 혈액으로 선택이 가능한 경우는?

① O형 환자에게 A형 전혈이나 농축 적혈구 수혈
② B형 환자에게 A형 전혈이나 농축 적혈구 수혈
③ A형 환자에게 AB형 전혈이나 농축 적혈구 수혈
④ B형 환자에게 AB형 전혈이나 농축 적혈구 수혈
⑤ AB 형 환자에게 A형이나 B형의 농축 적혈구를 수혈

130. 혈액은행에서 출고된 농축 적혈구의 반납기준 시간은?

① 30분
② 45분
③ 60분
④ 90분
⑤ 120분

127. ② 128. ⑤ 129. ⑤ 130. ①

131. 전혈혈액의 운송 온도는 몇 도를 넘지 않아야 하는가?

① −10℃
② 0℃
③ 10℃
④ 22℃
⑤ 37℃

132. 주교차시험에서 1단계 실온식염수 단계에서 응집이 일어났는데 2단계 알부민법과 3단계 항글로불린법에서 응집이 풀렸다면 예상할 수 있는 것은?

① 수혈자의 혈청에 한랭항체가 존재한다.
② 공혈자의 혈청에 한랭항체가 존재한다.
③ 수혈자의 혈청에 온난항체가 존재한다.
④ 공혈자의 혈청에 온난항체가 존재한다.
⑤ 수혈자의 혈구에 식염수가 혼합이 덜 되었다.

133. 교차시험의 실온식염수법 단계에서 응집이 일어난 경우 해결방법은?

① Rh혈액형을 재확인 해본다.
② ABO혈액형을 재확인 해본다.
③ 효소시약을 추가하여 검사한다.
④ 쿰스혈청을 추가하여 검사한다.
⑤ 공혈자와 수혈자를 바꾸어 검사한다.

134. Anti-Rh 계열을 검출하는데 반응이 증강되는 교차시험은?

① LISS법
② PEG법
③ papain
④ Coomb's법
⑤ 22% 알부민법

131. ③ 132. ① 133. ② 134. ③

135. 효소법을 이용해서 교차시험을 시행했다면 항온이 파괴되는 혈액형은?

① E 항원
② C 항원
③ D 항원
④ K 항원
⑤ M 항원

136. 수혈을 시행하지 않은 젊은 남성이 혈액형이 A형 Rh 음성이고 공혈자의 혈액이 A형 Rh 양성이면 교차시험 결과는?

① 주시험과 부시험 응집
② 주시험과 부시험 부분응집
③ 주시험 응집 부시험 비응집
④ 주시험 비응집 부시험 응집
⑤ 주시험과 주시험에서 비응집

137. 타액 내 혈액형 물질을 확인하는 검사 원리는? (국시22)

① 응집반응
② 보체결합반응
③ 응집억제반응
④ 한랭응집반응
⑤ 효소면역반응

138. 타액검사에서 분비형과 비분비형을 구분하는 혈액형은?

① M 혈액형
② N 혈액형
③ Kidd 혈액형
④ Lewis 혈액형
⑤ Duffy 혈액형

135. ⑤ 136. ⑤ 137. ③ 138. ④

139. Type & screen에 포함되지 않는 것은?

① 교차시험
② Rh 혈액형
③ 항체선별검사
④ ABO 혈청형 검사
⑤ ABO 혈구형 검사

140. 비예기항체 선별검사에 대한 설명으로 맞는 것은?

① 비예기항체는 자연발생적이다.
② 선별혈구로 O형 혈구를 사용한다.
③ 항체선별검사에서 양성을 보이면 교차반응을 실시한다.
④ 공혈자의 혈청 내 비예기항체를 존재를 판단하는 검사이다.
⑤ 실온 이하에서 반응하는 비예기항체는 임상적으로 중요하다.

141. 항체선별검사에서 적용되는 검사는?

① HLA 검사
② ABO형 검사
③ 약D(D^u) 검사
④ 교차적합 검사
⑤ 항글로블린 검사

142. 적절한 C/ T ratio에 대해서 설명이 맞는 것은?

① 3 : 1 미만은 양호
② 3 : 1 이상은 양호
③ 반드시 3 : 1 미만
④ 2.5 : 1 미만은 양호
⑤ 2.5 : 1 미만은 불량

139. ①　140. ②　141. ⑤　142. ④

143. 반응매질 이온력을 낮추어 적혈구들이 가까이 접근할 수 있도록 항온항체반응을 증강시키는 검사법은?

① LISS법
② PEG법
③ Ficin법
④ Papain법
⑤ Bromelin법

144. 항체용출검사에서 Ig M 항체를 검출하는 방법은?

① Heat법
② ether법
③ Papain법
④ Bromelin법
⑤ chloroquine법

145. 적혈구 표면 항원에 결합되어 있던 항체가 해리 현상을 통해 떨어져 나오는 현상을 무엇이라 하는가?

① 흡착
② 감작
③ 용출
④ 반발
⑤ 응집

146. 혈청내 자가항체와 동종항체가 동시에 존재할 경우 동종항체의 검출을 용이하게 하기 위한 방법은?

① ZZAP법
② 열해리법
③ 에테르법
④ 식염수법
⑤ Donath Landsteiner법

143. ① 144. ① 145. ③ 146. ③

147. 발작한랭혈색소뇨증(paroxysmal cold hemoglobinuria, PCH)의 진단에 이용되는 검사법은?

① drug adsorption
② alloantibody 검사
③ hemoglobins 검사
④ cold agglutinin 검사
⑤ Donath-Landsteiner 검사

148. 신생아 교환수혈을 위한 교차적합 시험은?

① 교차시험은 부시험으로 한다.
② 산모의 혈청과 신생아의 혈구
③ 신생아의 혈청과 산모의 혈구
④ 산모의 혈청과 공혈자의 혈구
⑤ 신생아의 혈청과 공혈자의 혈구

149. 동종혈구가 이종혈구보다 강하게 일어나는 효과를 무엇이라고 하는가?

① MSBOS
② Dosage effect
③ Adsorption effect
④ homozygous effect
⑤ heterozygous effect

150. Donath-Landsteiner antibodytest는 어떤 항체를 동정하기 위해서 시행하는가?

① anti-I
② anti-P
③ anti-N
④ anti-M
⑤ anti-Lewis

147. ⑤ 148. ④ 149. ② 150. ②

151. 일반적인 경우 적합성 검사에 이용되는 검체는 채혈 후 얼마간 사용할 수 있는가?

① 12시간 이내
② 24시간 이내
③ 48시간 이내
④ 72시간 이내
⑤ 96시간 이내

152. 원주응집법이 시험관법에 비하여 낮은 검출 감도를 나타내는 항체는?

① anti-A
② anti-B
③ anti-I
④ anti-H
⑤ anti-P

153. 혈액은행 정도관리 중 매일(daily) 점검해야 하는 것은? (국시22)

① 혈액보관 냉장고 온도
② 혈액보관 냉동고 경고음
③ 저울에 사용하는 표준분동
④ 혈액방사선조사기 칼리브레이션
⑤ 속도측정계(tachometer)를 이용한 원심분리기 속도

151. ④ 152. ③ 153. ①

PART

6 수혈학 실기

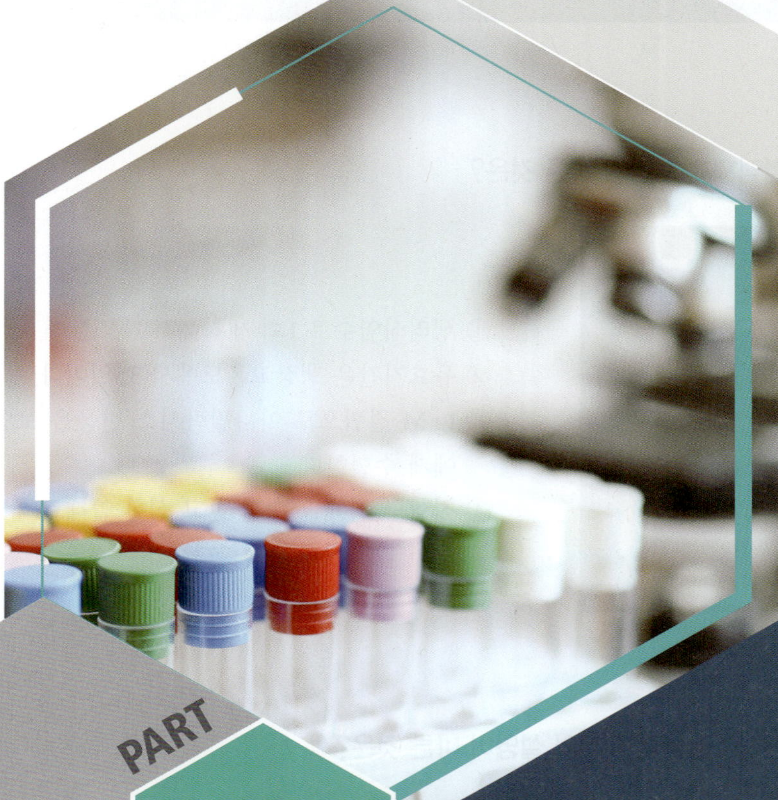

1 수혈학 실기

01. 사진의 혈액제제 설명이 바른 것은?

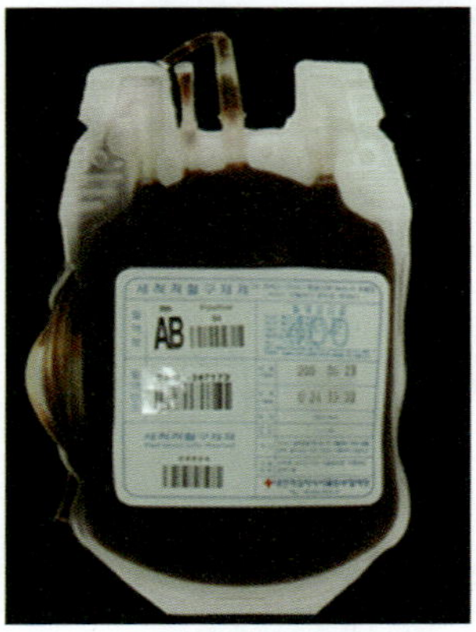

① 생리식염수로 1회 세척해서 제조한다.
② 유효기간은 냉장고온도에서 35일이다.
③ Ig M 결핍으로 아나필락시스 반응을 보였던 환자에게 수혈한다.
④ 적혈구 제제를 수혈 받고 심한 알레르기성 반응을 보인 환자에게 수혈한다.
⑤ 모두 맞다.

02. 사진의 신선동결혈장 제제의 설명이 바른 것은?

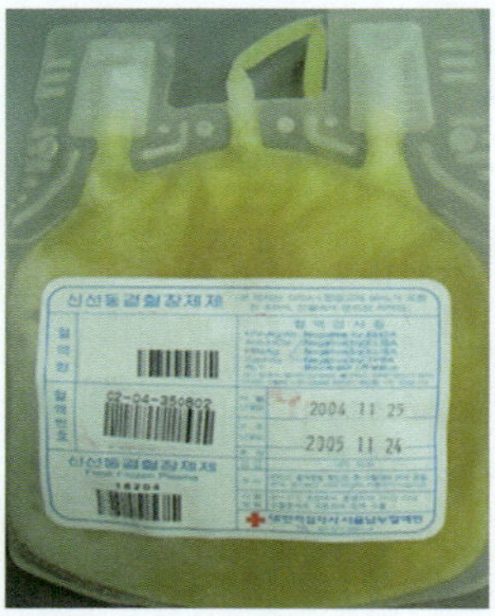

① 온도 37℃ 이하에서 보관한다.
② 유효기간은 채혈일로부터 35일 이내이다.
③ 주로 혈액응고 인자 보충을 위해 사용한다.
④ 수혈은 제제를 해동 후 냉장온도에서 3일 이내 사용한다.
⑤ 응고인자의 반감기가 짧아서 해동 후 72시간 이내 수혈한다.

01. ④　　02. ③

03. 사진의 혈액제제의 설명이 바른 것은?

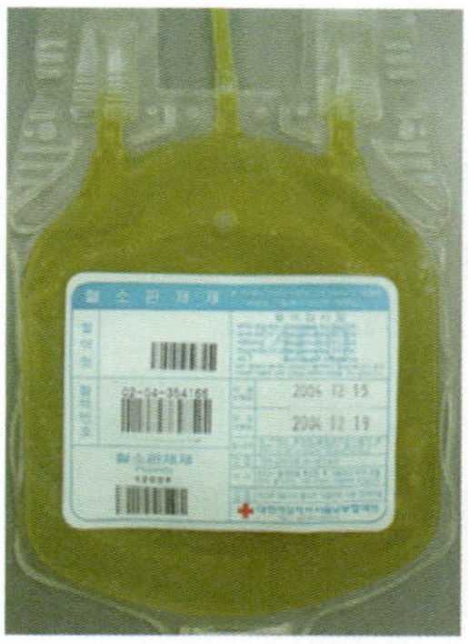

① 혈소판 용량은 3.0×10^{11}이다.
② 채혈 시 이중백에서 분리한다.
③ 유효기간은 실온에서 120시간이다.
④ 보존 온도는 냉장온도에서 72시간 이다.
⑤ 혈액제제 중 세균오염에 취약하지 않는다.

04. 사진의 시약들을 사용하여 확인할 수 있는 검사 종목은?

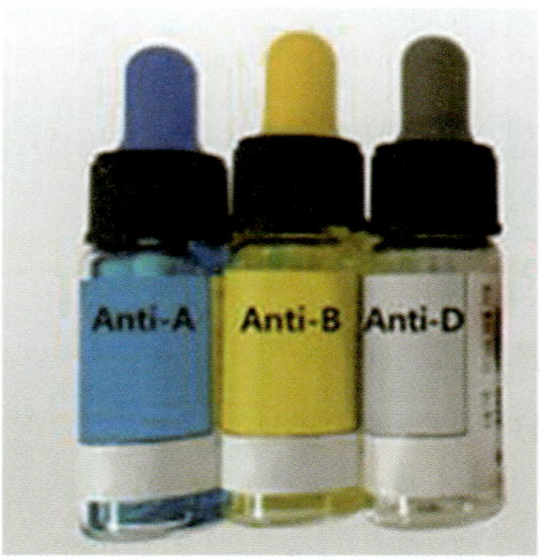

① 아형 항원
② A, B, H 항원
③ A, B, D 항원
④ 혈청의 항체
⑤ 항체의 역가

05. 아래 사진은 ABO 혈액형 검사 결과이다. 혈액형은?

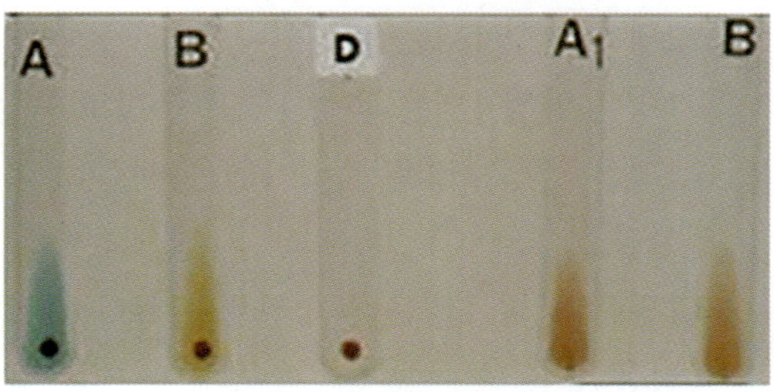

① A_1
② A_2
③ B
④ O
⑤ AB

03. ③ 04. ③ 05. ⑤

06. 다음은 혈구형검사를 시행한 결과다. 혈액형은?

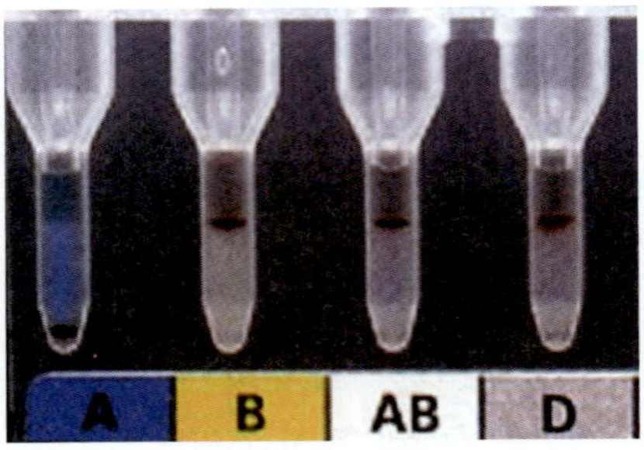

① B Rh 양성
② B Rh 음성
③ A_1 Rh 양성
④ A_2 Rh 양성
⑤ AB Rh 양성

07. ABO/Rh typing을 원주응집법(column agglutination)으로 검사한 사진으로 Weak D 검사는 음성이다. 맞게 표기한 혈액형은? (국시22)

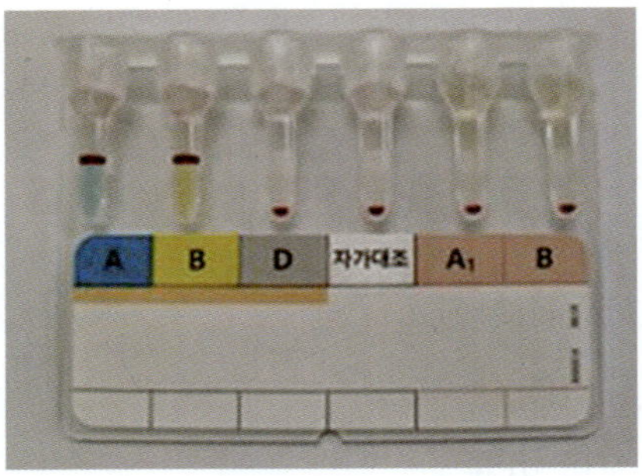

① A형, Rh(D)음성
② B형, Rh(D)음성
③ O형, Rh(D)음성
④ AB형, Rh(D)음성
⑤ AB형, Rh(D)양성

08. 다음은 3명의 직접 쿰스검사를 시행한 결과이다. 바르게 설명한 것은?

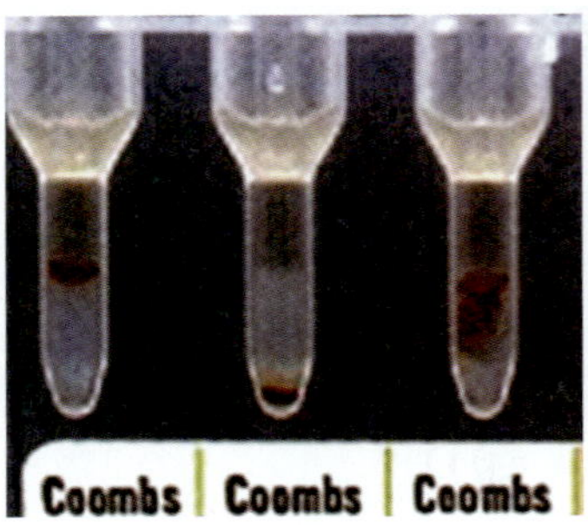

① 1명은 양성 2명은 음성이다.
② 2명은 양성 1명은 음성이다.
③ 1명은 양성 1명은 음성 1명은 용혈로 음성이다.
④ 1명은 양성 1명은 음성 1명은 재검을 실시해야 한다.
⑤ 1명은 양성 1명은 음성 1명은 IgG 감작혈구를 사용한다.

06. ① 07. ④ 08. ②

09. 사진에 보이는 set의 용도는?

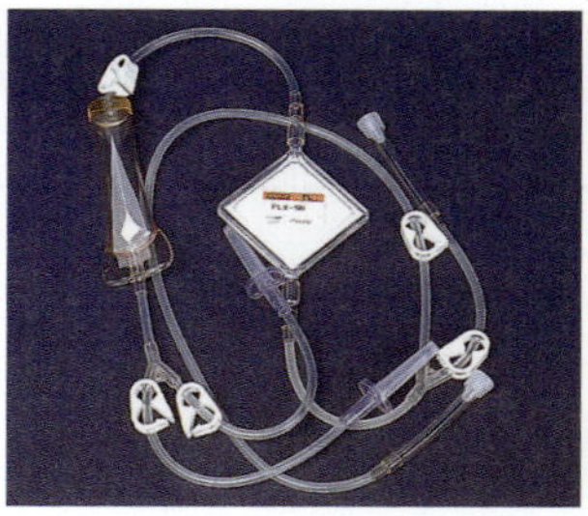

① 성분채집술 set
② 혈구세척용 set
③ 혈소판세척용 set
④ 백혈구세척용 set
⑤ 백혈구제거 혈소판 set

10. 다음 사진은 혈액제제에서 특정한 성분을 제거하기 위해 사용되는 필터들이다. 제거하고자 하는 것은?

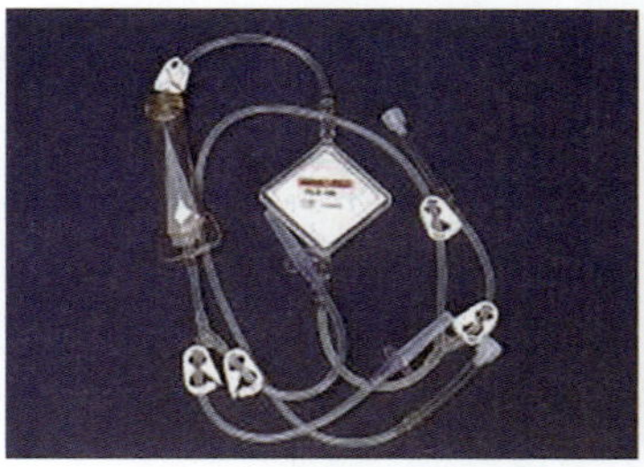
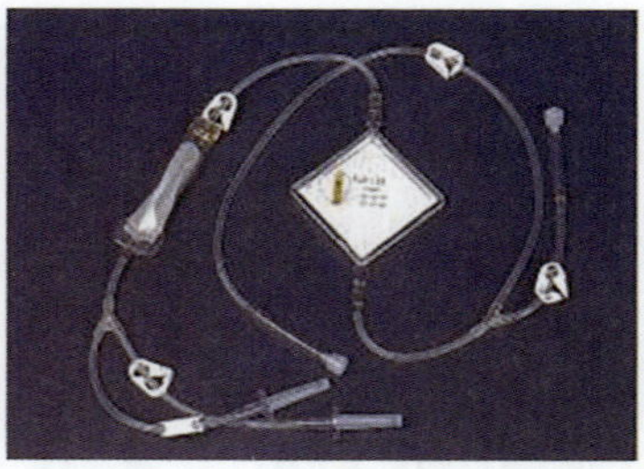

① 혈장
② 혈청
③ 적혈구
④ 혈소판
⑤ 백혈구

11. 다음은 Rh subtype을 gel card를 이용해서 시행한 결과다. 맞는 것은?

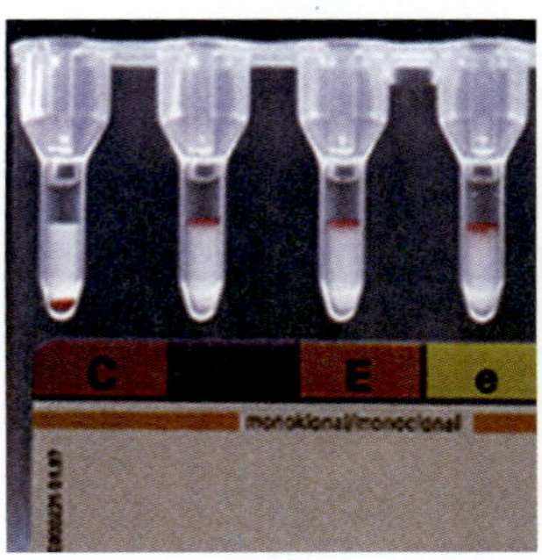

① Ccee
② ccee
③ ccEe
④ ccEE
⑤ CCEE

09. ⑤ 10. ⑤ 11. ③

12. 다음은 Rh subtyping을 시행한 결과 이다. 예상되는 Rh 혈액형은?

anti-D	anti-C	anti-c	anti-E	anti-e
+	+	−	+	−

① cDe
② cde
③ CDE
④ cdE
⑤ CDe

13. 다음은 ABO 혈액형 검사를 시행한 결과다. 혈액형은?

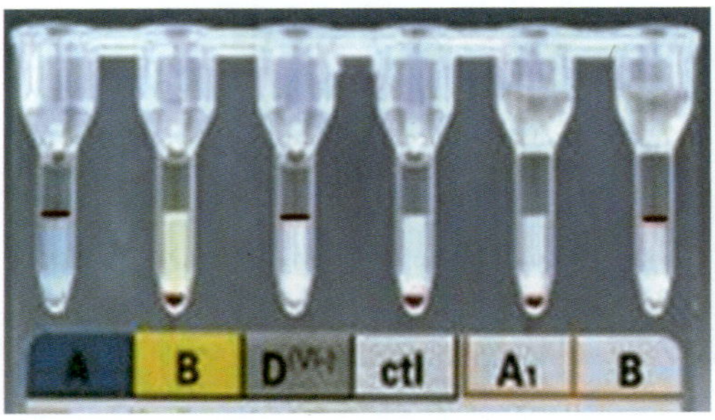

① A Rh 양성
② B Rh 양성
③ A Rh 음성
④ B Rh 음성
⑤ A_2 Rh 양성

14. 항혈청 시약의 설명으로 옳은 것은?

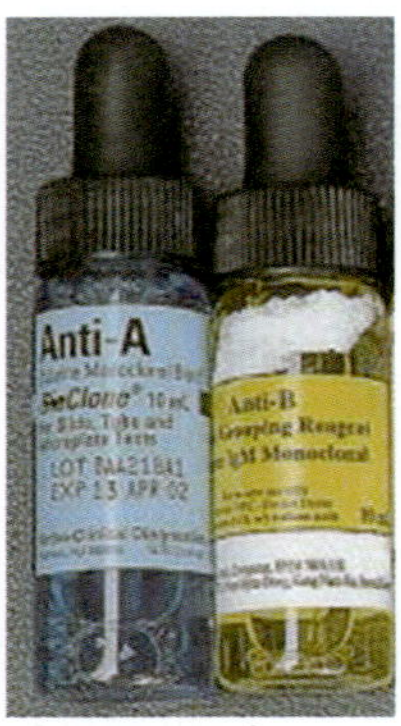

① AB형 아형을 구분할 수 있다.
② 시약의 보존제는 염화나트륨을 이용한다.
③ Anti-A 항혈청은 trypan blue가 포함되어 있다.
④ Anti-B 항혈청 시약의 역가는 최소 64배 이상이어야 한다.
⑤ Anti-A 항혈청 시약의 역가는 최소 32배 이상이어야 한다.

12. ③ 13. ① 14. ③

15. 다음은 ABO 혈액형 검사를 시행한 결과다. 추정할 수 있는 것은?

Cell typing					Serum typing		
항A	항B	항A_1	항AB	항H	Acell	Bcell	Ocell
0	0	0	0	4+	4+	4+	4+

① AB형 아형을 의심
② O형의 아형을 의심
③ 범응집 반응을 의심
④ Bombay 혈액형 의심
⑤ O형인데 불규칙항체가 존재

16. 다음은 혈청형 검사 시 사용하는 혈구다. 맞는 것은?

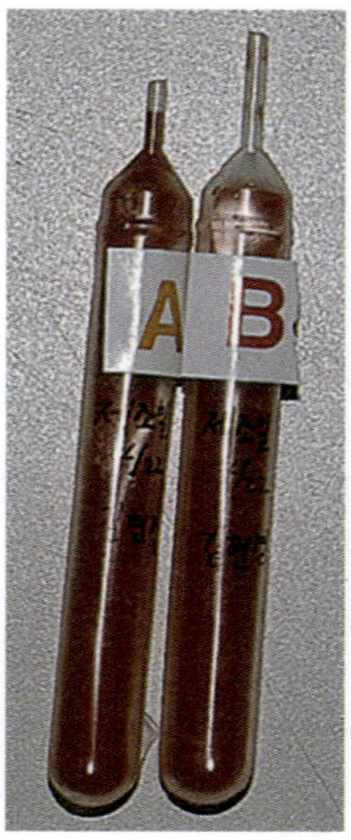

① A형 혈구 부유액의 농도는 3~5%이다.
② B혈구의 역가는 최소 216배 이상이어야 한다.
③ A혈구의 역가는 최소 128배 이상이어야 한다.
④ B혈구는 A형 혈구보다 농도가 높고 아형을 구분을 할 수 있다.
⑤ A혈구는 자가 제조 시 A_1 혈액형을 가진 공혈자 1명으로 제조한다.

15. ⑤ 16. ①

17. 다음 시약에 대해서 설명이 옳은 것은?

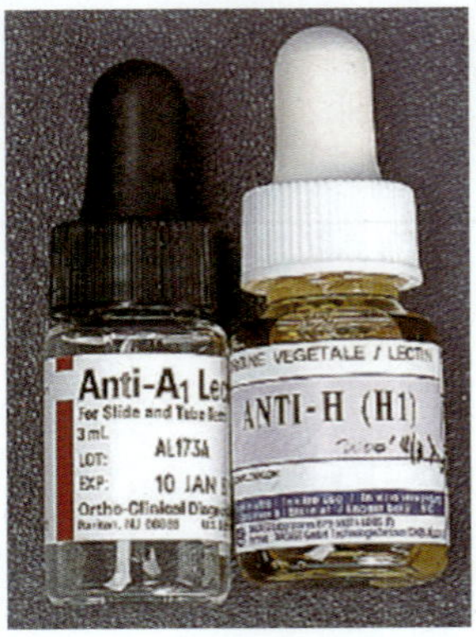

① 비예기항체 동정 시 필요한 시약이다.
② Anti-A_1 lectin은 A_1형과 A_2형을 구분 시 필요하다.
③ Anti-A_1 lectin은 *Ulex europaeus*에서 추출한 것이다.
④ Anti-H lectin은 *Dolichos biflorus*에서 추출한 것이다.
⑤ Anti-H lectin은 *Vicia graminea* 성분이 함유되어 있다.

18. 혈액형 검사를 시행해서 아래와 같은 결과가 나왔다면 추가 검사는?

front		back	
Anti-A	Anti-B	A_1 cell	B cell
2+	4+	4+	neg

① 환자의 검체를 다시 요구해서 검사한다.
② Anti-AB 항혈청으로 추가검사를 시행한다.
③ Anti-H와 Anti-A_1 항혈청으로 아형인지 확인한다.
④ 혈구를 생리식염수를 세척해서 혈구형 검사를 다시 시행한다.
⑤ 혈청을 O형 혈구와 반응해서 불규칙 항체가 존재하는지 확인한다.

17. ② 18. ④

19. 교차실험을 하기위해서 환자의 ABO 혈액형 검사가 다음과 같이 나왔다면 공혈자의 혈액형을 O형으로 선택해서 교차시험을 시행 했다면 반응은?

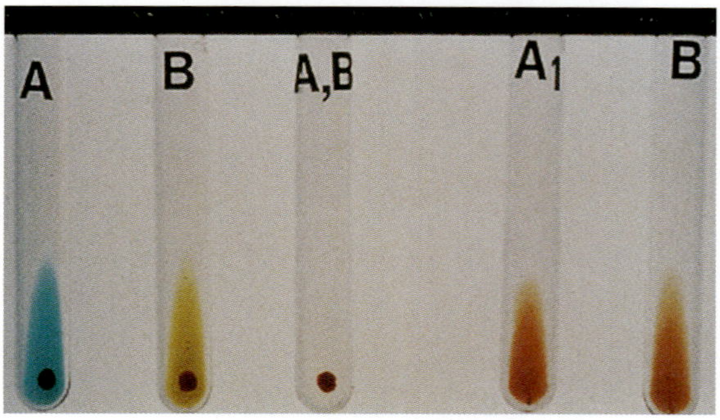

① 주시험 응집, 부시험 응집
② 주시험 응집, 부시험 비응집
③ 주시험 비응집, 부시험 응집
④ 주시험 비응집, 부시험 비응집
⑤ 주시험 부분응집, 부시험 비응집

20. 사진에 보이는 장비의 용도는?

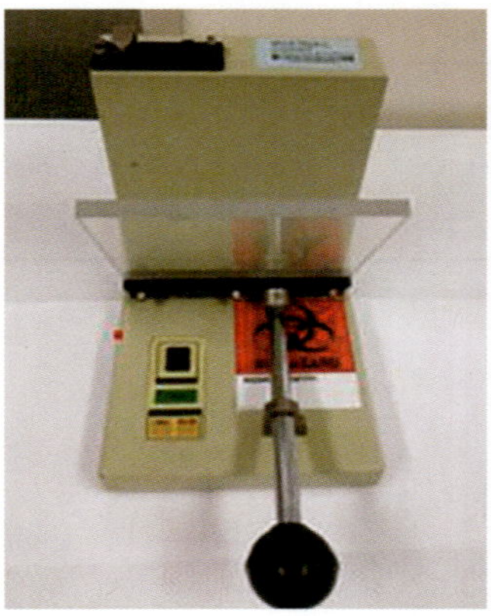

① 혈액 가온
② 채혈백 연결
③ 채혈백 무게 측정
④ 전혈에서 혈장성분 분리
⑤ 혈구성분과 혈장성분 혼합

19. ③ 20. ④

21. 400 mL 전혈에서 제조한 경우 다음 혈액제제의 혈소판 수는 몇 개 이상인가?

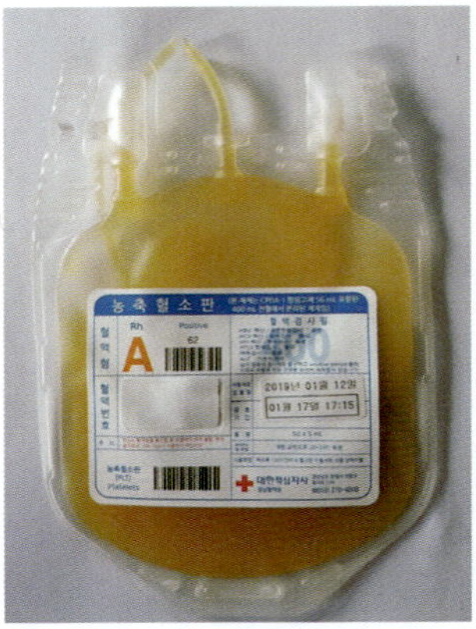

① 5×10^{10}
② 10×10^{10}
③ 10×10^{15}
④ 0.5×10^{10}
⑤ 0.5×10^{15}

22. 혈액형 검사를 시행해서 아래와 같은 결과가 나왔다면 추가 검사는?

Forward Group		Reverse Group	
Anti-A	Anti-B	A_1 cell	B cell
neg	4+	4+	3+

① 환자의 검체를 다시 요구해서 검사한다.
② Anti-AB 항혈청으로 추가검사를 시행한다.
③ Anti-H와 Anti-A_1 항혈청으로 아형인지 확인한다.
④ 혈구를 생리식염수를 세척해서 혈구형 검사를 다시 시행한다.
⑤ 혈청을 O형 혈구와 반응해서 불규칙 항체가 존재하는지 확인한다.

21. ①　22. ⑤

23. 다음 장비는 Water bath로 해동시키는 기기다. 설명이 맞는 것은?

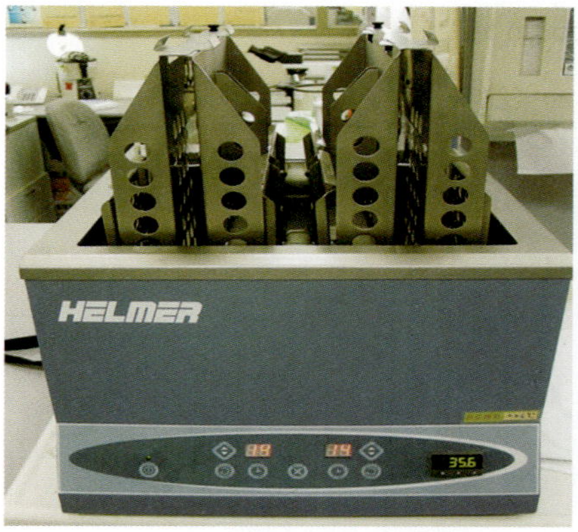

① 동결침전제제를 해동할 때는 사용하지 않는다.
② 빨리 해동 시 온도를 45℃로 높여서 사용한다.
③ 신선동결혈장은 비닐에 넣어서 해동하지 않고 직접 녹인다.
④ 신선동결혈장을 Rack에 고정시켜서 25℃로 고정해 해동한다.
⑤ 해동 시 비닐이나 bucket을 이용해서 물이 닿지 않도록 해동한다.

24. 다음 사진은 Gel card를 이용한 항체선별검사 결과인데 불규칙 항체를 가지고 있지 <u>않은</u> 환자는?

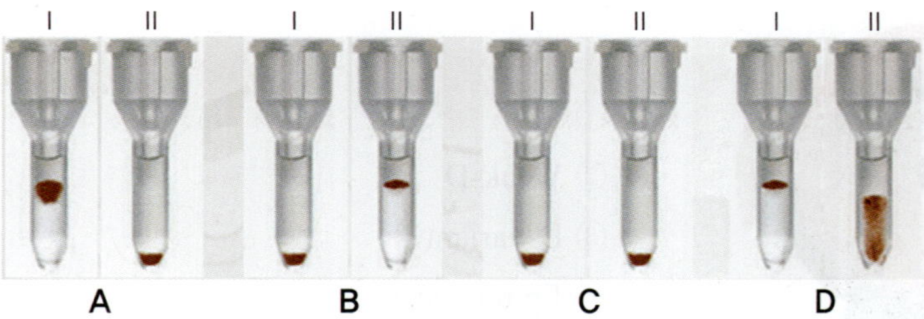

① A 환자
② B 환자
③ C 환자
④ D 환자
⑤ A와 B 환자

23. ⑤ 24. ③

25. 다음은 직접 쿰스검사의 과정이다. 맞는 것은?

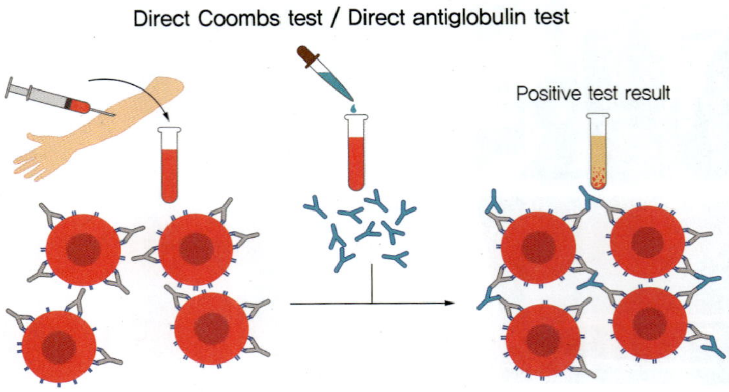

① 부적합 수혈
② 모두 해당된다
③ 자가면역용혈빈혈
④ 신생아 용혈성 질환
⑤ 약물감작에 의한 용혈빈혈

26. 적혈구막에 D 항원을 표시한 사진으로 epitope는 정상이고 항원은 정상보다 감소되었다. 무슨 검사를 시행하여야 하는가?

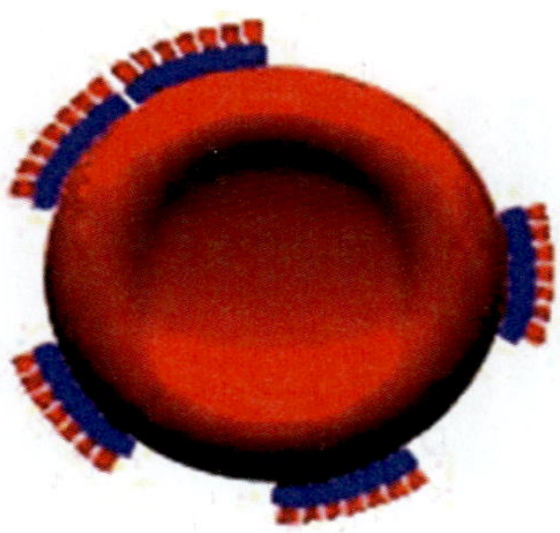

① D
② Weak-D
③ D-variant
④ Epitope test
⑤ Rh phenotype

25. ② 26. ②

27. 아래 그림은 week D형 검사를 시행한 것이다. 검사법은?

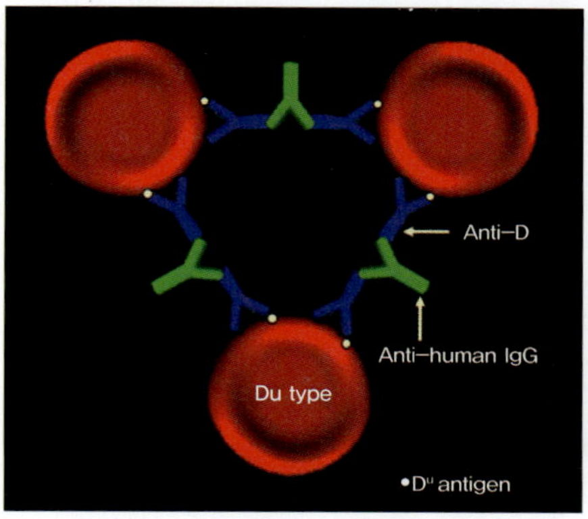

① 효소법
② PEG법
③ 식염수법
④ 직접 쿰스법
⑤ 간접 쿰스법

28. 다음 사진의 태아신생아용혈질환(HDFN)에서 원인이나 처치로 옳은 것은?

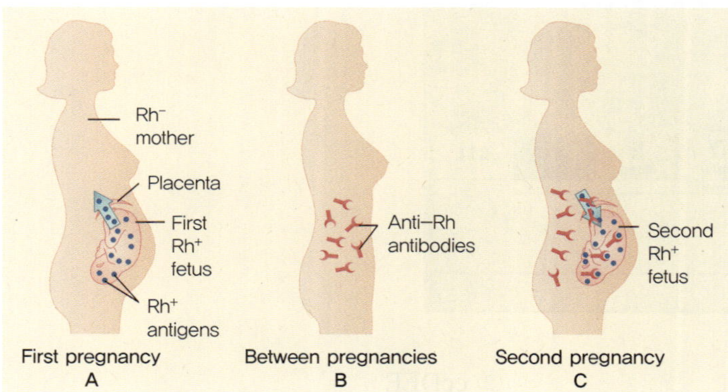

① 산모의 헌혈
② 산모의 교환수혈
③ 산모의 IgM 항체
④ 신생아의 IgM 항체
⑤ 항-D에 의한 Rh 부적합

27. ⑤ 28. ⑤

29. 다음은 gel card로 Rh phenotype을 시행한 결과다. 결과는?

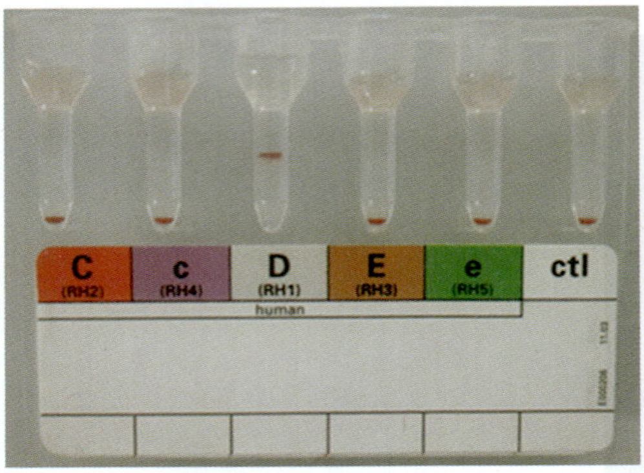

① −D−　　② −d−

③ CcDEe　　④ CCd ee

⑤ CCDEE

30. 다음은 gel card로 Rh phenotype을 시행한 결과다. 결과는?

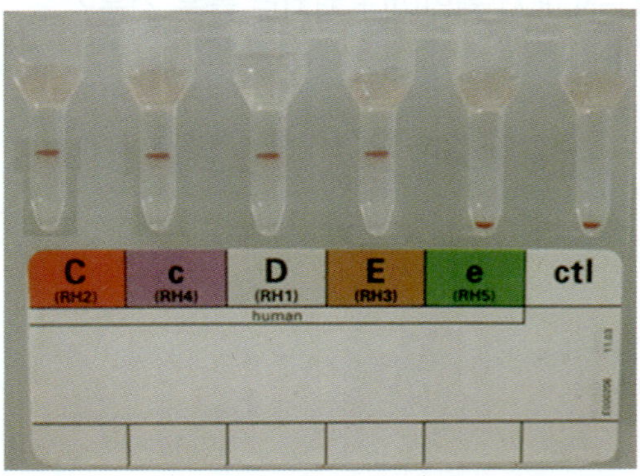

① CCdee　　② ccDEE

③ CcdEe　　④ CCDEE

⑤ CcDEE

29. ①　　30. ⑤

31. 다음과 같은 Coomb's 혈청은 사람의 혈청글로불린을 어느 동물에 감작시켜 얻는가?

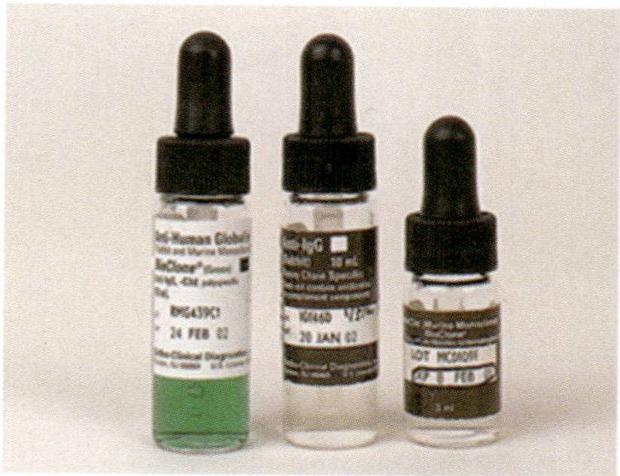

① 소
② 토끼
③ 돼지
④ 원숭이
⑤ 고릴라

32. 다음 사진은 타액을 이용한 ABO 혈액형 검사인데 타액을 끓이는 이유는?

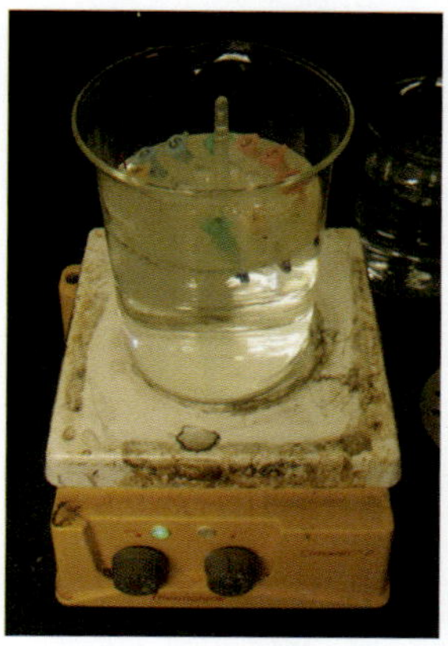

① 혈액형 항체를 농축하기 위해서
② 혈액형 항원을 고정하기 위해서
③ 혈액형의 항원을 농축하기 위해서
④ 타액 내 효소를 불활성화시키기 위해서
⑤ 타액 내 항원항체 반응을 촉진하기 위해서

31. ② 32. ④

33. 사진에 보이는 작업이 필요하지 않은 혈액제제는?

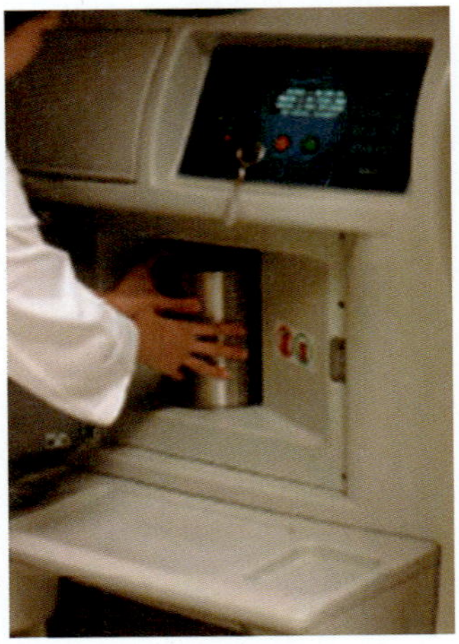

① 전혈
② 신선동결혈장
③ 적혈구 농축액
④ 혈소판 농축액
⑤ 혈소판 페리시스

34. 사진의 장비에 관한 설명으로 옳은 것은?

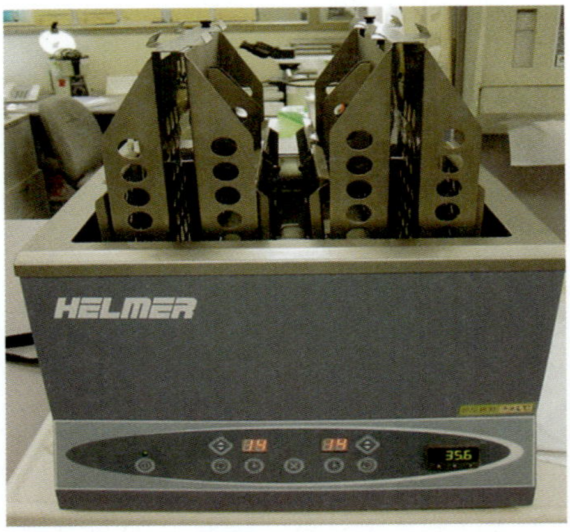

① 혈소판제제 가온 시 사용한다.
② 동결적혈구 동결 시 사용한다.
③ 혈장을 급속 냉동 시 사용한다.
④ 동결침전제제 냉동 시 사용한다.
⑤ 신선동결혈장 해동 시 사용한다.

33. ② 34. ①

35. 다음 사진의 동결침전제제에 가장 많이 함유되어 있는 인자는?

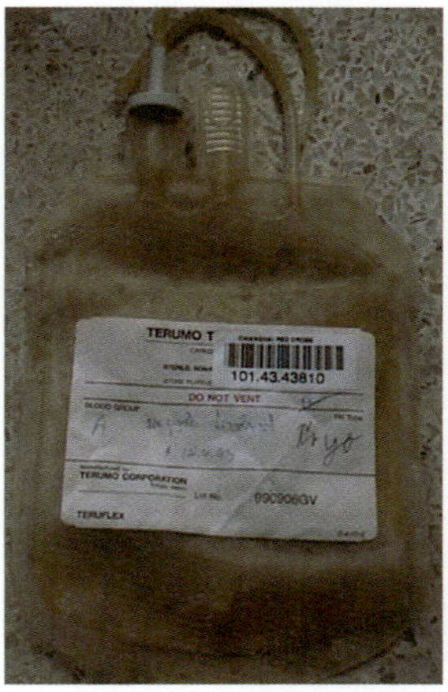

① 제2인자
② 제3인자
③ 제5인자
④ 제8인자
⑤ 제10인자

36. 다음 비중이 1.053인 황산동(Copper sulfate) 적하법인데 설명이 맞는 것은?

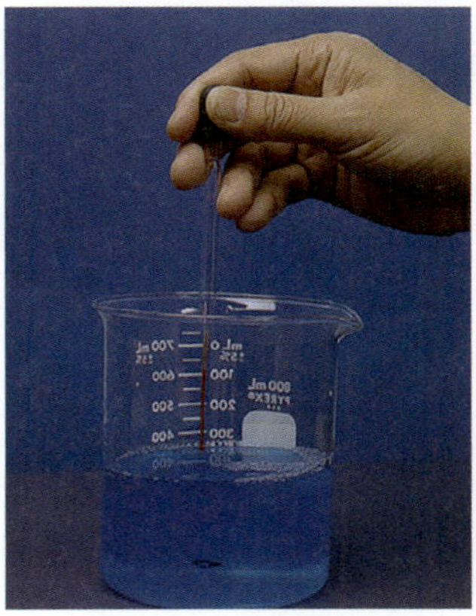

① 혈액비중이 1.053 이상이면 침전된다.
② 황산동이 없을 시 혈색소가 12.0 g/dL 이상이면 헌혈이 가능하다.
③ 모세관을 이용해 혈액을 한방울을 떨어뜨려 혈액이 침전하면 불합격이다.
④ 헌혈 후에 하는 검사로 용액 위에 혈액을 떨어뜨려 혈액이 침전유무를 관찰한다.
⑤ 헌혈 전 검사로 혈액비중 혹은 혈색소를 측정하는데 11.0 g/dL 이상 이면 합격이다.

35. ④ 36. ①

37. 교차적합시험을 3단계까지 시행한 결과가 다음과 같았다면 추측할 수 있는 것은?

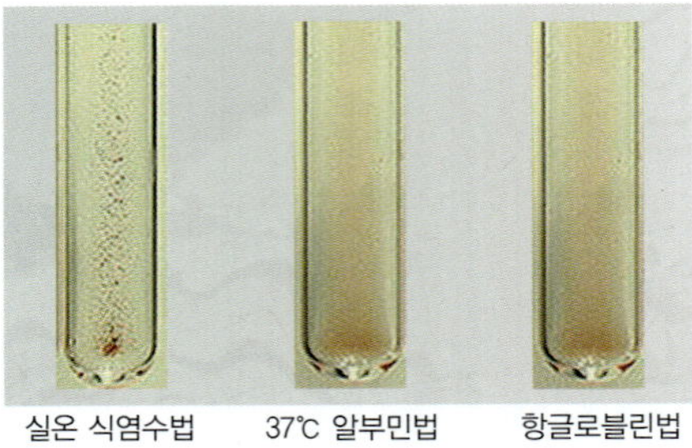

① 환자의 혈청 중에 한랭항체가 있을 경우
② 공혈자의 혈청에 불규칙 항체인 anti-K가 있을 경우
③ 환자의 혈청 속에 불규칙 항체인 anti-K가 있을 경우
④ 교차시험에서 환자의 혈액형과 공혈자의 혈액형이 다른 경우
⑤ 교차시험에서 환자의 혈액형이 A형이고 공혈자의 혈액형이 O형

38. 교차적합시험을 3단계까지 시행한 결과가 다음과 같았다면 추측할 수 있는 것은?

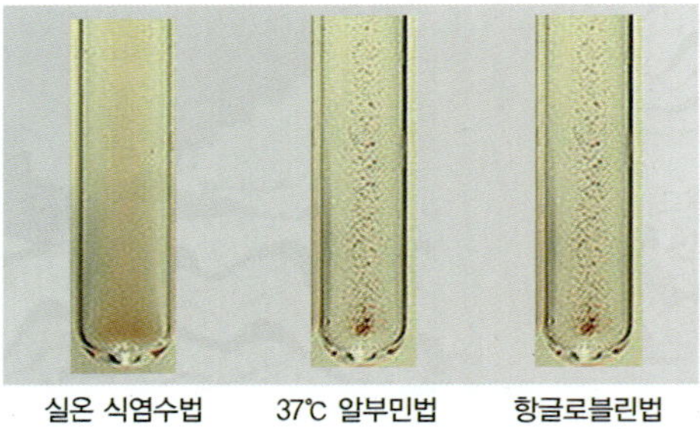

① 환자의 혈청 속에 온난항체가 있을 경우
② 환자의 혈청 중에 한랭항체가 있을 경우
③ 공혈자의 혈청에 불규칙 항체인 anti-M이 있을 경우
④ 교차시험에서 환자의 혈액형과 공혈자의 혈액형이 다른 경우
⑤ 교차시험에서 환자의 혈액형이 O형이고 공혈자의 혈액형이 AB형

37. ① 38. ①

39. 교차적합시험을 3단계까지 시행한 결과가 다음과 같았다면 추측할 수 있는 것은?

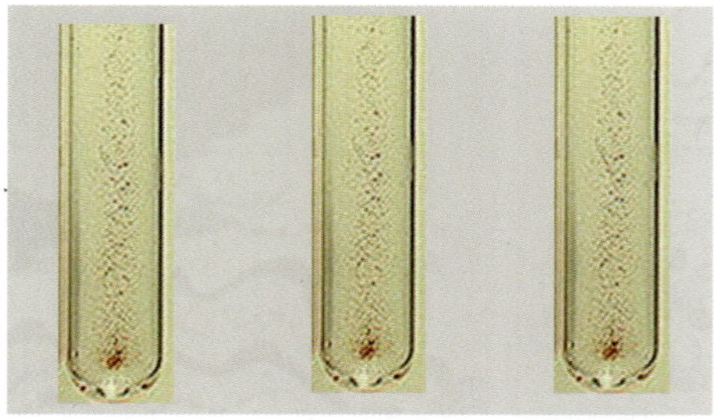

실온 식염수법　　37℃ 알부민법　　항글로블린법

① 환자의 혈청 중에 한랭항체가 있을 경우
② 공혈자의 혈청에 불규칙 항체인 anti-M이 있을 경우
③ 환자의 혈청 속에 불규칙 항체인 anti-K가 있을 경우
④ 교차시험에서 환자의 혈액형이 A형 공혈자의 혈액형이 O형
⑤ 교차시험에서 환자의 혈액형이 O형이고 공혈자의 혈액형이 AB형

40. 교차적합시험을 시행한 결과가 다음과 같았다면 추측할 수 있는 것은?

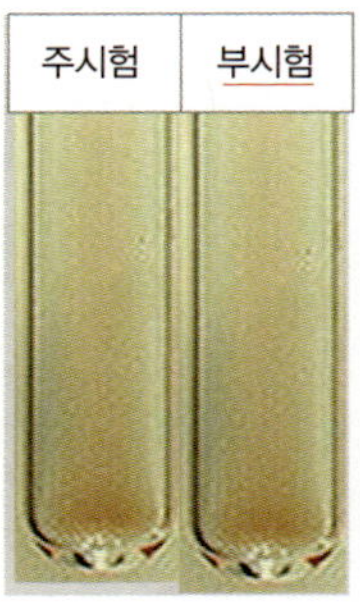

① 환자의 혈액형이 O형 공혈자의 혈액형이 A형
② 환자의 혈액형이 O형 공혈자의 혈액형이 B형
③ 환자의 혈액형이 O형 공혈자의 혈액형이 O형
④ 환자의 혈액형이 A형 공혈자의 혈액형이 O형
⑤ 환자의 혈액형이 A형 공혈자의 혈액형이 AB형

39. ⑤　　40. ③

41. 교차적합시험을 시행한 결과가 다음과 같았다면 추측할 수 있는 것은?

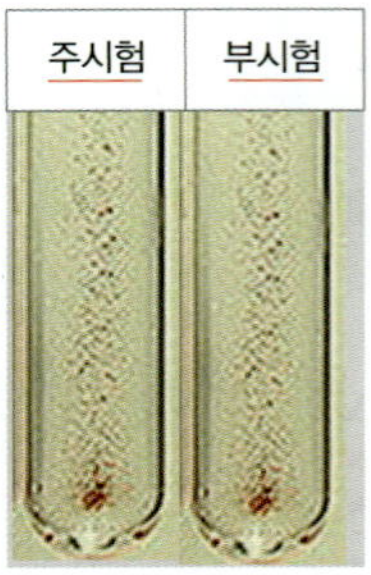

① 환자의 혈액형이 A형 공혈자의 혈액형이 B형
② 환자의 혈액형이 O형 공혈자의 혈액형이 A형
③ 환자의 혈액형이 O형 공혈자의 혈액형이 B형
④ 환자의 혈액형이 O형 공혈자의 혈액형이 O형
⑤ 환자의 혈액형이 A형 공혈자의 혈액형이 AB형

42. 교차적합시험을 시행한 결과가 다음과 같았다면 추측할 수 있는 것은?

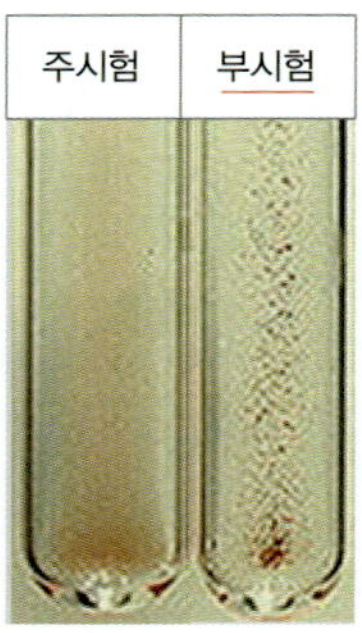

① 환자의 혈액형이 A형 공혈자의 혈액형이 O형
② 환자의 혈액형이 O형 공혈자의 혈액형이 A형
③ 환자의 혈액형이 O형 공혈자의 혈액형이 B형
④ 환자의 혈액형이 O형 공혈자의 혈액형이 O형
⑤ 환자의 혈액형이 A형 공혈자의 혈액형이 AB형

41. ① 42. ①

43. 교차적합시험을 시행한 결과가 다음과 같았다면 추측할 수 있는 것은?

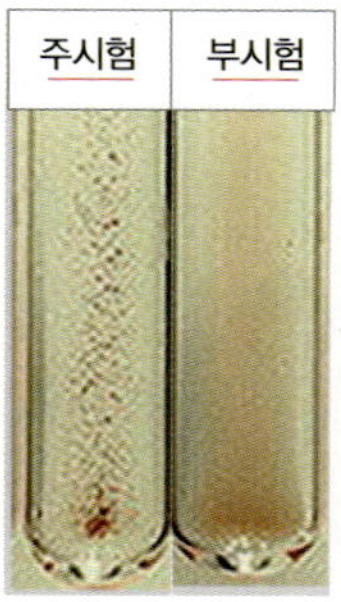

① 환자의 혈액형이 A형 공혈자의 혈액형이 B형
② 환자의 혈액형이 B형 공혈자의 혈액형이 A형
③ 환자의 혈액형이 B형 공혈자의 혈액형이 B형
④ 환자의 혈액형이 O형 공혈자의 혈액형이 A형
⑤ 환자의 혈액형이 AB형 공혈자의 혈액형이 A형

44. 출혈이 있어서 응급실에 내원한 여성 환자의 혈액형이 A형 Rh 양성이었다. 검사실에서 A형 음성을 교차시험을 실시했는데 아래와 같은 결과를 보였다면 적절한 설명은?

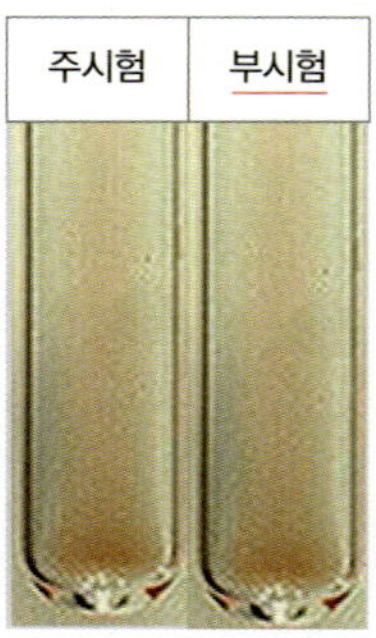

① 교차시험은 비응집이지만 절대 수혈하면 안 된다.
② 여성 환자는 임신과 관련이 있으므로 수혈이 불가능하다.
③ Rh 양성 환자에게 Rh 음성 혈액을 수혈해도 문제될 것이 없다.
④ 교차시험이 비응집을 보였으므로 수혈해도 가능하지만 문제가 발생될 수 있다.
⑤ 교차시험 과정에서 응집되어야 하지만 검사과정이 잘못되어 비응집으로 나타난다.

43. ④ 44. ③

45. 다음은 교차시험의 주시험에서 사진과 같은 반응을 보일 수 있는 항체는?

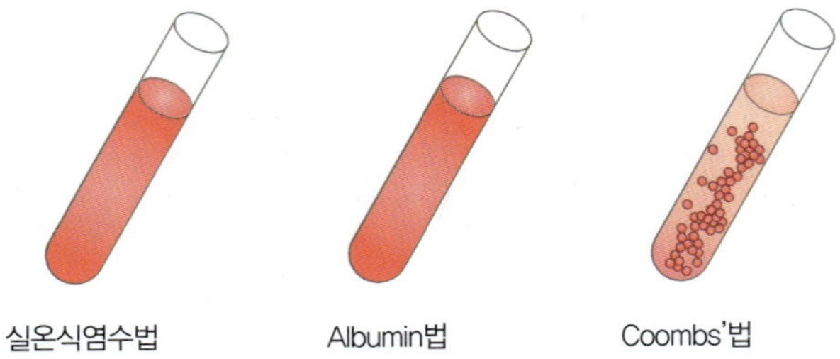

① anti-M
② anti-I
③ anti-A
④ anti-N
⑤ anti-Duffy

46. 다음 시약의 용도는?

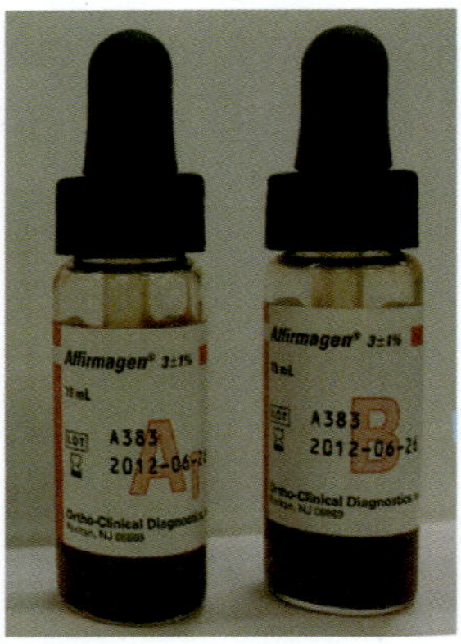

① 항체동정 시 사용한다.
② 항체선별검사 시 사용한다.
③ 교차시험 시 반응촉진제로 사용한다.
④ 혈액형 검사 시 혈구형 검사에 사용한다.
⑤ 혈액형 검사 시 혈청형 검사에 사용한다.

45. ⑤ 46. ⑤

47. 다음 시약의 용도가 옳은 것은?

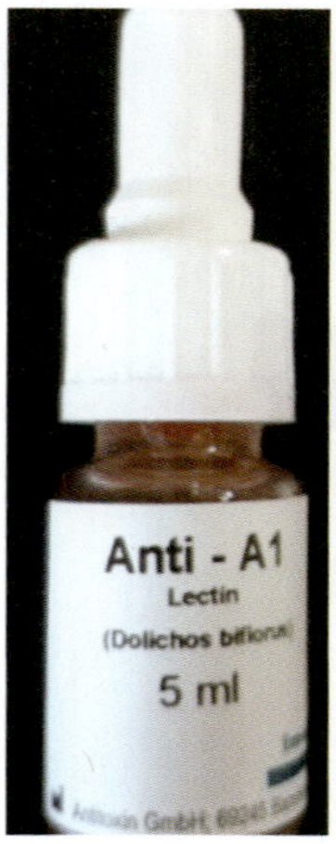

① A_1과 A_2 구분 시 사용한다.
② A_2와 A_3 구분 시 사용한다.
③ AB 혈액형 판정 시 사용한다.
④ B형과 A형을 구분 시 사용한다.
⑤ Bombay 혈액형 구분 시 사용한다.

48. 다음은 항-A_1 렉틴에 응집되고, 항-H에 비응집되는 아형은?

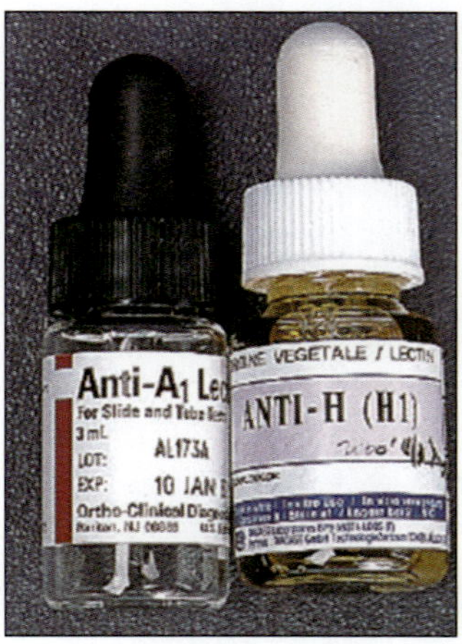

① A_1
② A_2
③ A_3
④ A_m
⑤ A_e

47. ① 48. ①

49. 아래 사진은 정상인의 혈액형 검사 시 현미경으로 관찰한 것이다. 추정할 수 있는 혈액형은?

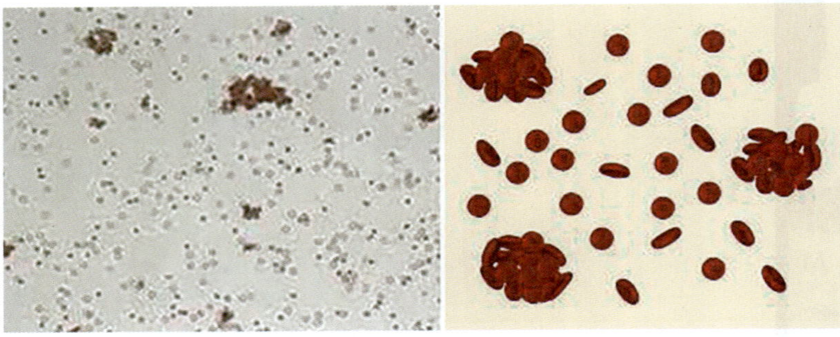

① A_1
② A_2
③ A_3
④ A_1B
⑤ A_2B

50. 그림과 같이 아버지가 Cis-AB, 어머니가 O형일 경우 자녀의 혈액형은?

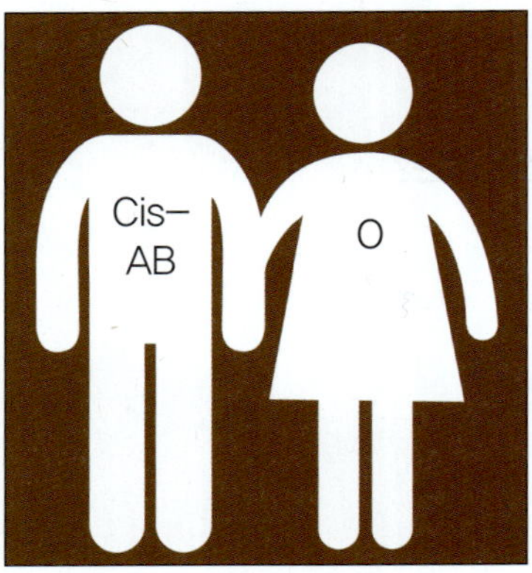

① A형과 B형
② B형과 O형
③ Cis-AB형
④ AB형과 O형
⑤ Cis-AB형과 O형

49. ③ 50. ⑤

51. 아래 사진의 장비는 무엇인가?

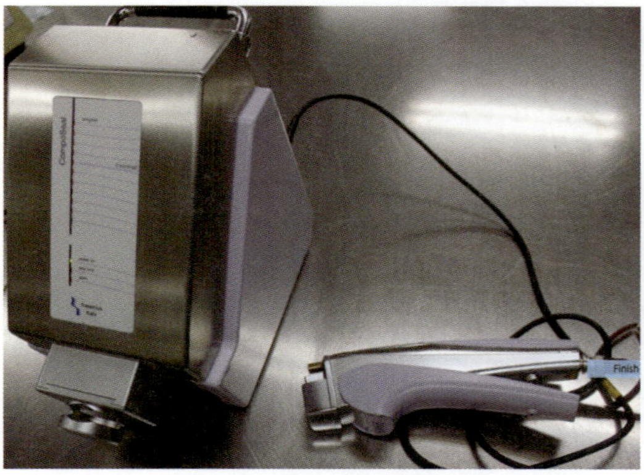

① 관 봉합기
② 혈액분리기
③ 혈액세척기
④ 혈액가온기
⑤ 혈액혼합기

52. 혈액제제를 만드는 과정이다. 어느 혈액제제를 만드는 과정인가?

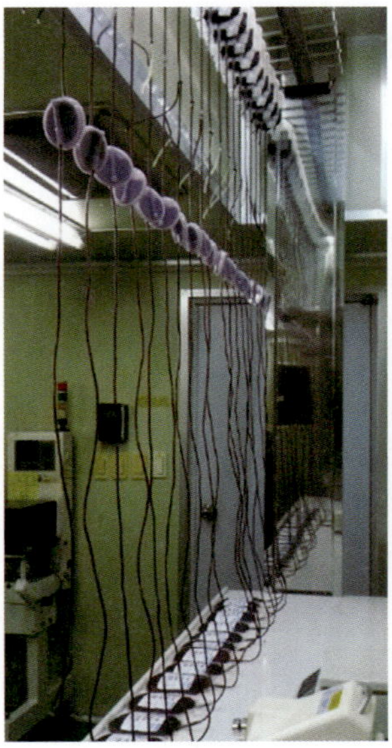

① 제대혈
② 세척적혈구
③ 백혈구 농축액
④ 말초혈액조세포
⑤ 백혈구제거 적혈구

51. ① 52. ⑤

53. 다음 사진에 대한 설명이 부적절한 것은?

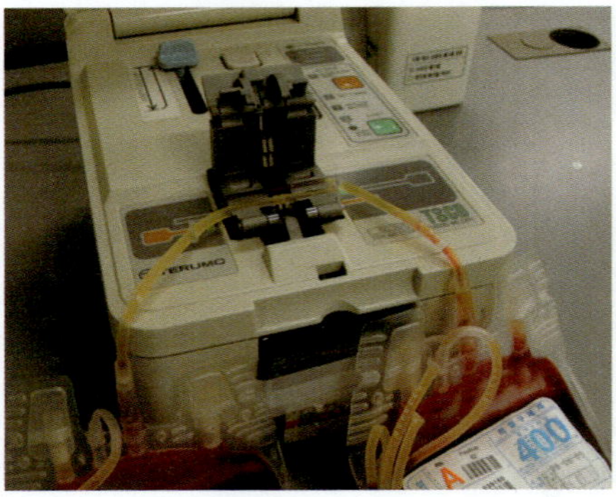

① 백혈구를 제거하는 기기이다.
② 합성혈액을 만들 때 사용된다.
③ 세척적혈구를 만들 때 사용된다.
④ 혈액을 무균으로 혼합 시 사용된다.
⑤ 무균연결 장치, 즉 close system으로 혈액제제의 유효기간은 label에 있는 유효기간을 사용한다.

54. 다음 그림은 타액검사에 의한 ABO 혈액형 검사이다. 혈액형은?

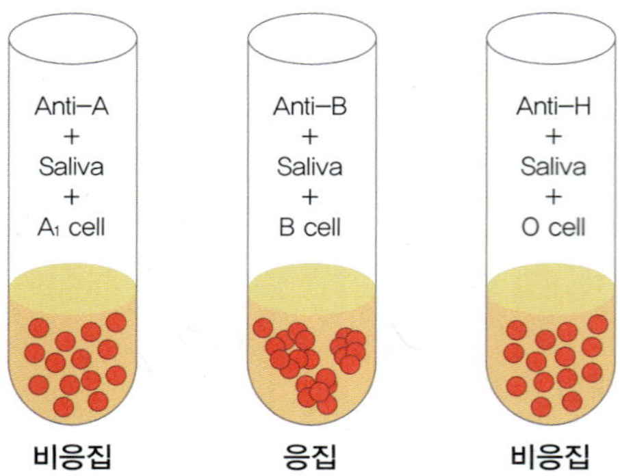

① A형
② B형
③ O형
④ AB형
⑤ Bombay형

53. ① 54. ①

55. 다음은 ABO 혈액형 검사를 시행한 결과다. 옳지 않은 것은?

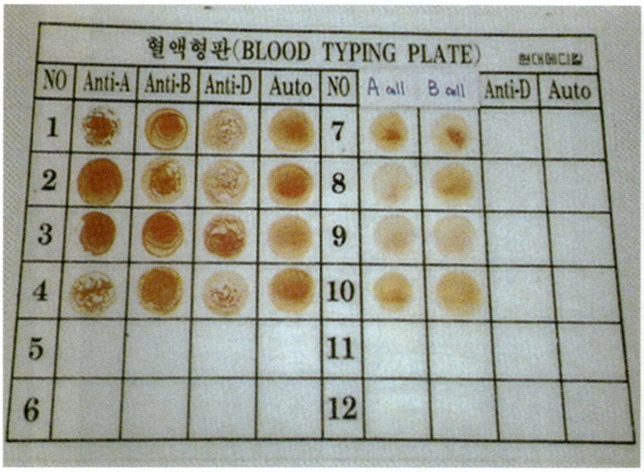

① 신생아는 혈구형 검사만 시행한다.
② Rh 혈액형은 37~45℃에서 시행한다.
③ 혈청형 검사는 시험관법으로 시행한다.
④ ABO 혈액형 검사는 실온에서 시행한다.
⑤ A cell과 B cell의 농도는 70% 혈구부유액을 사용한다.

56. 다음은 혈액형 검사를 시행한 결과 불일치를 보였을 경우 문제 해결 방법이 아닌 것은?

혈구형 검사		혈청형 검사	
Anti-A	Anti-B	A_1 혈구	B 혈구
4+	1+	2+	3+

① 타액검사를 시행하여 A형 물질을 확인한다.
② 응집현상을 현미경으로 확인하여 연전현상을 확인한다.
③ 환자 혈청을 O형 혈구와 반응시켜 응집 유무를 관찰한다.
④ 환자의 혈청을 생리식염수로 희석해서 혈청형 검사를 시행한다.
⑤ 환자의 혈구를 생리식염수로 3번 세척 후 혈구형검사를 재시행한다.

55. ⑤ 56. ①

57. 다음 기기의 용도는 무엇인가?

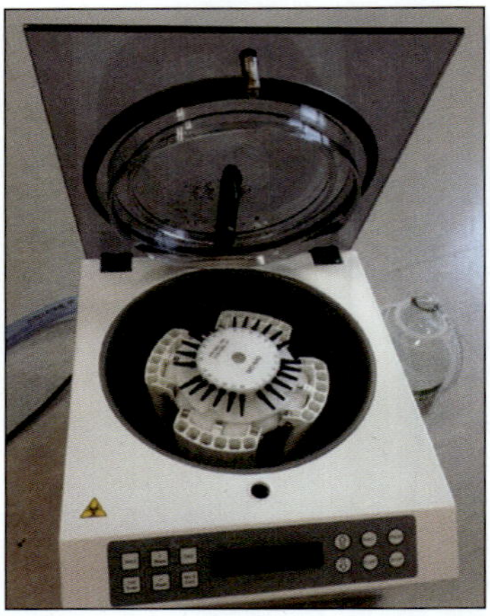

① warmer
② incubator
③ cell washer
④ blood mixer
⑤ cell separator

58. 다음은 어느 검사에 사용하는 검사용 sheet인가?

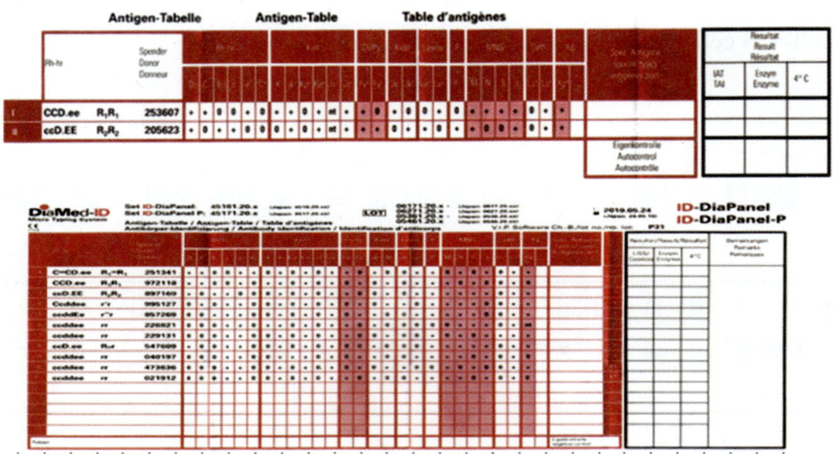

① 항체선별검사　　② 항체동정검사
③ 항체용출검사　　④ 항체해리검사
⑤ 항체선별검사 및 항체동정검사

57. ③　　58. ⑤

59. 다음은 항글로불린 검사를 시행 시 혈구를 세척하는 과정이다. 혈구를 불충분하게 세척하면 어떤 결과를 초래하는가?

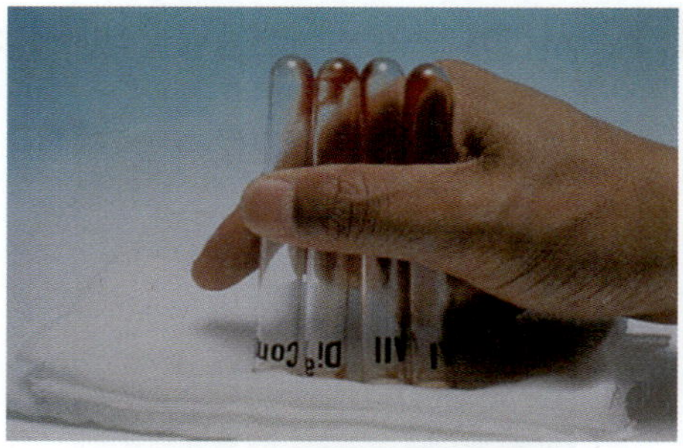

① 쿰스시약이 중화되어 위양성을 나타낸다.
② 쿰스시약이 중화되어 위음성을 나타낸다.
③ 혈구가 응집현상을 보여서 위음성을 나타낸다.
④ 혈구가 응집현상을 보여서 위양성을 나타낸다.
⑤ 혈구의 농도가 약해져서 항원항체 반응이 일어나지 않는다.

60. 다음은 HLA 검사를 시행한 결과 부모의 결과다. 친자로 기대할 수 <u>없는</u> 것은?

♂		♀	
A*1101	A*3303	A*2402	A*0201
B*5101	B*3501	B*2705	B*1501
DR*1302	DR*0901	DR*0405	DR*0101

①

A*1101	A*2402
B*5101	B*2705
DR*1302	DR*0405

②

A*1101	A*0201
B*5101	B*1501
DR*1302	DR*0101

③

A*3303	A*0201
B*3501	B*1501
DR*0902	DR*0101

④

A*3303	A*2402
B*3501	B*2705
DR*0901	DR*0405

⑤

A*3303	A*2402
B*3501	B*1501
DR*0901	DR*0101

59. ② 60. ③

61. 사진에 보이는 신선동결혈장(FFP)의 보관기준은? (국시22)

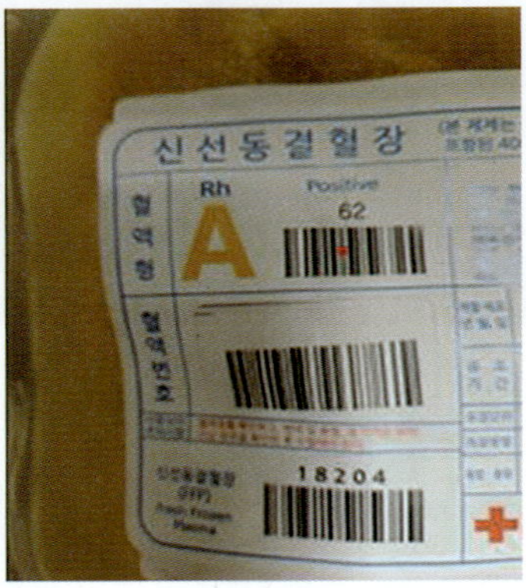

① 20~24℃ 실온에서 120시간 보관
② 1~6℃ 혈액보관냉장고에서 35일 보관
③ 1~6℃ 혈액보관냉장고에서 1년 보관
④ −18℃이하 혈액보관냉동고에서 1년 보관
⑤ −18℃이하 혈액보관냉동고에서 2년 보관

62. 다음 제제의 설명이 적합하지 않은 것은?

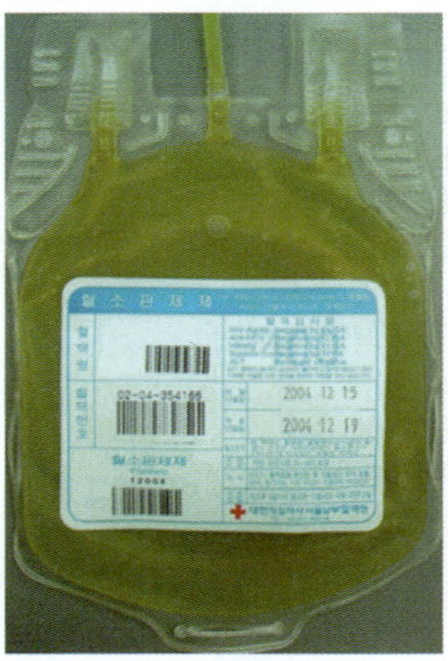

① 실온에서 보관한다.
② 유효기간은 72시간이다.
③ 제제 중에서 세균오염이 가장 잘된다.
④ 헌혈 시 삼중백을 이용하여 분리한 제제이다.
⑤ 1단위 수혈 시 혈소판은 5천에서 1만 정도 상승한다.

61. ④ 62. ②

63. 다음 사진에 보이는 백혈구여과제거성분채혈혈소판의 보존 기준은?

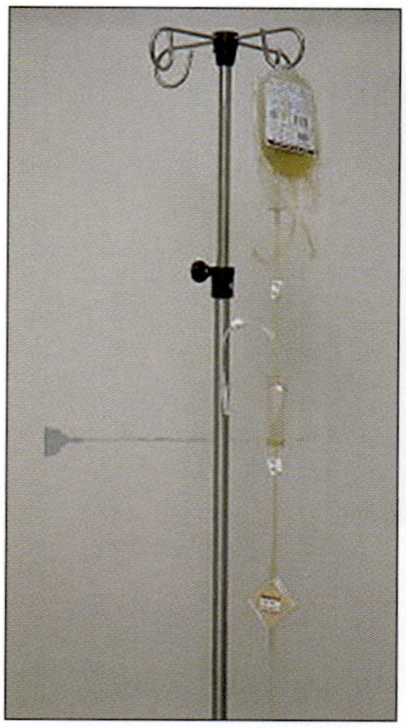

① 1~6℃, 채혈 후 35일
② −18℃ 이하, 채혈 후 1년
③ −65℃ 이하, 제조 후 10년
④ 20~24℃, 제조 후 120시간
⑤ 1~6℃, 개방형 제조 후 24시간

64. 다음은 농축혈소판 혈액제제이다. 제조하는 방법은?

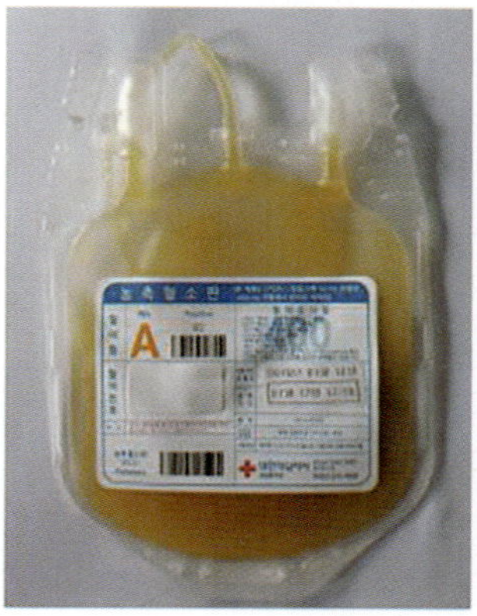

① 성분채집 혈장으로 제조한다.
② 신선동결혈장을 해동하여 제조한다.
③ 전혈 채혈 후 48시간 내에 제조한다.
④ 전혈 채혈 후 냉장온도에서 제조한다.
⑤ 삼중백(triple bag)에 채혈 후 실온에서 제조한다.

63. ④ 64. ⑤

65. 백혈구여과제거혈소판 수혈 시 성분 수혈 후 6시간(or 4시간) 이내에 어지럽고, 호흡곤란, 발열, 폐부종이 왔다면 의심되는 질환은?

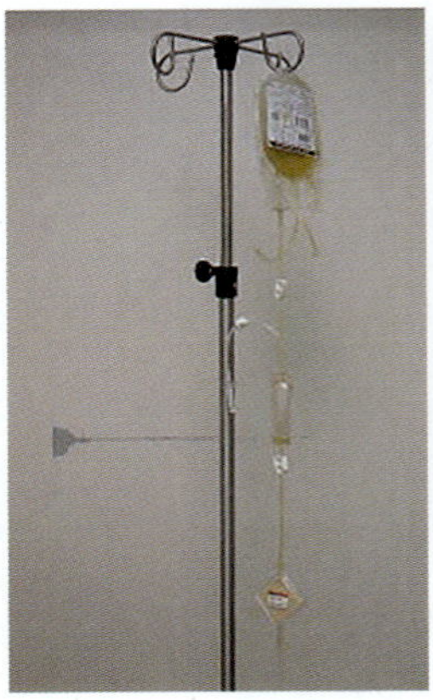

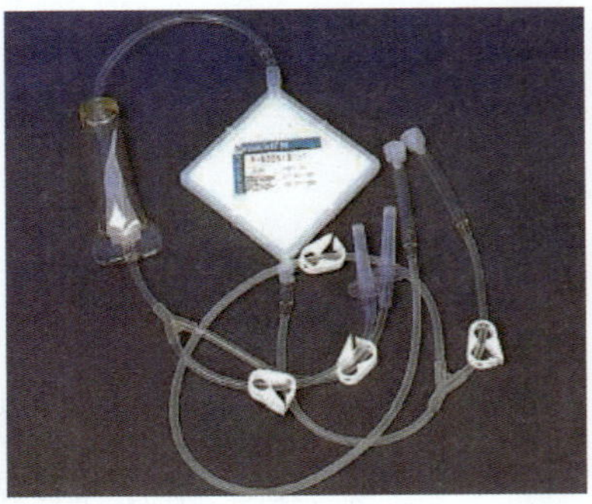

① 알러지성부작용
② 아나필락틱 반응
③ 파종성 혈관 내 응고
④ 수혈관련 급성 폐손상
⑤ 이식편대숙주병(GVHD)

66. 다음은 혈액성분채집 시 사용하는 장비이다. 채집할 수 있는 혈액제제는?

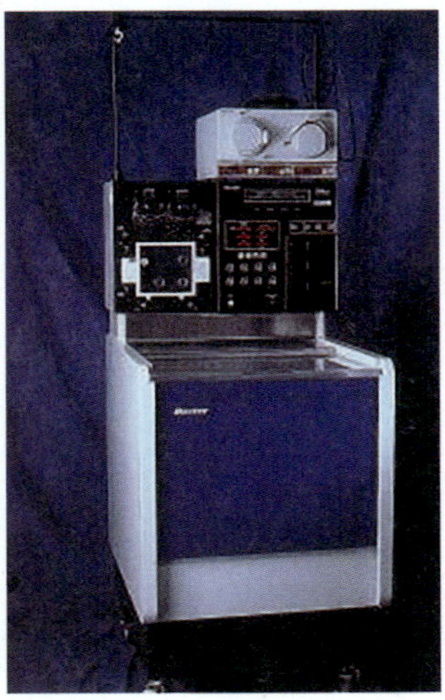

① 농축적혈구
② 농축혈소판
③ 동결침전제제
④ 신선동결혈장
⑤ 성분채혈혈소판

65. ⑤ 66. ⑤

67. 다음 사진의 성분채집백혈구제제에 관한 설명으로 옳은 것은?

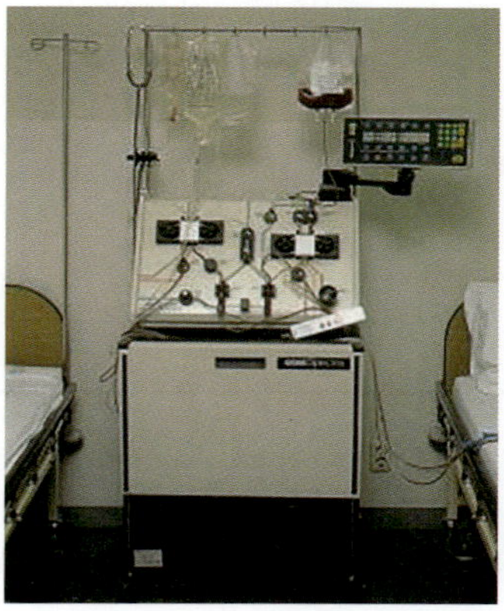

① 보관 시 계속 흔들어 주어야 한다.
② 발열수혈부작용을 예방할 수 있다.
③ 심한 호중구감소증 환자에 사용한다.
④ 수혈 시 백혈구여과제거필터를 사용한다.
⑤ 실온(20~24℃)에서 120시간 보존 가능하다.

68. 다음은 헌혈을 받아서 제제를 분리하는 과정이다. 화살표 방향으로 이동하는 제제는?

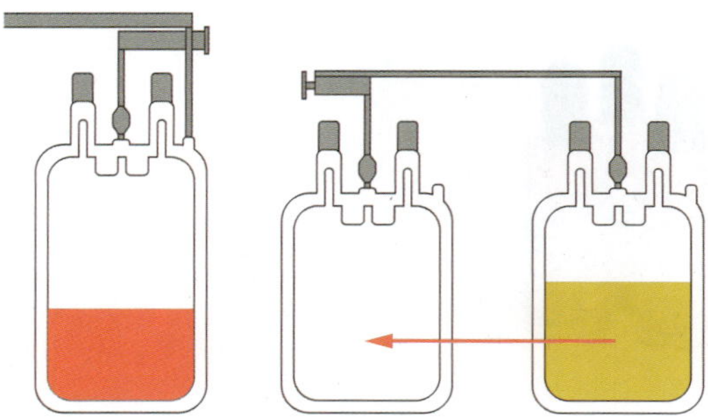

① 혈장 ② buffy coat
③ 농축혈소판 ④ 혈소판 풍부 혈장
⑤ 백혈구 제거된 혈장

67. ③ 68. ①

69. 다음은 항글로불린 검사를 시행한 그림이다. 설명이 맞는 것은?

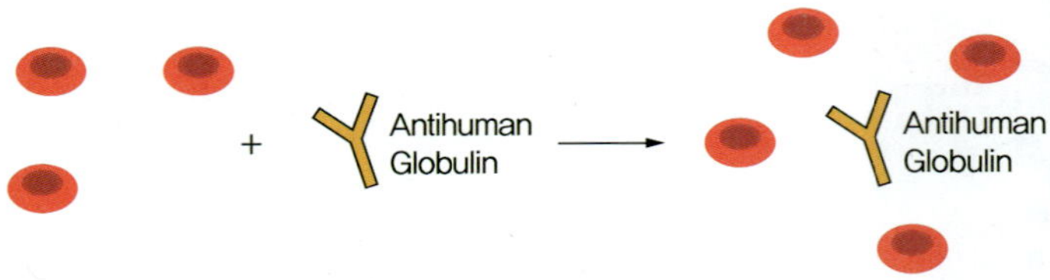

가) 직접 항글로불린 검사 양성
나) 직접 항글로불린 검사가 음성
다) 간접 항글로불린 검사 음성
라) 검사가 음성이면 감작혈구로 추가 시행

① 라
② 가, 다
③ 나, 라
④ 가, 나, 다
⑤ 가, 나, 다, 라

70. 정확한 항체동정을 위해 효소(enzyme)로 처리된 사진의 시약으로 검사하였다. 반응이 증강되는 항체는? (국시22)

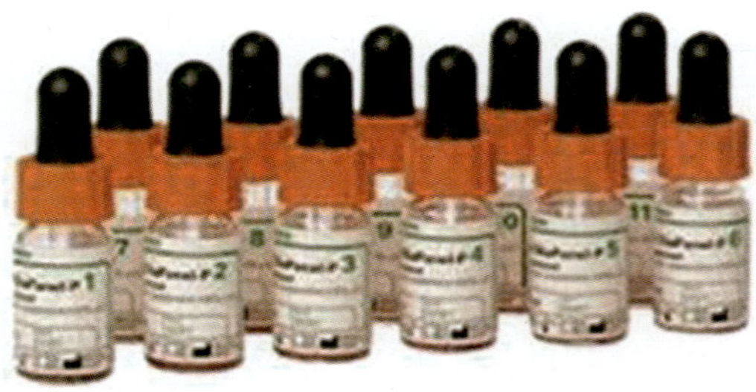

① Anti-E
② Anti-M
③ Anti-N
④ Anti-S
⑤ Anti-Fya

69. ③ 70. ①

71. 항체동정검사를 시행한 결과다. 추정할 수 있는 항체는?

	Rh-hr					KELL		DUFFY		KIDD		MNS				LEWIS		Test Result		
동정혈구	D	C	E	c	e	K	k	Fy^a	Fy^b	Jk^a	Jk^b	M	N	S	s	Le^a	Le^b	RT	37℃	AHG
1	+	+	0	0	+	0	+	0	+	+	0	+	+	+	+	0	+	0	0	+
2	+	+	0	0	+	+	+	+	+	+	+	+	+	0	+	0	0	0	0	+
3	+	+	+	+	0	0	+	+	0	+	+	+	+	0	+	0	+	0	0	0
4	+	0	0	+	+	0	+	0	0	+	0	+	+	0	+	0	0	0	0	+
5	0	+	0	+	+	0	+	+	+	0	+	0	+	0	+	0	+	0	0	+
6	0	0	+	+	+	0	+	0	+	+	0	+	+	0	+	+	0	0	0	+
7	0	0	0	+	+	+	+	0	+	+	0	+	+	+	+	0	+	0	0	+
8	0	0	0	+	+	0	+	0	+	0	+	+	0	+	0	0	+	0	0	+
9	0	0	0	+	+	0	+	+	0	0	+	+	+	+	0	+	0	0	0	+
10	0	0	0	+	+	0	+	0	+	0	+	+	+	0	+	0	+	0	0	+
11	+	+	0	0	+	0	+	0	+	+	+	0	0	+	+	0	+	0	0	+

① Anti-e　　② Anti-D
③ Anti-C　　④ Anti-M
⑤ Anti-K

72. 항체동정검사를 시행한 결과다. 추정할 수 있는 항체는?

	Rh-hr					KELL		DUFFY		KIDD		MNS				LEWIS		Test Result		
동정혈구	D	C	E	c	e	K	k	Fy^a	Fy^b	Jk^a	Jk^b	M	N	S	s	Le^a	Le^b	RT	37℃	AHG
1	+	+	0	0	+	0	+	0	+	+	0	+	+	+	+	0	+	0	0	0
2	+	+	0	0	+	+	+	+	+	+	+	+	+	0	+	0	0	0	0	+
3	+	+	+	+	0	0	+	+	0	+	+	+	+	0	+	0	+	0	0	+
4	+	0	0	+	+	0	+	0	0	+	0	+	+	0	+	0	0	0	0	0
5	0	+	0	+	+	0	+	+	+	0	+	0	+	0	+	0	+	0	0	+
6	0	0	+	+	+	0	+	0	+	+	0	+	+	0	+	+	0	0	0	0
7	0	0	0	+	+	+	+	0	+	+	0	+	+	+	+	0	+	0	0	0
8	0	0	0	+	+	0	+	0	+	0	+	+	0	+	0	0	+	0	0	+
9	0	0	0	+	+	0	+	+	0	0	+	+	+	+	0	+	0	0	0	+
10	0	0	0	+	+	0	+	0	+	0	+	0	+	0	+	0	+	0	0	+
11	+	+	0	0	+	0	+	0	+	+	+	+	0	+	0	0	+	0	0	+

① Anti-k　　② Anti-E
③ Anti-K　　④ Anti-Fy^a
⑤ Anti-Jk^b

71. ①　　72. ⑤

73. 항체동정검사를 시행한 결과다. 추정할 수 있는 항체는?

	Rh-hr					KELL		DUFFY		KIDD		MNS				LEWIS		Test Result		
동정 혈구	D	C	E	c	e	K	k	Fy^a	Fy^b	Jk^a	Jk^b	M	N	S	s	Le^a	Le^b	RT	37℃	AHG
1	+	+	0	0	+	0	+	0	+	+	0	+	+	+	+	0	+	+	0	0
2	+	+	0	0	+	+	+	+	+	+	+	+	+	0	+	0	0	+	0	0
3	+	+	+	+	0	0	+	+	0	+	+	+	+	0	+	0	+	+	0	0
4	+	0	0	+	+	0	+	0	0	+	0	+	+	0	+	0	0	+	0	0
5	0	+	0	+	+	0	+	+	+	0	+	0	+	0	+	0	+	0	0	0
6	0	0	+	+	+	0	+	0	+	+	0	+	+	0	+	+	0	+	0	0
7	0	0	0	+	+	+	+	0	+	+	0	+	+	+	+	0	+	+	0	0
8	0	0	0	+	+	0	+	0	+	0	+	+	0	+	0	0	+	+	0	0
9	0	0	0	+	+	0	+	+	0	0	+	+	+	+	0	+	0	+	0	0
10	0	0	0	+	+	0	+	0	+	0	+	0	+	0	+	0	+	0	0	0
11	+	+	0	0	+	0	+	0	+	+	+	+	0	+	0	0	+	+	0	0

① Anti-D
② Anti-C
③ Anti-k
④ Anti-E
⑤ Anti-M

74. 항체동정검사를 시행한 결과다. 추정할 수 있는 항체는?

	Rh-hr					KELL		DUFFY		KIDD		MNS				LEWIS		Test Result		
동정 혈구	D	C	E	c	e	K	k	Fy^a	Fy^b	Jk^a	Jk^b	M	N	S	s	Le^a	Le^b	RT	37℃	AHG
1	+	+	0	0	+	0	+	0	+	+	0	+	+	+	+	0	+	±	+	3+
2	+	+	0	0	+	+	+	+	+	+	+	+	+	0	+	0	0	0	+	3+
3	+	+	+	+	0	0	+	+	0	+	+	+	+	0	+	0	+	0	0	3+
4	+	0	0	+	+	0	+	0	0	+	0	+	+	0	+	0	0	0	0	0
5	0	+	0	+	+	0	+	+	+	0	+	0	+	0	+	0	+	±	+	3+
6	0	0	+	+	+	0	+	0	+	+	0	+	+	0	+	+	0	±	+	3+
7	0	0	0	+	+	+	+	0	+	+	0	+	+	+	+	0	+	0	+	0
8	0	0	0	+	+	0	+	0	+	0	+	+	0	+	0	0	+	0	+	0
9	0	0	0	+	+	0	+	+	0	0	+	+	+	+	0	+	0	0	0	0
10	0	0	0	+	+	0	+	0	+	0	+	0	+	0	+	0	+	0	+	0
11	+	+	0	0	+	0	+	0	+	+	+	+	0	+	0	0	+	±	+	3+

① Anti-E + c
② Anti-E + k
③ Anti-M + c
④ Anti-D + C
⑤ Anti-C + E

73. ⑤ 74. ⑤

75. 다음 기기의 용도는?

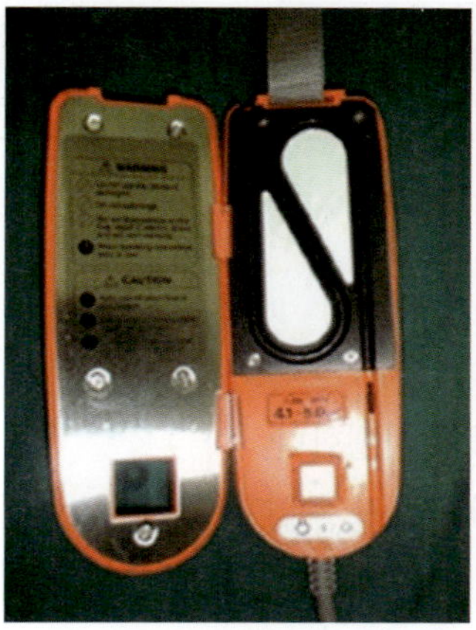

① 백혈구 제거 시 사용
② 혈액을 가온 시 사용
③ 혈액제제의 성분혼합 시 사용
④ 신선동결 혈장을 해동 시 사용
⑤ 혈액제제와 수액세트를 연결 시사용

76. 다음은 시험관 9개를 준비해서 환자의 혈청과 신선정상혈청과의 반응을 보는 검사다. 설명이 맞는 것은?

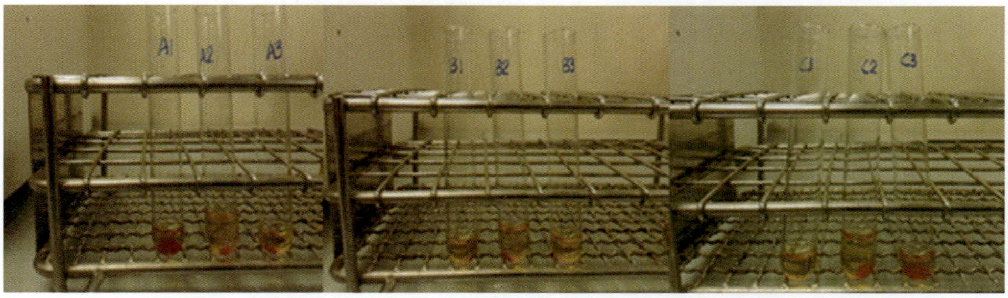

① 면역복합체 검사
② 항체역가를 보기 위한 역가검사
③ 신생아 용혈성 질환과 관련된 검사
④ 약제흡착과 관련된 직접 항글로불린 검사
⑤ 발작성 한냉혈색소뇨증을 진단하기 위한 Donath Landsteiner 검사

75. ②　　76. ⑤

77. 혈액형 검사를 시행해서 아래와 같은 결과가 나왔다면 추가 검사는?

Anti-A	Anti-B	Anti-D	autocontrol	A_1 cell	B cell
4+	1+	4+	Neg	Neg	4+

① 환자의 검체를 다시 요구해서 검사한다.
② Anti-AB 항혈청으로 추가검사를 시행한다.
③ Anti-H와 Anti-A_1 항혈청으로 아형인지 확인한다.
④ 혈구를 생리식염수를 세척해서 혈구형 검사를 다시 시행한다.
⑤ 혈청을 O형 혈구와 반응해서 불규칙 항체가 존재하는지 확인한다.

78. 다음 사진은 ABO/Rh typing 원주응집법 혈청형 검사에서 불일치를 보였다. 이에 대한 원인으로 옳은 것은?

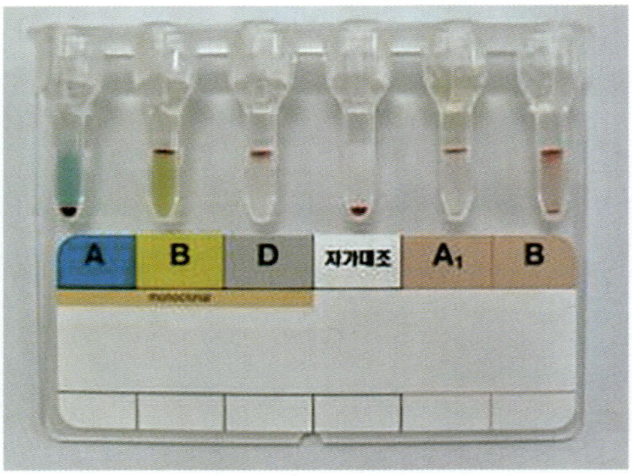

① 다응집　　② 백혈병
③ 획득 B형　　④ 항원성의 약화
⑤ 비예기동종항체

77. ④　　78. ⑤

79. 다음 그림은 타액검사에 의한 ABO 혈액형 검사이다. 혈액형은?

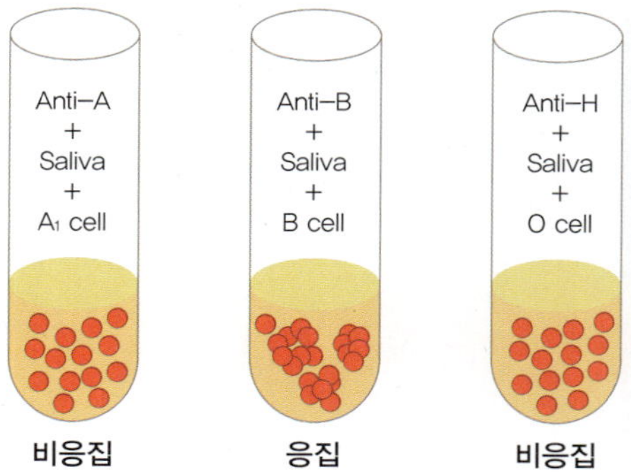

① B형
② O형
③ AB형
④ A형
⑤ Bombay형

80. 다음 사진은 Gel card를 이용한 ABO 및 Rho(D)검사의 혈액형은?

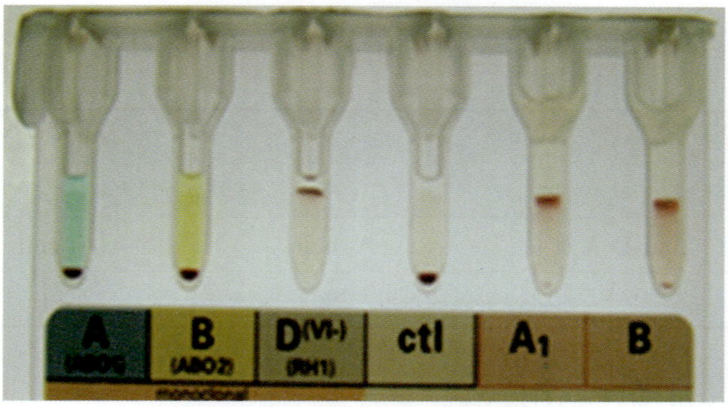

① A형 Rho(D) 양성
② B형 Rho(D) 양성
③ O형 Rho(D) 양성
④ AB형 Rho(D) 양성
⑤ AB형 Rho(D) 음성

79. ④ 80. ③

81. 다음은 수혈검사에 사용되는 항혈청 시약이다. 설명이 틀린 것은?

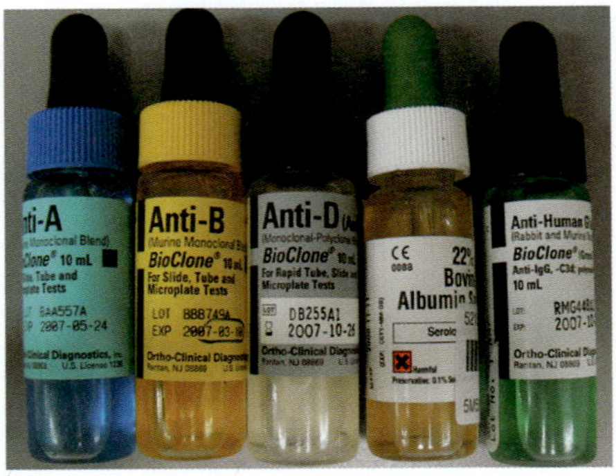

① 쿰스시약은 항글로불린 검사에 사용된다.
② 22% bovine albumin은 교차시험에 사용된다.
③ Anti-A의 시약은 색소가 trypan blue가 포함되어 있다.
④ Anti-B의 시약은 색소가 acriflarine가 포함되어 있다.
⑤ anti-A의 시약의 역가는 256배 이상으로 A cell과 15초 이내 응집되어야 한다.

82. 혈액형검사를 시행해서 검사결과가 다음과 같이 나타났다면 추가적인 검사는?

검사 결과			
혈구 검사		혈청형 검사	
anti-A 시약	anti-B 시약	A_1 cell	B cell
4+	−	2+	3+

① anti-H를 이용해 추가적인 검사를 시행한다.
② anti-A_1을 이용해 추가적인 검사를 시행한다.
③ 혈청형검사에서 O형 혈구를 이용해 반응을 본다.
④ 자가대조인 자기혈구와 자기 혈청과의 응집 유무를 본다.
⑤ 혈구형 검사를 시행하는 데 anti-AB를 추가적인 검사를 시행한다.

81. ④ 82. ③

83. ABO 혈액형 검사결과이다. 추가로 필요한 검사는?

혈구형검사		혈청형검사	
항-A	0	A 혈구	4+
항-B	1+	B 혈구	0
항-A_1B	1+	O 혈구	0

① weak D 검사
② Rh 아형 검사
③ Rh 유전형 검사
④ Rh 표현형 검사
⑤ 항-B를 이용한 흡착용출 검사

84. 다음은 ABO 혈액형의 어떤 항원구조를 나타낸 것인가?

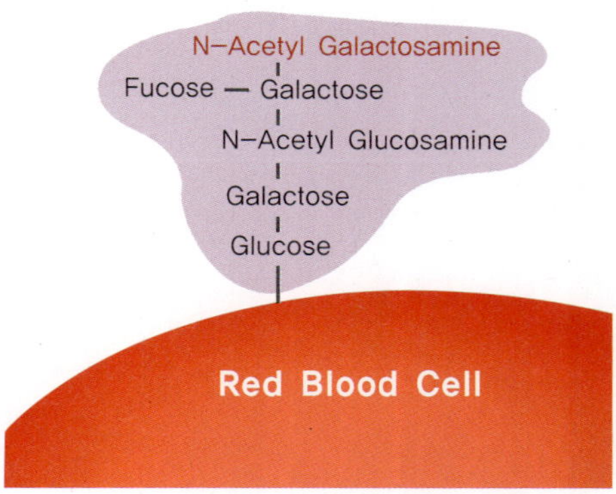

① A형 ② B형
③ H형 ④ O형
⑤ AB형

83. ⑤ 84. ①

85. 다음은 ABO 혈액형의 어떤 항원구조를 나타낸 것인가?

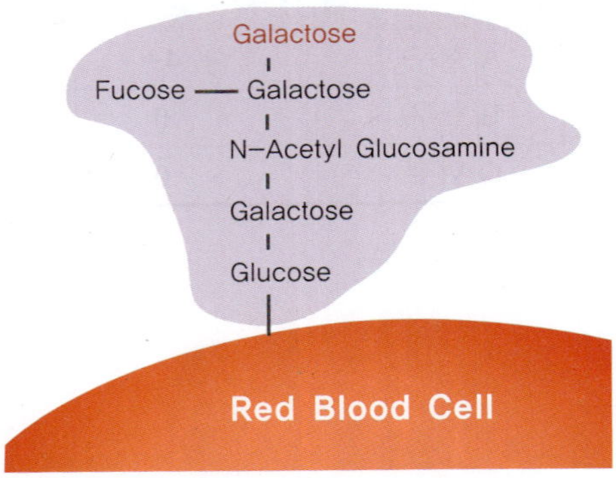

① A형 ② B형
③ O형 ④ H형
⑤ AB형

86. 다음의 기기의 용도는?

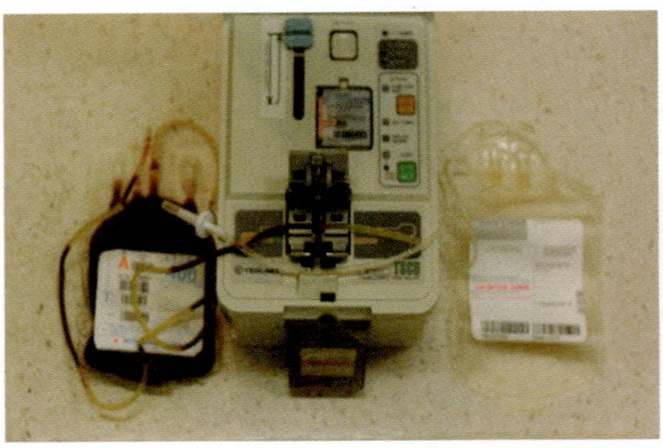

① 무균으로 연결하기 위함이다.
② 전혈제제를 분리하기 위함이다.
③ 혈액제제를 혼합하기 위함이다.
④ 냉동혈액 제제를 만들기 위함이다.
⑤ 혈액제제에서 백혈구를 제거하기 위함이다.

85. ② 86. ①

87. 다음 채혈백의 용도가 아닌 것은?

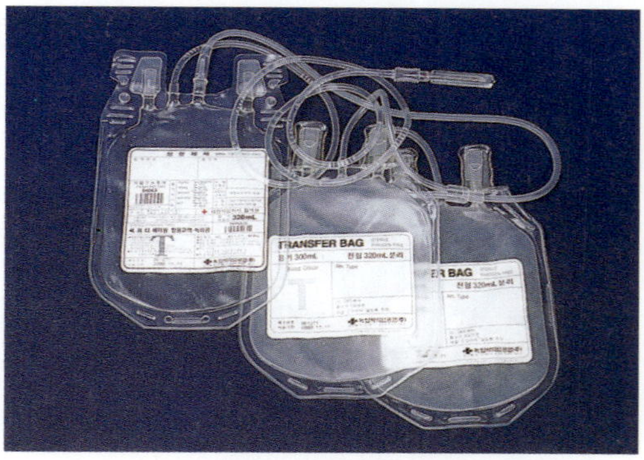

① 혈장
② 전혈제제
③ 신선동결혈장
④ 혈소판 농축액
⑤ 적혈구 농축액

88. 다음은 헌혈 받은 제제를 분리하는 과정을 나타낸 것이다. 화살표 방향으로 이동하는 제제는?

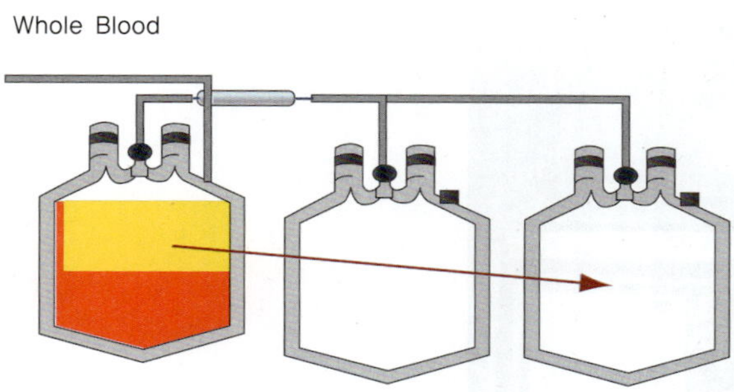

① 농축혈소판
② 동결침전제제
③ 혈소판 풍부혈장
④ 백혈구 포함된 혈장
⑤ 백혈구가 제거된 혈장

87. ② 88. ③

89. 다음은 혈액제제를 보관하는 기기를 나타낸 것이다. 보관 온도는?

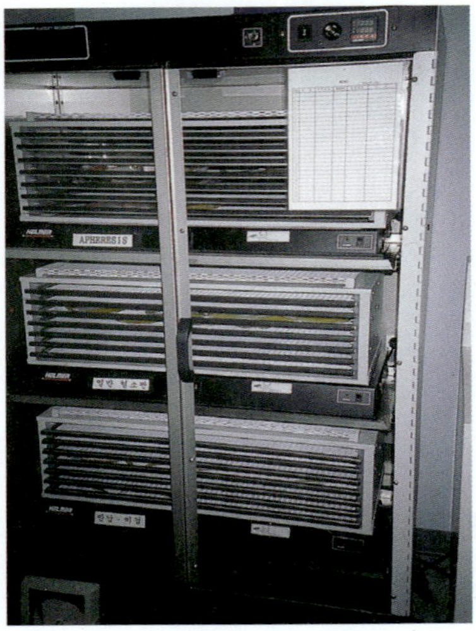

① 섭씨 0도
② 섭씨 6도
③ 섭씨 37도
④ 섭씨 1~4도
⑤ 섭씨 20~24도

90. 혈액냉장고의 온도 기록지의(사진 화살표 포함) 교체 시기는?

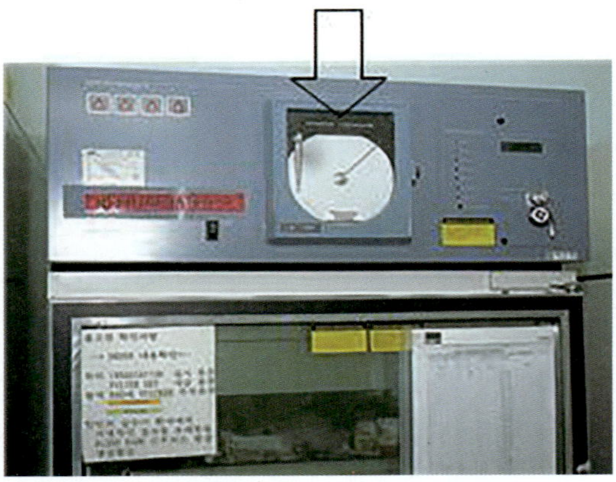

① 매일 교체
② 매달 교체
③ 주 1회 교체
④ 주 2회 교체
⑤ 주 3회 교체

89. ⑤ 90. ③

91. 다음은 자가수혈을 위한 혈액제제다. 설명이 <u>틀린</u> 것은?

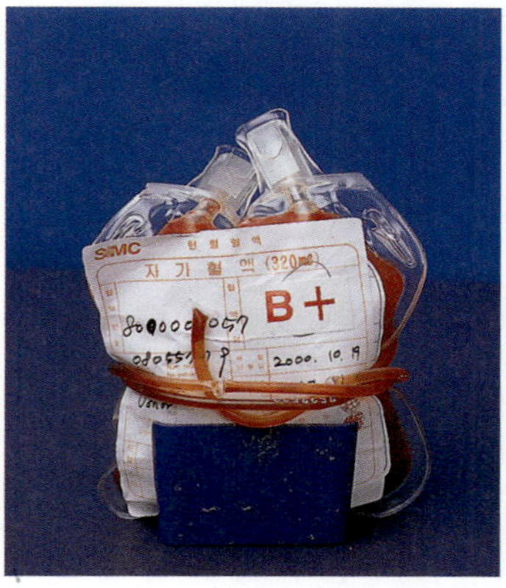

① 유효기간은 21일이다.
② 동종면역의 위험성이 없다.
③ Hgb 11.0 g/dL 이상이면 가능하다.
④ 수혈전파성 질환에 감염되지 않는다.
⑤ 처음 채혈 후 1주일 후에도 채혈이 가능하다.

92. 백혈구를 제거하기 위한 set를 나타낸 것이다. 어느 환자에게 사용하는가?

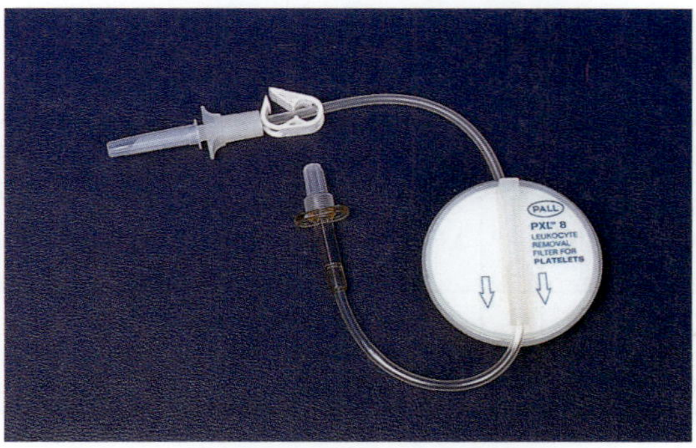

① 골수이식 환자
② 자가수혈 환자
③ 모두 해당된다.
④ 온난항체가 존재하는 환자
⑤ 발작성 야간혈색소뇨증 환자

91. ① 92. ①

93. 혈액을 아래와 같은 기기를 이용하여 수혈하는 경우가 <u>아닌</u> 경우?

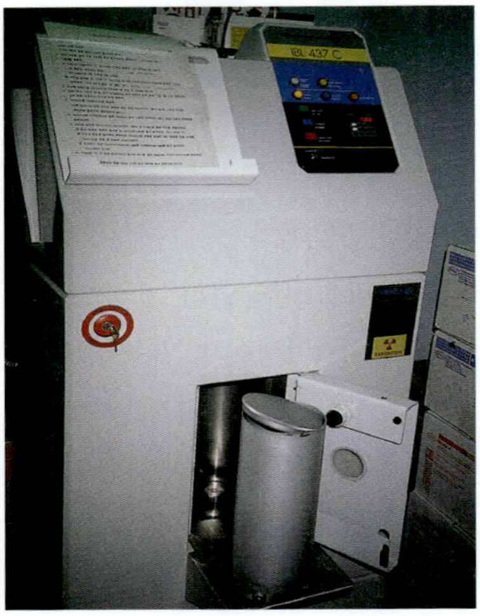

① 혈액암
② 이식 환자
③ 직계 가족수혈
④ 선천성 면역결핍자
⑤ 백혈구제제 수혈 환자

94. 항체선별검사를 실행한 결과다. 추정할 수 있는 항체는?

	Rh-hr					KELL		DUFFY		KDD		MNS				LEWIS		Test Result		
선별혈구	D	C	E	c	e	K	k	Fy^a	Fy^b	Jk^a	Jk^b	M	N	S	s	Le^a	Le^b	RT	37℃	AHG
1	+	+	0	0	+	+	+	0	+	+	+	+	0	+	+	0	+	0	0	+
2	+	0	+	+	0	0	+	+	0	+	+	0	+	0	+	+	0	0	0	0

① Anti-C
② Anti-E
③ Anti-M
④ Anti-D
⑤ Anti-Le^a

93. ⑤ 94. ①

95. 항체선별검사를 실행한 결과다. 추정할 수 있는 항체는?

	Rh-hr					KELL		DUFFY		KDD		MNS				LEWIS		Test Result		
선별혈구	D	C	E	c	e	K	k	Fy^a	Fy^b	Jk^a	Jk^b	M	N	S	s	Le^a	Le^b	RT	37℃	AHG
1	+	+	0	0	+	+	+	0	+	+	+	+	0	+	+	0	+	0	0	+
2	+	0	+	+	0	0	+	+	0	+	+	0	+	0	+	+	0	0	0	+

① Anti-C
② Anti-D
③ Anti-M
④ Anti-Le^a
⑤ Anti-Fy^b

96. 항체선별검사를 실행한 결과다. 추정할 수 <u>없는</u> 항체는?

	Rh-hr					KELL		DUFFY		KDD		MNS				LEWIS		Test Result		
선별혈구	D	C	E	c	e	K	k	Fy^a	Fy^b	Jk^a	Jk^b	M	N	S	s	Le^a	Le^b	RT	37℃	AHG
1	+	+	0	0	+	+	+	0	+	+	+	+	0	+	+	0	+	+	+	+
2	+	0	+	+	0	0	+	+	0	+	+	0	+	0	+	+	0	−	−	−

① Anti-C
② Anti-D
③ Anti-M
④ Anti-Le^b
⑤ Anti-Fy^b

95. ② 96. ②

97. 처음 응급실로 내원한 환자의 혈액형 검사와 교차시험이 불가한 위급한 상황에서 응급수혈을 위해 선택해야 할 적혈구제제는?

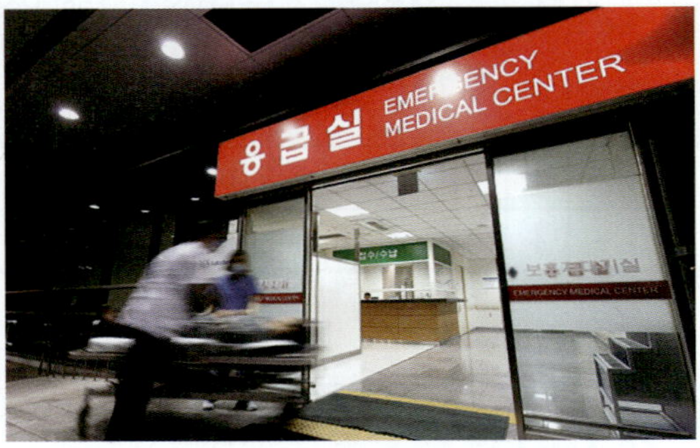

① Rh 양성의 O형 전혈
② Rh 음성의 O형 전혈
③ Rh 양성의 O형 혈장
④ Rh 양성의 O형 농축적혈구
⑤ Rh 음성의 O형 농축적혈구

98. 다음은 무엇을 표시하는 것인가?

수술명	혈액 신청량(units)
General Surgery	
Gastrectomy(위 절제술)	2
Splenectomy(비장 절제술)	2
Colon Resection(대장 절제술)	2
Pancreatectomy(췌장 절제술)	4
Thyroidectomy(갑상선 절제술)	T&S
Mastectomy(유방 절제술)	T&S
Cholecystectomy(담낭 절제술)	T&S

① MSBOS
② CT Ratio
③ 일반외과의 지표
④ 수술장의 수혈예치량
⑤ 수술장의 혈액 사용량

97. ⑤ 98. ①

99. 다음은 합성 혈액제제를 나타낸 것이다. 혈액형의 구성은?

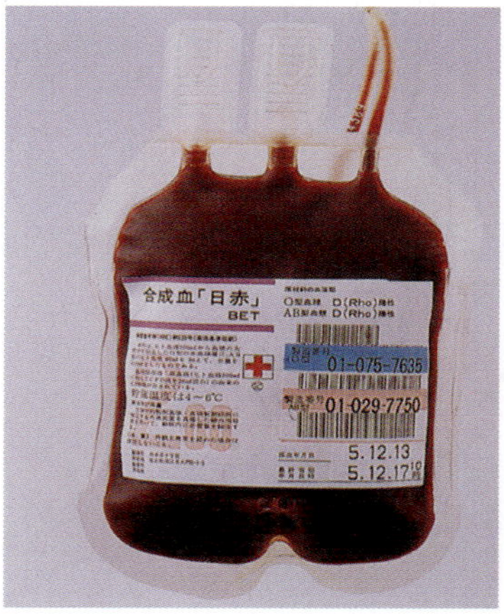

① B형의 적혈구와 O혈의 혈장
② A형의 적혈구와 A형의 혈장
③ O형의 적혈구와 AB형의 혈장
④ AB형의 적혈구와 O형의 혈장
⑤ A3B형의 적혈구와 O형의 혈장

100. 다음은 어떤 검사를 실행한 것인가?

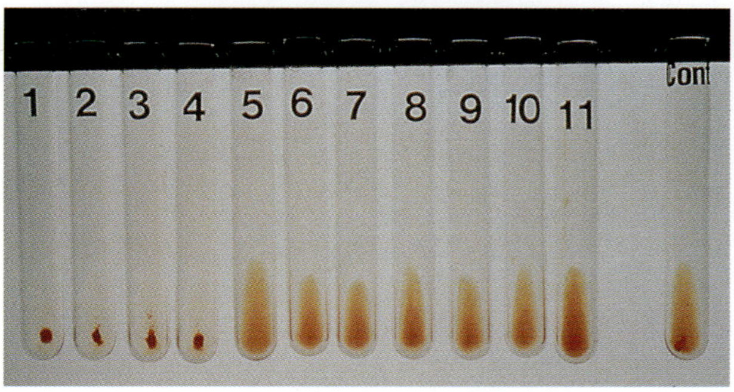

① 항체 선별검사
② 항체 용출검사
③ 항체 흡착검사
④ 항체 동정검사
⑤ 항체 혼합검사

99. ③ 100. ④

101. 다음은 어떤 검사를 실행한 것인가?

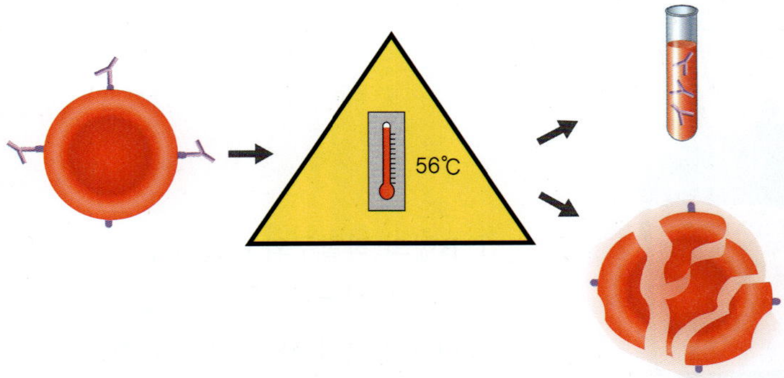

① 항체 선별검사
② 항체 용출검사
③ 항체 흡착검사
④ 항체 동정검사
⑤ 항체 혼합검사

101. ②

국가시험 대비 혈액 · 수혈검사학 핵심문제(5판)

2010년 8월 30일 1판 1쇄 발행
2011년 8월 25일 1판 2쇄 발행
2014년 7월 25일 2판 1쇄 발행
2016년 8월 30일 수정판 발행
2019년 5월 30일 4판 발행
2022년 5월 15일 5판 1쇄 발행
2023년 4월 20일 5판 수정판 발행

저 자 : 혈액 · 수혈검사학 연구회
발 행 자 : 남학순
발 행 처 : 도서출판 고 려 의 학
(02880) 서울특별시 성북구 성북로9길 1 보문빌딩 3층
Tel. (02) 765-0333, 0337
Fax. (02) 743-2288
이메일 : kmedbook@daum.net
홈페이지 : www.komb.co.kr

신고번호 : 제 2022-000006호

ISBN 979-11-92422-00-8
정가 : 35,000원

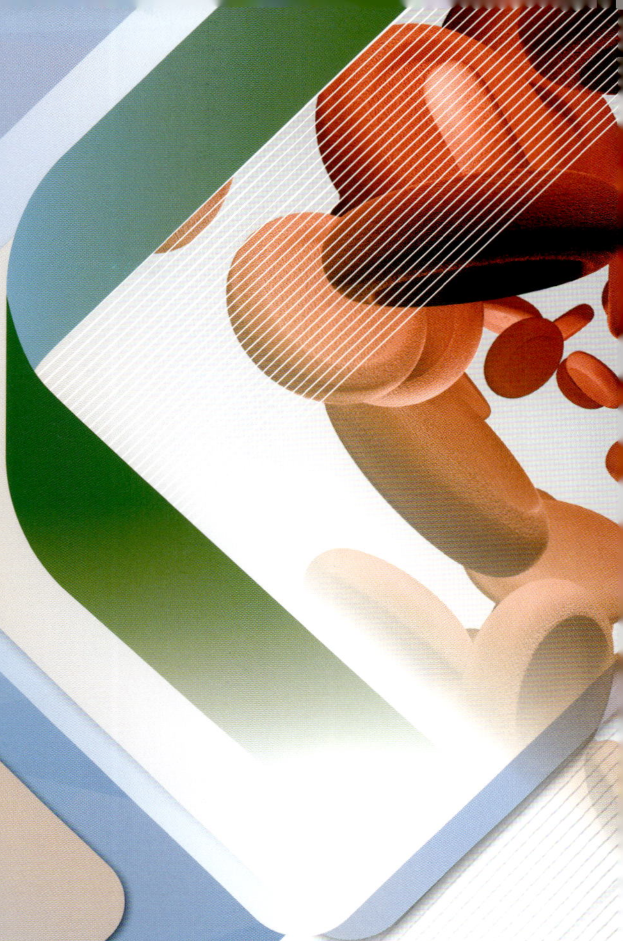

국가시험 대비

혈액·수혈검사학

핵심문제 수정판

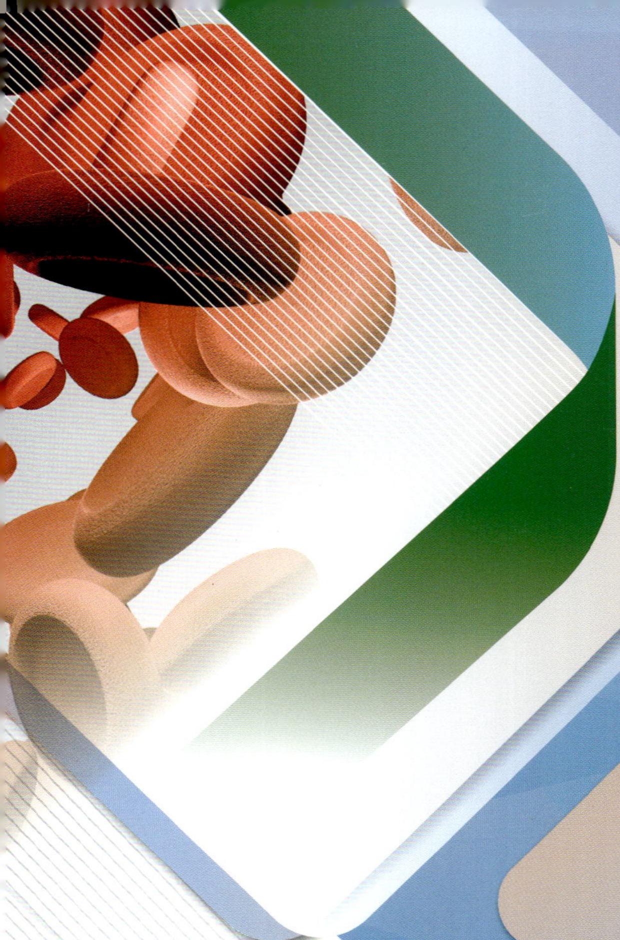

국가시험 대비

혈액·수혈검사학

핵심문제 수정판

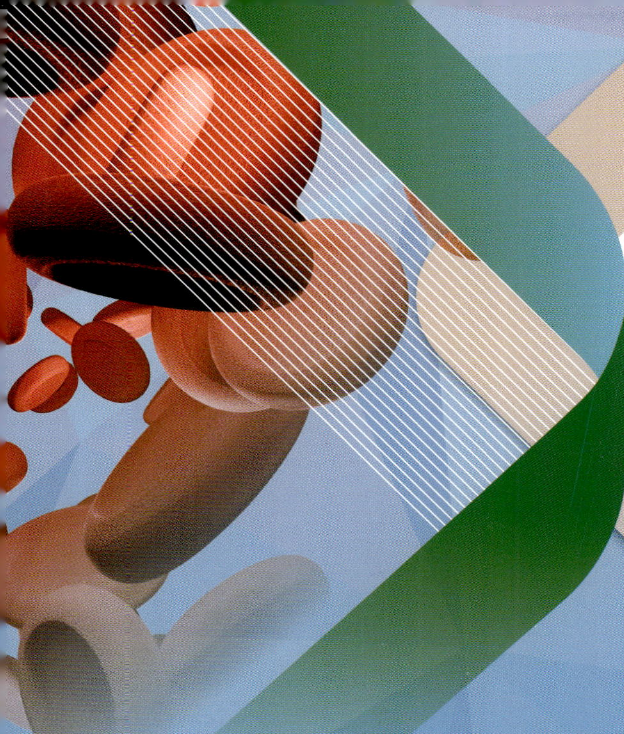

국가시험 대비

혈액·수혈검사학 핵심문제

모의고사

수정판

혈액 · 수혈검사학연구회

고려의학

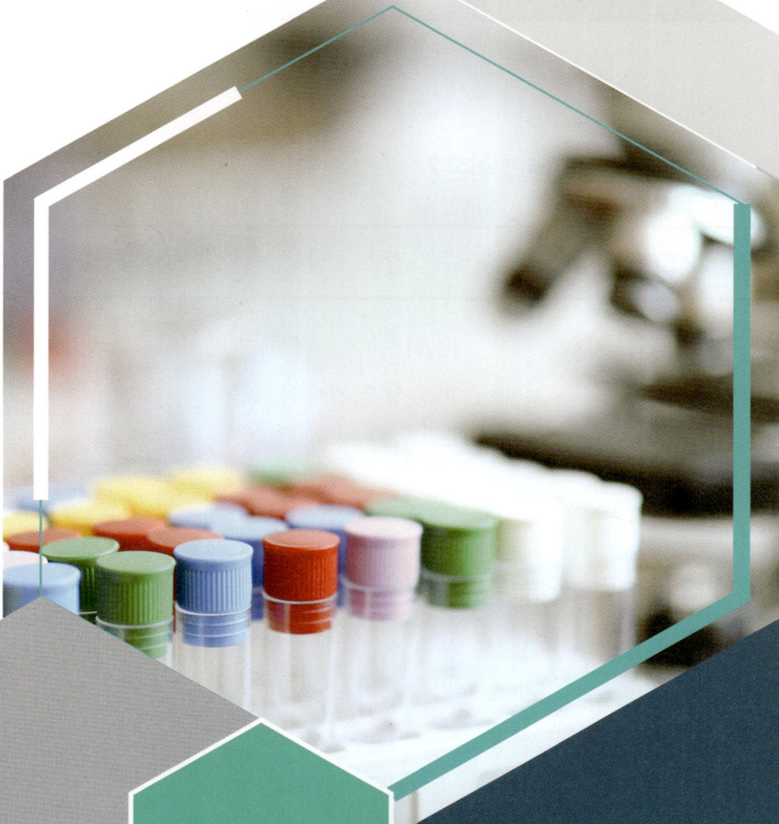

모의고사

01회
02회
03회
04회
05회

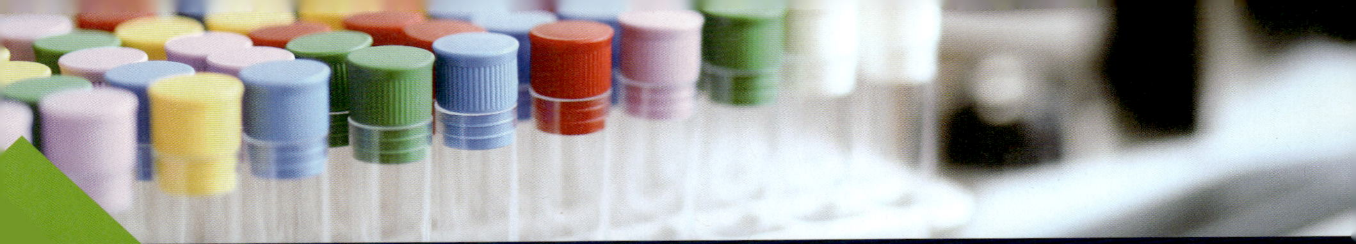

1회 모의고사

01. 다음과 같은 결과를 보였다. 의심되는 질환은?

PT : 연장, aPTT : 연장, 혈소판 수 : 감소, 섬유소원 : 감소, FDP : 증가

① SLE
② PNH
③ 특발성 혈소판감소증
④ 파종성 혈관내응고증
⑤ Bernard-Soulier syndrome

02. 다음 중 체내 철 감소 순서로 맞는 것은?

① 혈청철 → 혈색소 → 조직철 → 저장철
② 저장철 → 혈청철 → 조직철 → 혈색소
③ 저장철 → 혈청철 → 혈색소 → 조직철
④ 혈색소 → 조직철 → 저장철 → 혈청철
⑤ 조직철 → 혈색소 → 혈청철 → 저장철

03. 급성 골수구성 백혈병 환자의 골수모구에서 관찰되는 이상과립은?

① Auer body
② Sezary cell
③ Dohle body
④ Heinz body
⑤ Toxic granule

정답	1. ④ 2. ③ 3. ①

04. 거대적혈모세포 빈혈의 원인과 이 질환에 대한 지표로 맞는 것은?

① 엽산결핍, 낮적혈구
② 철결핍, 그물적혈구 감소
③ 엽산결핍, 대적혈구
④ heme 합성장애, 구순적혈구
⑤ 비타민 B_{12} 결핍, 그물적혈구 증가

05. Wright 염색 시 적혈구가 파랗게 염색되는 원인은?

① 세척 과다
② 온풍에 건조
③ buffer가 산성
④ buffer가 알칼리
⑤ 슬라이드를 오래 방치

06. Wright 염색 시 8~9 μm의 크기이며 다염성으로 염색되는 세포는?

① 전적혈모구
② 다염성 적혈모구
③ 정염성 적혈모구
④ 다염성 적혈구
⑤ 호염기성 적혈모구

07. 다음 중 전기저항법으로 측정 가능한 항목은?

① 표면항원
② 세포 주기
③ 세포의 크기
④ 세포의 과립
⑤ 세포내 핵의 밀도

08. 혈소판 수용체중 GPIIb/IIIa와 섬유소원이 결합해서 일어나는 반응은?

① 점착능
② 응집능
③ 혈병수축능
④ 알레르기 반응
⑤ 혈소판 모양 변형

정답	4. ③ 5. ④ 6. ④ 7. ③ 8. ②

09. 고색소성이며 표면적이 감소되어 저장액에 대한 삼투압취약성이 증가하는 세포는?

① 낫적혈구
② 표적적혈구
③ 거대적혈모구
④ 가시적혈구
⑤ 구형적혈구

10. 헴합성효소의 결함으로 발생되는 빈혈은?

① 철결핍빈혈
② 지중해빈혈
③ 재생불량빈혈
④ 철적혈모세포빈혈
⑤ 거대적혈모세포빈혈

11. 감염 단핵구증과 같은 바이러스 감염 시 흔히 관찰되는 세포는?

① 단핵구
② 호중구
③ 호산구
④ 림프모구
⑤ 비정형 림프구

12. PFA-100 장비로 측정할 수 있는 것은?

① CD 항원
② 혈소판 기능
③ 백혈구 탐식능
④ 적혈구막 유연성
⑤ 적혈구 삼투압취약성

13. 유세포측정기 검사에 대한 것으로 맞는 것은?

① HLA형을 분석할 수 있다.
② 다운증후군 감별이 가능하다.
③ 적혈구의 모양을 분석할 수 있다.
④ 전방산란광은 세포의 크기를 나타낸다.
⑤ 측방산란광은 세포막의 항원을 나타낸다.

정답	9. ⑤ 10. ④ 11. ⑤ 12. ② 13. ④

14. 적혈구용적률 검사결과 옳은 해석은?

① 용혈된 검체는 적혈구용적률이 증가한다.
② 모세관법은 자동분석기보다 수치가 높다.
③ 원심을 약하게 하면 적혈구용적률이 감소한다.
④ 검체를 오래 방치하면 적혈구용적률이 감소한다.
⑤ buffy coat층이 높으면 적혈구용적률이 증가한다.

15. 백혈구의 비정상형태 중 핵의 이상은?

① 독성 과립
② Auer body
③ Döhle body
④ Russell doby
⑤ pelger-Huet anomaly

16. 그물적혈구에 대한 설명으로 맞는 것은?

① 정상적혈구보다 조금 작다.
② 조혈기능항진 시 증가한다.
③ 그물모양구조는 핵 성분이다.
④ 성인에서 정상치는 적혈구의 5%이다.
⑤ wright 염색으로 그물모양을 확인할 수 있다.

17. 자동혈구분석기에서 RNA 농도에 따른 형광강도로 그물적혈구를 측정하는 검사는?

① 초생체염색
② peroxidase 염색
③ 절대그물적혈구수
④ 그물적혈구 생성지수
⑤ 미성숙그물적혈구분획(IRF)

정답 14. ② 15. ⑤ 16. ② 17. ⑤

18. 세균성 뇌수막염의 뇌척수액에서 주로 관찰되는 세포는?

① 단구
② 호산구
③ 림프구
④ 반응성 림프구
⑤ 다형핵(PMN) 백혈구

19. 혈소판이 가지는 특징적인 과립은?

① 2차 과립
② 특이과립
③ 비특이과립
④ azurephilic 과립
⑤ 조밀(dense)과립

20. 다음과 관련된 혈소판의 기능은?

> Collagen, von Willebrand factor, GPIb-IX-V complex

① 점착능
② 응집능
③ 항헤파린
④ 혈병수축능
⑤ 항플라스민

21. 다음의 결과를 보이는 질환은?

> 비정형 림프구 증가, 혈청검사에서 EBV 검출

① 감염 단핵구증
② 전신 홍반낭창증
③ 만성골수백혈병
④ 급성림프성 백혈병
⑤ 만성림프성 백혈병

정답 18. ⑤ 19. ⑤ 20. ① 21. ①

22. **다음의 결과를 보였을 때 추가해야 하는 검사는?**

> 성숙림프구 증가, 저감마글로불린혈증

① Ham's test
② CD marker
③ LAP score 확인
④ 적혈구용해도 검사
⑤ 적혈구 삼투압 취약성 검사

23. **다음의 결과를 보이는 질환은?**

> 유세포분석에서 CD55, CD59가 결핍, 적혈구 막의 보체에 대한 감수성 증가

① 진성다혈증
② 철적혈모세포빈혈
③ 재생불량빈혈
④ 발작한랭혈색소뇨증
⑤ 발작 야간혈색소뇨증

24. **혈구형검사에서 모두 비응집이고 혈청형검사에서 A cell, B cell, O cell에 모두 응집을 보이는 혈액형은?**

① A형
② B형
③ O형
④ AB형
⑤ Bombay형

25. **자가수혈이나 희귀혈액의 보존에 적합한 혈액제제는?**

① 동결적혈구
② 세척적혈구
③ 신선동결혈장
④ IgA 제거 혈액
⑤ 백혈구제거적혈구

정답	22. ② 23. ⑤ 24. ⑤ 25. ①

26. 직접항글로불린검사에서 위양성 반응을 보일 수 있는 경우는?

① 약한 원심
② 한냉자가항체
③ 혈구의 양 과다
④ coombs 시약 미첨가
⑤ 세척을 충분히 하지 않으면

27. 수혈용으로 적합한 혈액제제는?

① 20~24℃에서 보관된 전혈
② 20~24℃에서 보관된 혈장
③ 냉장고에 보관된 동결침전제제
④ 20~24℃에서 보관된 농축혈소판
⑤ 20~24℃에서 보관된 적혈구농축액

28. Type & Screen에서 포함되는 검사는?

① 교차시험
② 가족력확인
③ 항체선별검사
④ 항체동정검사
⑤ HLA 항원검사

29. Weak D 양성인 경우 수혈 원칙은?

① 수혈자의 경우 Rh(D) 양성으로 간주한다.
② 공혈자의 경우 Rh(D) 양성으로 간주한다.
③ 공혈자, 수혈자 모두 Rh(D) 양성으로 간주한다.
④ 공혈자, 수혈자 모두 Rh(D) 음성으로 간주한다.
⑤ Weak D 양성 환자는 역가가 낮은 O형 적혈구를 맞는다.

정답 26. ② 27. ④ 28. ③ 29. ②

30. 교차시험 단계별 양성결과에 대한 옳은 해석은?

① 알부민법에서는 anti-D가 검출된다.
② Duffy 계열 항체는 실온에서 반응한다.
③ 실온단계에서 응집을 보이면 Kidd 계열이다.
④ 37도 반응에서는 한랭항체의 반응이 강해진다.
⑤ 실온단계에서 응집되었다가 37도 반응에서 풀어지면 온난항체이다.

31. 교차적합시험 시 혈액분절의 혈액은행 냉장고에서의 보존 기간은?

① 2일
② 3일
③ 5일
④ 7일
⑤ 24시간

32. 교차적합시험에서 1단계인 실온식염수 반응에서 응집 시 의심되는 항체는?

① Rh
② Kell
③ ABO
④ Kidd
⑤ Duffy

33. 합성혈액의 조성으로 맞는 것은?

① A형 혈구 O형 혈장
② B형 혈구 O형 혈장
③ O형 혈장 AB형 혈구
④ O형 혈구 AB형 혈장
⑤ AB형 혈구 AB형 혈장

정답	30. ① 31. ④ 32. ③ 33. ④

34. Weak D형에 대한 설명이다. 맞는 것은?

① Partial-D는 양적인 결함이다.
② 공혈 시 Rh 음성으로 간주한다.
③ 수혈 시 Rh 양성혈을 받을 수 있다.
④ anti-D에서 음성으로 나와도 반드시 Anti-humanglobulin으로 재검한다.
⑤ Anti-humanglobulin 검사 시 양성으로 나오면 IgG 감작혈구로 확인한다.

35. 다음과 같은 결과를 보였다. 의심되는 혈액형은?

anti-A	anti-B	A cell	B cell
2+/mf	–	–	4+

① A1형 ② A2형
③ A3형 ④ B1형
⑤ B3형

정답 34. ④ 35. ③

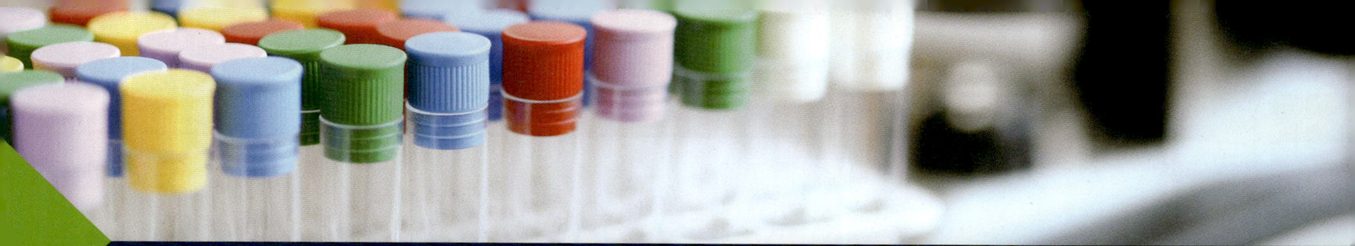

2회 모의고사

01. 적혈구계 성숙과정 중 다염성 적혈구에서 다염성의 의미는?

① 염색 후 탈색이 된다는 의미
② 산성 색소에 주로 염색된다는 의미
③ 염기성 색소에 주로 염색된다는 의미
④ 염기성 색소와 산성 색소에 모두 염색된다는 의미
⑤ 염기성 색소와 산성 색소에 모두 염색되지 않는다는 의미

02. 분열할 수 있는 마지막 단계 적아구는?

① 전적혈모세포
② 호염적혈모세포
③ 다염적혈모세포
④ 정염적혈모세포
⑤ 그물적혈구

03. 태아에서 발견되는 주된 혈색소는?

① $\alpha_2\beta_2$
② $\alpha_2\gamma_2$
③ $\alpha_2\delta_2$
④ $\alpha_2\varepsilon_2$
⑤ $\alpha_2\zeta_2$

04. Heinz body와 관련있는 대사경로는?

① Creb pathway
② Rapoport-Leubering shunt
③ Methaemoglobin reductase
④ Embden-Meyerhoff pathway
⑤ Hexose-monophosphate shunt

정답	1. ④ 2. ③ 3. ② 4. ⑤

05. 적혈구에서 발견되는 봉입체는?

① Auer bodies
② Dohle bodies
③ Alder-Relley bodies
④ Howell-Jolly bodies
⑤ May-Hegglin bodies

06. 골수모구(myeloblast)의 특징은?

① 세포분열 중지
② 핵소체의 출현
③ 호산성 세포질
④ 거친 chromatin
⑤ 특이과립의 출현

07. Auer rod의 설명으로 맞는 것은?

① peroxidase stain 음성이다.
② 한 세포 내에 한 개씩 존재한다.
③ 적혈구 세포질에서 푸른색으로 나타난다.
④ acute lymphocytic leukemia 시 출현한다.
⑤ acute promyelocytic leukemia 시 출현할 수 있다.

08. 다음과 관련된 혈소판의 기능은?

Fibrinogen, von Willebrand factor, GP IIb-IIIa complex

① 점착능
② 응집능
③ 혈병수축능
④ 항플라스민
⑤ 항헤파린

정답 5. ④ 6. ② 7. ⑤ 8. ②

09. 혈액응고인자 Factor XIII 은 어떤 인자에 의해 활성화되나?

① WHWK
② Factor I
③ Factor V
④ Thrombin
⑤ Fletcher Factor

10. $BaSO_4$ 흡착혈장에 거의 포함되어 있지 않은 인자는 어느 것인가?

① 혈액응고 제II인자
② 혈액응고 제V인자
③ 혈액응고 제VIII인자
④ 혈액응고 제XI인자
⑤ 혈액응고 제XII인자

11. 옳게 연결된 것은?

① 분열적혈구 – DIC
② 표적적혈구 – 요독증
③ 구형적혈구 – 철결핍
④ 적혈구연전형성 – 용혈
⑤ 적혈구다염성 – 골수무형성증

12. 성인 환자의 혈액검사 결과가 MCV = 62 fL, MCH 18.9 pg. RDW 23%로 나타났을 때 이 환자의 적혈구 형태학적 특징은?

① hyperchromic microcytic
② Hypochromic, microcytic
③ Hypochromic, macrocytic
④ Hyperchromic, macrocytic
⑤ Normochromic, normocytic

13. 다음 중 retinoic acid 수용체의 이상을 초래하는 염색체 전좌, t(15:17)가 일어나는 질환은?

① ALL
② CLL
③ CML
④ 적백혈병
⑤ 급성 전골수구성 백혈병

정답 9. ④ 10. ① 11. ① 12. ② 13. ⑤

14. 세포 표면 항원인 CD14와 CD33이 양성이고, 특수염색인 SBB (sudan black B)와 NSE (non specific esterase)가 양성 반응을 보이는 급성골수성백혈병은?

① M1
② M2
③ M3
④ M4
⑤ M5

15. 다음과 같은 결과를 보였다. 의심되는 결과는?

BT : 정상, 혈소판 수 : 정상, PT : 정상, aPTT : 연장, mixing test : aPTT 교정 안됨

① 혈우병 A
② 7인자 결핍
③ 10인자 결핍
④ Lupus anticoagulant
⑤ von Willebrand disease

16. 파종성 혈관내 응고(DIC)에 대해서 옳은 것은?

① 혈소판 증가
② Fibrinogen 증가
③ 적혈구 침강속도 촉진
④ Prothrombin 시간 단축
⑤ Fibrin 분해산물(FDP) 증가

17. 혈액응고 검사에서 PT 또는 aPTT가 연장되면 추가로 하는 검사는?

① 혼합검사
② XIII인자 검사
③ 혈병수축능 검사
④ 혈소판 부착능 검사
⑤ 혈소판 응집능 검사

정답 14. ④ 15. ④ 16. ⑤ 17. ①

18. 염색체 분석 시 사용되는 phytohemagglutinin의 작용은?

① 고정액
② 염색액
③ 저장 용액
④ 분열 자극제
⑤ 분열 중단 시약

19. 다음의 결과를 보이는 질환은?

유세포 분석에서 CD55, CD59가 결핍, 적혈구 막의 보체에 대한 감수성 증가

① 진성다혈증
② 철적혈모세포 빈혈
③ 재생불량빈혈
④ 발작야간혈색소뇨증
⑤ 발작한랭혈색소뇨증

20. 만성 골수성 백혈병에서 진단적 가치가 가장 높은 것은 ?

① LAP stain
② Sudan black B
③ peroxidase stain
④ periodic acid schiff
⑤ 비특이적 Esterase stain

21. 혈소판무력증 환자의 혈소판응집능 검사 결과는?

① ADP. epinephrin, collagen, ristocetin : 모두 저하
② ADP, epinephrin, collagen : 정상, ristocetin : 저하
③ ADP, epinephrin : 저하, collagen, ristocetin : 정상
④ ADP, epinephrin : 정상, collagen, ristocetin : 저하
⑤ ADP, epinephrin, collagen : 저하, ristocetin : 정상

정답 18. ④ 19. ④ 20. ① 21. ⑤

22. aPTT 검사에서 환자의 혈장에 가하는 시약은?

① ADP, Ca^{2+}
② Ca^{2+}, phospholipid
③ Ca^{2+}, tissue thromboplastin
④ Tissue thromboplastin, collagen
⑤ Ca^{2+}, phospholipid, thromboplastin

23. 염색체 검사에 쓰이는 항응고제는?

① EDTA
② heparin
③ CPDA−1
④ sodium citrate
⑤ double oxalate

24. 다음 중 anti−H의 반응성이 가장 약한 가장 약한 것은?

① A_1
② A_2
③ A_3
④ O
⑤ A_2B

25. D^u 검사의 원리로 옳은 것은?

① elution method
② enzyme method
③ adsorption method
④ direct coombs method
⑤ indirect coombs method

26. 신생아 적혈모구증에서 교환수혈의 지표는?

① 빈혈
② TTT 상승
③ 빌리루빈의 농도
④ 쿰스 시험의 양성
⑤ 유핵 적혈구의 유무

정답 22. ② 23. ② 24. ① 25. ⑤ 26. ③

27. 다음 중 Rh 항원 종류인 것은?

① K, Di^a
② DCcEe
③ coombs
④ Bombay
⑤ Fy^a, Fy^b

28. ABO 부적합일 경우, 교차시험에서 어느 단계부터 응집이 되나?

① 효소법
② PEG법
③ 알부민법
④ 실온식염수법
⑤ 항글로불린법

29. 다음 항글로불린 검사에서 위양성의 원인은?

① 지나친 원심
② 시약 미첨가
③ 검사과정 지연
④ 불충분하게 세척
⑤ 항원항체의 부적절한 비율

30. 혈액 성분제제 중 보관기간이 가장 긴 것은?

① 농축적혈구
② 동결적혈구
③ 동결침전제제
④ 혈소판 농축액
⑤ 신선 동결 혈장

31. 혈액은행기기 정도관리 중 1주일 주기로 하는 것은?

① irradiator
② tacometer
③ water bath
④ 온도기록지
⑤ 매일 쓰는 시약

정답	27. ② 28. ④ 29. ① 30. ② 31. ④

32. Rh 음성인 유전형은?

① Cde/Cde
② cde/CDe
③ Cde/cDe
④ CDe/Cde
⑤ Cde/CDE

33. 성분채혈혈소판은 20~24℃ 교반기에서 얼마나 유효한가?

① 4시간
② 6시간
③ 12시간
④ 48시간
⑤ 120시간

34. 타액 검사결과 A cell : –, B cell : –, O cell : – 일 때 혈액형은?

① A
② B
③ O
④ AB
⑤ Oh

35. Bombay 혈청에만 존재하는 항체는?

① anti-I
② anti-P
③ anti-C
④ anti-H
⑤ anti-M

정답 32. ① 33. ⑤ 34. ④ 35. ④

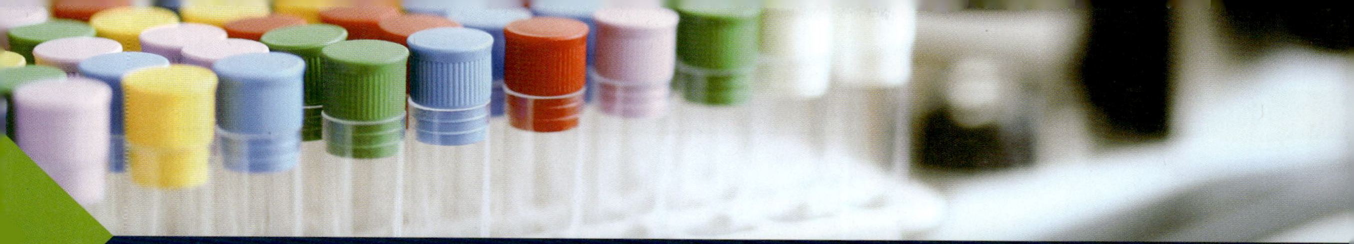

3회 모의고사

01. 조혈 줄기세포의 표면 항원으로 양성 표지자는?

① CD4
② CD8
③ CD17
④ CD34
① CD38

02. 에너지 생산반응으로 ATP를 합성하는 곳은?

① 골기체
② 리보솜
③ 사립체
④ 중심체
⑤ microfilament

03. 초생체 염색을 하고, 적혈구의 다른 봉입체와 구별해야 하는 것은?

① cabot ring
② reticulocyte
③ Howell-Jolly body
④ pappenheimer body
⑤ basophilic stippling

04. 다음 중 올바르게 설명된 것은?

① 적혈구의 수명은 120개월이다.
② 핵소체는 미성숙세포에서 출현한다.
③ 혈구세포가 성숙될수록 세포의 크기가 커진다.
④ 정상인에도 말초혈액에 유핵적혈구가 존재한다.
⑤ 정상인의 말초혈액에는 그물적혈구가 존재하지 않는다.

정답	1. ④ 2. ③ 3. ② 4. ②

05. 성숙한 적혈구에서 90% 이상의 ATP가 생성되는 해당과정은?

① Kreb's cycle
② Oxidative Phosphorylation
③ Embden-Meyerhof Pathway
④ Hexose Monphosphate Shunt
⑤ Methemoglobin Reductase Pathway

06. Shift to the left(좌방이행)이란 무엇의 증가를 의미하는가?

① nRBC
② Band cells
③ Lymphocyte
④ Toxic granulation
⑤ Hypersegmetation

07. 혈색소 S는 β쇄의 6번에 어떤 변화가 일어난 것인가?

① Valine → Glycine
② Glycine → Alanine
③ Leucine → Isoleucine
④ Glutamic acid → Valine
⑤ Cysteine → Methionine

08. 혈액검사결과 평균 적혈구 혈색소 농도(MCHC)가 38%로 나타났으며, 도말표본에서 소적혈구들이 보였다. 이들 적혈구에 대한 설명으로 옳은 것은?

① 간경변 시 출현한다.
② 알코올 중독이 원인이다.
③ 자가응집이 일어난다.
④ 삼투압취약성이 증가한다.
⑤ 평균 적혈구 용적(MCV)이 증가한다.

정답 5. ③ 6. ② 7. ④ 8. ④

09. 백혈구 성숙과정에 대한 설명으로 옳은 것은?

① 성숙할수록 핵은 커진다.
② 성숙할수록 세포질은 작아진다.
③ 성숙할수록 염색질은 거칠어진다.
④ 성숙할수록 세포질은 호염기성을 띈다.
⑤ 성숙할수록 핵과 세포질의 비율(N/C ratio)이 커진다.

10. 핵의 일부로 Feulgen 반응에서 양성을 보여 DNA 잔존물로 알려진 비정상 적혈구 봉입체는?

① 카보트 고리(Cabot ring)
② 하인즈 소체(Heinz bodies)
③ 호염기 반점(basophilic stippling)
④ 하우엘-졸리 소체(Howell-Jolly bodies)
⑤ 파펜하이머 소체(Pappenheimer bodies)

11. 급성백혈병의 골수세포 분류인 FAB 분류 시 M5의 진단에 의미 있는 특수염색과 결과는?

① Peroxidase stain과 NaF 저해시험에서 염색 억제
② 특이적 에스터라제 염색(non-specific ester stain)과 NaF 저해시험에서 염색 억제
③ 특이적 에스터라제 염색(non-specific ester stain)과 NaF 저해시험에서 염색 저항성
④ 비특이적 에스터라제 염색(non-specific ester stain)과 NaF 저해시험에서 염색 억제
⑤ 비특이적 에스터라제 염색(non-specific ester stain)과 NaF 저해시험에서 염색 저항성

정답	9. ③ 10. ④ 11. ④

12. CBC를 검사하는 자동화장비에서 혈소판 수가 낮게 나왔고, 도말표본에서 혈소판 위성현상이 관찰되었다. 다음 중 해결책으로 적당한 것은?

① 실온에서 실행한다.
② 도말표본을 얇게 만든다.
③ 전혈을 세게 mix를 잘 한다.
④ EDTA 외 다른 항응고제를 사용한다.
⑤ 유리막대로 혈액을 휘저은 후에 도말한다.

13. 다음 중 섬유소 분해효소는?

① Plasmin
② heparin
③ thrombin
④ prothrombin
⑤ plasminogen

14. 골수 생검 결과 지방이 풍부하고 혈구들의 저형성이 보이는 질환은?

① 용혈빈혈
② 재생불량빈혈
③ 진성적혈구 증가증
④ 급성골수백혈병
⑤ 만성골수백혈병

15. 용혈 빈혈의 특이한 검사소견은?

① 혈청철의 감소
② 핵의 이상 성숙을 동반한 골수 형성이상
③ 말초혈액도말표본에서 다염성 적혈구의 증가
④ 그물적혈구 지수와 미성숙 그물적혈구의 감소
⑤ 골수내 거대적혈모세포증과 말초혈액 내 범혈구증가증

정답 12. ④ 13. ① 14. ② 15. ③

16. Target cell 증가, HbF와 HbA_2 증가, 혈청철 증가, MCH 감소 소견을 보일 경우 가장 의심되는 질환은?

① 지중해빈혈
② 태아적혈모구증
③ 낫적혈구빈혈
④ 구순적혈구빈혈
⑤ 자가면역용혈빈혈

17. Amionlevulinic acid (ALA) 합성효소결핍과 같은 혈색소 합성장애가 원인이 되어 발생하는 질환은?

① 지중해빈혈
② 철결핍빈혈
③ 재생불량빈혈
④ 철적혈모세포빈혈
⑤ 거대적혈모세포빈혈

18. 말초혈액의 Myeloblast가 10% 미만이며, 세포 성숙 과정 중의 모든 단계의 세포가 출현하고 일반적으로 혈소판이 증가하는 질환은?

① 털세포 백혈병
② 급성골수백혈병
③ 만성골수백혈병
④ 급성림프구백혈병
⑤ 만성림프구백혈병

19. 전골수구성 백혈병(AML-M3) 환자에서 흔히 발견되는 세포는?

① LE cell
② Faggot cell
③ Smudge cell
④ Gaucher cell
⑤ Sézary's cell

정답 16. ① 17. ④ 18. ③ 19. ②

20. 헤마토크릿이 55% 이상인 진성적혈구 증가증 환자의 검체로 응고검사를 하기 위해 sodium citrate 항응고제가 든 튜브에 채혈하고자 한다. 이때 항응고제는 어떻게 해야 되는가?

① 그대로 쓴다.
② 항응고제양을 줄인다.
③ 항응고제양을 늘린다.
④ sodium citrate를 EDTA로 바꾼다.
⑤ sodium citrate를 oxalate로 바꾼다.

21. CML과 leukemoid reaction 구별하고자 할 때 이용되는 염색법은?

① LAP
② PAS
③ esterase
④ peroxidase
⑤ acid phophatase

22. ADP. Epinephrine, collagen 혈소판 응집은 정상이나 ristocetin 응집은 일어나지 않는 질환은?

① 저장풀병
② Fanconi anemia
③ May-hegglin 이상
④ Glanzmann 혈소판 무력증
⑤ Bernard-Soulier syndrome

23. 염색체검사를 위한 분열 자극제는?

① 헤파린
② Colcemid
③ Methotrexate
④ Fetal bovine serum
⑤ Phytohemagglutinin

24. 다음 중 A혈구 항원 결정기는 무엇인가?

① L-fucose
② D-fucose
③ L-galactose
④ D-galactose
⑤ N-Acetyl-galactosamine

정답 20. ② 21. ① 22. ⑤ 23. ⑤ 24. ⑤

25. 다음 중 anti-A_1 렉틴에 대하여 옳은 것은?

① A_1형과 A_2형을 구별한다.
② B형인 사람의 자연항체이다.
③ A형 적혈구에만 특이적으로 응집한다.
④ Rh-A형인 사람에게서만 발견할 수 있다.
⑤ 타액을 이용한 실험에서 A_1형인 사람을 구별할 수 있다.

26. CPDA-1 (citrate-phosphate-dextrose with adenine)에 채혈된 혈액의 보존 가능한 시간은?

① 5일
② 21일
③ 35일
④ 42일
⑤ 48시간

27. 농축혈소판 보존온도와 제조 후 유효기간이 올바르게 짝지어진 것은?

① 1~6℃ - 35일
② 1~6℃ - 42일
③ 20~24℃ - 24시간
④ 20~24℃ - 48시간
⑤ 20~24℃ - 120시간

28. 간질환, DIC 및 대량수혈에 의한 응고장애 환자에게 사용할 혈액제제는?

① 전혈
② 농축적혈구
③ 농축혈소판
④ 동결침전제제
⑤ 신선동결혈장

정답	25. ① 26. ③ 27. ⑤ 28. ⑤

29. 다음 중 이식편대 숙주병을 예방할 수 있는 경우는?

① 신선전혈을 사용할 때
② 세척적혈구제제를 사용할 때
③ 형제자매 간의 혈액을 사용할 때
④ 수혈하기 전 방사선조사를 할 때
⑤ 수혈 전 항글로불린 검사를 할 때

30. 항체선별검사 중 항글로불린 단계에서 음성 반응을 보였으며, IgG, 감작혈구를 첨가한 후 음성 결과가 나왔다. 다음 설명 중 옳은 것은?

① 결과는 음성이다.
② 재검하여야 한다.
③ 원심침전이 과도하였다.
④ 혈구세척 과정에는 문제가 없다.
⑤ 오염된 초자기구를 사용하였다.

31. 혈구형 검사에 사용되는 Anti-A, B 시약의 최소 역가는 얼마 이상이어야 하는가?

① 16X
② 32X
③ 64X
④ 128X
⑤ 256X

32. 혈액형 검사결과 혈구형과 혈청형이 불일치한 경우 혈구측의 원인인 것은?

① ABO 변이형
② 자가항체의 존재
③ 이상단백질 증가
④ 6개월 미만의 소아
⑤ Anti-A의 과량 존재

정답	29. ④ 30. ② 31. ⑤ 32. ①

33. 응급 상황에서 수혈이 필요한 경우 옳은 선택은?

① 봄베이 O형 적혈구 수혈
② O형, Rh 음성의 전혈 수혈
③ O형, Rh 양성의 전혈 수혈
④ O형, Rh 음성의 적혈구 수혈
⑤ O형, Rh 음성의 혈소판 수혈

34. 한냉 자가항체 흡착 시 사용하는 시약은?

① ZZAP
② Glycine-HCl
③ IgG 감작혈구
④ Sodium citrate
⑤ Bovine albumin

35. 혈액은행에서 사용하는 감마선 조사기의 정도관리 점검주기는?

① 1년
② 3년
③ 1주일
④ 1개월
⑤ 6개월

정답 33. ④ 34. ① 35. ④

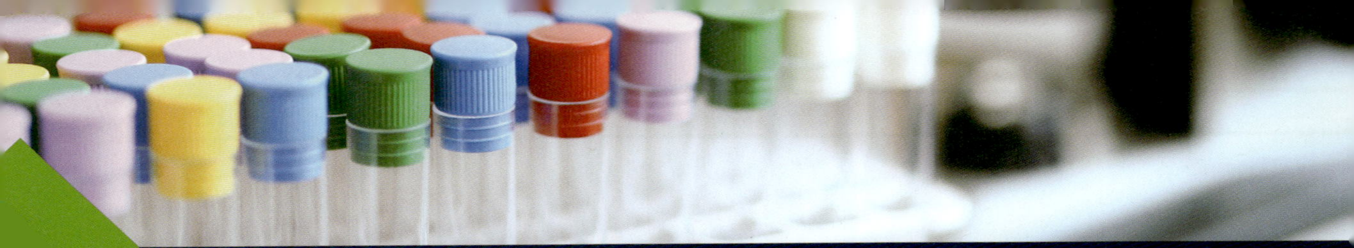

4회 모의고사

01. 화염세포, 포도상세포가 다수보이고 적혈구의 심한 연전현상, ESR 촉진 시 관련 질환은?

① ALL
② CML
③ 다발성 골수종
④ 전염성 단핵구증
⑤ 진성 적혈구 증가증

02. 다음 중 연전현상에 의한 자동혈액분석기 검사오류 시 해결 방법은?

① 기계 재정비 후 재검사한다.
② 생리식염수로 희석하여 재검사한다.
③ Heparin으로 재채혈하여 재검사한다.
④ 다른 종류의 혈액측정기로 재검사한다.
⑤ Sodium citrate로 재채혈하여 재검사한다.

03. 다음 중 IgE와 반응하고 Histamine을 방출하는 세포는?

① 단구
② 호중구
③ 림프구
④ 호산구
⑤ 호염기구

04. 직경 7~9 μm(평균 8 μm)이고 엽산 결핍에 의한 빈혈 시 감소하고 초생체염색에 염색되는 세포는?

① 림프구
② 호산구
③ 호중구
④ 대식세포
⑤ 그물적혈구

정답	1. ③ 2. ② 3. ⑤ 4. ⑤

05. 성인에게서 AML 진단을 위해 골수천자 및 생검을 위한 가장 적당한 장소는?

① 정강뼈
② 무릎뼈
③ 넙다리뼈
④ 척추뼈 고리
⑤ 뒷엉덩뼈 능선

06. 아래 보기로 관계되는 검사는?

> 가) Collagen
> 나) von Willebrand's factor (vWF)
> 다) GP Ⅰb/Ⅸ/Ⅴ 복합체

① 혈병수축능 검사
② 혈소판 응집능 검사
③ 혈소판 점착능 검사
④ 혈소판 방출능 검사
⑤ 혈소판 모세관투과 억제반응 검사

07. 다음 중 비타민 K 의존성 인자는?

① Factor I
② Factor XII
③ Protein S
④ Factor XI
⑤ Factor VIII

08. 지혈증 환자 혈액 채혈 후 원심분리 시행 후 Sodium citrate 튜브 상층부가 우윳빛을 나타낼 때, 이 검체로 광학적 측정 장비인 자동혈액응고 검사 시 전처리는?

① 초고속 원심 분리한다.
② 그대로 검사 시행한다.
③ EDTA 튜브로 재채혈한다.
④ 10분간 혼합하여 검사한다.
⑤ 37℃ 항온수조에 가온한 후 검사한다.

정답 5. ⑤ 6. ③ 7. ③ 8. ①

09. 급성백혈병의 골수세포 분류인 FAB 분류 시 M5에서 증가되는 세포는?

① Monoblast
② Myelocyte
③ Myeloblast
④ Lymphocyte
⑤ Promyelocyte

10. 세포 내에 다수의 Auer body가 보이고 특이에스터라제(Specific esterase) 염색에 양성인 세포는?

① Monocyte
② Lymphocyte
③ Lymphocyte
④ Promyelocyte
⑤ Megakaryoblast

11. aPTT 검사의 설명으로 옳은 것은?

① 외인계 응고기전을 반영한다.
② %값과 Scecond값 및 INR로 보고한다.
③ 경구용 항응고제의 모니터링에 이용된다.
④ 시약의 ISI가 INR값을 구하는 데 필요하다.
⑤ 음전하를 띠는 표면과 접촉하여 반응속도가 증가한다.

12. 다음 중 혈소판 위성 현상의 원인은?

① AHA
② EDTA
③ Citrate
④ Heparin
⑤ Oxalate

정답	9. ① 10. ④ 11. ⑤ 12. ②

13. 유백혈병과 만성골수백혈병(CML) 감별에 좋은 검사법은?

① PAS
② LAP
③ Esterase
④ Peroxidae
⑤ Acid phosphatase

14. 다음 중 지속적인 혈관 내 용혈 시 최종적으로 혈관 내 나타나는 검사 소견은?

① hemopexin 증가
② haptoglobin 증가
③ Methemalbumin 증가
④ indirect bilirubin 감소
⑤ $á_2$−macroglobulin 증가

15. 철결핍빈혈(IDA)을 지중해빈혈, 철적혈모세포 빈혈과 감별하기 위한 검사 항목으로 다음 중 맞는 것은?

① TIBC 감소, 혈청철 감소
② TIBC 감소, 혈청철 감소
③ TIBC 증가, 혈청철 감소
④ TIBC 증가, 혈청철 증가
⑤ TIBC 증가, Ferritin 증가

16. 염색체검사가 필수적으로 필요하지 <u>않은</u> 질환은?

① 급성 폐렴
② 출생 전 진단
③ 성분화 이상
④ 유산 및 사산아
⑤ 조혈계 악성 종양

정답	13. ② 14. ③ 15. ③ 16. ①

17. 아래 검사결과로 의심되는 질환은?

• 소구성, 저색소성 적혈구	• TIBC 증가
• 혈청철 감소	• 그물적혈구 감소

① 악성빈혈
② 철적구성 빈혈
③ 지중해빈혈
④ 철결핍빈혈
⑤ 재생불량빈혈

18. 심한 간질환 환자로 PT 정상, aPTT 연장 시 이차 검사는?

① TT
② Stypven time
③ Reptilase time
④ PT Mixing test
⑤ aPTT Mixing test

19. 말초혈액에서 림프모구가 30% 이상이고 Normocytic, Normochromic한 빈혈이 심하며, 혈소판감소증과 백혈구수가 10만 개 정도로 증가하였으며 CD10, CD19 양성인 경우 의심 질환은?

① ALL
② AML
③ CML
④ PNH
⑤ Leukemoid reaction

정답 17. ④ 18. ⑤ 19. ①

20. 자가면역용혈이 의심되고 다음 보기와 같은 양상을 보이는 환자의 진단을 위해 가장 의미 있는 검사는?

- 적혈구수와 혈색소 감소
- 요중에 혈색소와 Hemosiderin의 출현
- Coom's 검사 양성
- 4℃ 이하의 온도에 신체 노출 시 혈관 내 용혈 일으킴

① Ham's 검사
② 유세포 검사
③ Sucrose 검사
④ 전기영동 검사
⑤ Donath-Landsteiner 검사

21. 분열세포를 얻기 어려운 악성 종양세포의 유전적 변화를 관찰하는데 매우 유용하며, 미세결실, 표적염색체의 기원 등에 관한 정보를 얻기 위해 형광물질을 붙인 여러 종류의 소식자(Probe)를 이용해 시행하는 검사법은?

① FISH
② DNA 검사
③ 염색체 핵형분석
④ Western blotting
⑤ 유전자 재배열 검사

22. 유세포 분석기를 통한 분석에서 CD marker 동정 시 사용되는 것은?

① NaOH
② Primer
③ 다클론항체
④ Tag Polymerase
⑤ 단클론항체

23. 백혈구의 LAP score가 10점일 경우 다음 중 가장 의심되는 질환은?

① 패혈증
② 유백혈병
③ 진성다혈증
④ 다발성 골수종
⑤ 만성골수백혈병

정답 20. ⑤ 21. ① 22. ⑤ 23. ⑤

24. 적혈구의 감작에 관여하며, 2차(면역) 반응에서 주로 생산되는 면역글로불린은?

① Ig D
② Ig E
③ Ig G
④ Ig A
⑤ Ig M

25. ABO불일치의 원인 중 가검 혈구에 문제가 있는 경우는?

① 다응집반응
② 자가항체가 존재
③ 불규칙항체가 존재
④ 다발성 골수종 질환의 검체
⑤ 완전히 응고되지 않은 검체

26. A형 아형을 검사하기 위하여 불필요한 항체는?

① Anti-A
② Anti-B
③ Anti-H
④ Anti-A1
⑤ Anti-A, B

27. Weak-D(약 D)형 혈액형은 다음 중 어떤 검사법의 원리를 이용하는가?

① 효소법
② 식염수법
③ 알부민법
④ 직접 항글로불린법
⑤ 간접 항글로불린법

28. Rh 음성 O형인 산모가 Rh 양성 A형 신생아 분만 시 총 빌리루빈 수치가 얼마 이상이면 교환수혈을 시행하는가?

① 10 mg/dL 이상
② 20 mg/dL 이상
③ 30 mg/dL 이상
④ 40 mg/dL 이상
⑤ 50 mg/dL 이상

정답 24. ③ 25. ① 26. ② 27. ⑤ 28. ②

29. 혈액형이 불일치한 경우에 수혈용 혈액으로 선택이 가능한 경우는?

① B형 환자에게 A형 전혈이나 농축적혈구 수혈
② O형 환자에게 A형 전혈이나 농축적혈구 수혈
③ B형 환자에게 AB형 전혈이나 농축적혈구 수혈
④ A형 환자에게 AB형 전혈이나 농축적혈구 수혈
⑤ AB형 환자에게 A형이나 B형의 농축적혈구를 수혈

30. 희귀혈액이나 자가수혈 등의 적혈구의 장기 보존을 위해 적합한 혈액성분 제제는?

① 전혈
② 세척적혈구
③ 농축적혈구
④ 동결적혈구
⑤ 백혈구제거적혈구

31. 간접 항글로불린법에서 진 음성을 확인하기 위한 양성 대조혈구는 무엇인가?

① A형 Rh 양성 적혈구
② A형 Rh 음성 적혈구
③ B형 Rh 양성 적혈구
④ B형 Rh 음성 적혈구
⑤ O형 Rh 양성 적혈구

32. 교차시험시험을 통하여 확인이 불가능한 것은?

① 수혈자 비예기 항체
② 공혈자 비예기 항체
③ 수혈자의 잘못 검사된 Rh(D)형
④ 공혈자의 잘못 검사된 ABO 혈액형
⑤ 수혈자의 잘못 검사된 ABO 혈액형

정답	29. ⑤ 30. ④ 31. ⑤ 32. ③

33. 전혈혈액의 운송 온도는 몇 도를 넘지 않아야 하는가?

① 0℃
② 10℃
③ 15℃
④ 20℃
⑤ 25℃

34. ABO 부적합 신생아 용혈성 질환 확인 및 IgM 항체의 증명을 위한 용출법은?

① 열해리
② Ether법
③ ZZAP법
④ REST법
⑤ Chloroquine법

35. 수혈혈액 출고 후 실온보관 시 반납 가능한 시간은?

① 10분
② 15분
③ 20분
④ 30분
⑤ 60분

정답	33. ② 34. ① 35. ④

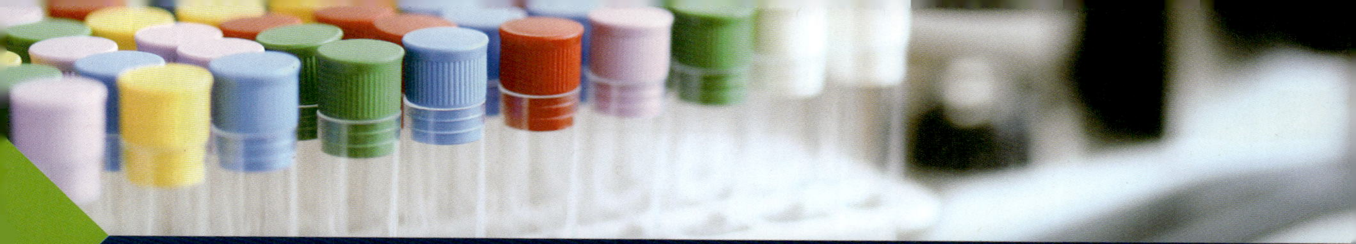

5회 모의고사

01. 적혈구의 성숙 순서는?

① 호염적혈모세포 – 그물적혈구 – 적혈구 – 간상핵적혈구
② 전적혈모세포 – 다염적혈모세포 – 호염적혈모세포 – 정염적혈모세포
③ 다염적혈모세포 – 정염적혈모세포 – 호염적혈모세포 – 전적혈모세포
④ 전적혈모세포 – 호염적혈모세포 – 다염적혈모세포 – 정염적혈모세포
⑤ 호염적혈모세포 – 전적혈모세포 – 다염적혈모세포 – 정염적혈모세포

02. 급성백혈병일 때 혈구안의 붉은 막대가 보였다. 예상할 수 있는 봉입체는?

① Drum stick
② Howell-Jolly body
③ Auer body
④ Döhle body
⑤ Russell body

03. 혈소판 위성 현상을 일으킬 수 있는 것은?

① Ca
② NaF
③ EDTA
④ Heparin
⑤ Sod. Citrate

04. Prince–Jones 좌방이행일 때의 질환은?

① 악성빈혈
② 용혈빈혈
③ 지중해빈혈
④ 철결핍빈혈
⑤ 재생불량빈혈

정답	1. ④ 2. ③ 3. ③ 4. ④

05. Sod. Citrate 시험관에서 전혈의 양이 불충분하게 채혈됐을 경우 검사 결과는?

① PT만 정상
② APTT만 정상
③ PT 연장 APTT 정상
④ PT와 APTT 모두 연장
⑤ PT와 APTT 모두 정상

06. 다음 중 말초혈액에서 가장 큰 세포는?

① 단핵구
② 림프구
③ 호중구
④ 호산구
⑤ 호염기구

07. 다음 중 골수 중에서 가장 큰 세포는?

① 단구
② 거핵구
③ 림프구
④ 골수구
⑤ 전적아구

08. 다음 중 조혈 지표로 사용되는 혈구는?

① 거핵구
② 혈소판
③ 골수모구
④ 후골수구
⑤ 그물적혈구

09. 그물적혈구를 계산할 때 기준이 되는 적혈구의 개수는?

① 100개
② 500개
③ 1,000개
④ 1,500개
⑤ 2,000개

정답 5. ④ 6. ① 7. ② 8. ⑤ 9. ③

10. 다음 중 감염 단핵구증에서 증가하는 세포는 무엇인가?

① 단구
② 림프구
③ 호중구
④ 호산구
⑤ 호염기구

11. 과분엽 호중구 출현, 그물적혈구 감소, 대소부동증이 나오면 의심되는 질병은?

① 악성빈혈
② 철결핍빈혈
③ 지중해빈혈
④ 낫적혈구빈혈
⑤ 철적혈모세포빈혈

12. 피브리노겐의 양적 감소가 일어나면 의심되는 질병은?

① 백혈병
② 악성 림프종
③ 혈소판무력증
④ 다발성 골수종
⑤ 파종성 혈관내 응고

13. 4개의 대구획에서 계수한 백혈구 수가 189개라면 총 백혈구 수는?

① $6,450/mm^3$
② $7,250/mm^3$
③ $8,450/mm^3$
④ $9,250/mm^3$
⑤ $9,450/mm^3$

14. 호산구와 관련된 검사는?

① BT
② Thron test
③ 혈소판기능검사
④ Thrombin time
⑤ clot reaction time

정답	10. ② 11. ① 12. ⑤ 13. ⑤ 14. ②

15. 혈우병일 때 연장되는 것은?

① PT
② BT
③ APTT
④ Thrombin time
⑤ clot reaction time

16. 다발성 골수종 시 증가하는 세포는?

① 단구
② 거핵구
③ 형질세포
④ 골수아구
⑤ 망상적혈구

17. 염색체검사 시 항응고제?

① NaF
② EDTA
③ Heparin
④ piain tube
⑤ sod. Citrate

18. Döhle body와 비슷한 것 나오고 대형혈소판이 나오는 질환은?

① Gargoylism
② Pelger-Hut anomaly
③ Alder-Reilly anomaly
④ May-Hegglin anomaly
⑤ Chediak-Higashi anomaly

19. 다음 중 Auer body를 확인할 때 사용하는 염색법은?

① LAP stain
② Giema stain
③ Esterase stain
④ Supraviral stain
⑤ Peroxidase stain

정답 15. ③ 16. ③ 17. ③ 18. ④ 19. ⑤

20. WBC count가 6,000/mm³, Diff. count에서 백혈구를 100개 감별하는데 유핵 적혈구가 20개가 나타났다면 백혈구 보정수치는?

① 5,000/mm^3
② 5,800/mm^3
③ 6,020/mm^3
④ 7,000/mm^3
⑤ 7,020/mm^3

21. 다음 중 골수 천자를 시행해야 하는 경우는?

① 납중독이 의심될 때
② 호산구가 증가할 때
③ 호중구가 감소할 때
④ 망상적혈구가 증가할 때
⑤ 말초혈액 도말 시 백혈병 의심될 때

22. 호염기구가 증가하는 경향을 보이며, BCR-ABL이 존재하는 질병은?

① CML
② ALL
③ 범혈구 감소증
④ 2차 적혈구 증가증
⑤ 진성 적혈구 증가증

23. 호중구의 기능?

① 지혈
② 탐식능
③ 산소 운반
④ 항체 생성
⑤ 노폐물 운반

정답 20. ① 21. ⑤ 22. ① 23. ②

24. 혈구형 검사 Anti-B에 응집, 혈청형 검사 A_1 cell에 응집되었다. 혈액형은?

① A형
② B형
③ B형
④ O형
⑤ A형 아형

25. 유효기간이 가장 짧은 혈액 제제는?

① 농축백혈구
② 농축적혈구
③ 동결 침전 제제
④ 혈소판 페리시스
⑤ 혈소판 풍부혈장

26. HLA 항원은 몇 번 염색체에 있는가?

① 1번
② 2번
③ 6번
④ 9번
⑤ 19번

27. 다음 중 양적효과를 보이는 혈액형으로 옳은 것은?

① Kell
② Duffy
③ MNSs
④ Lewis
⑤ Lutheran

28. 다음 중 Anti-C, Anti-D, Anti-E에 응집하지 않는 것은?

① cde
② Cde
③ CdE
④ ACe
⑤ ADE

정답	24. ⑤ 25. ① 26. ③ 27. ③ 28. ①

29. 다음 중 수혈 후 발열이나 기타 수혈부작용 줄이기 위해 사용하는 것은?

① 전혈
② 세척적혈구
③ 농축백혈구
④ 동결적혈구
⑤ 백혈구 제거적혈구

30. H 항원을 구성하는 당은?

① L-fucos
② glucose
③ D-galactose
④ N-lglucosamine
⑤ N-acetyl-D−galactosamine

31. Anti−A, B에서 mixed field 반응이 나타나는 혈액형은?

① A_1
② A_2
③ A_3
④ A_1B
⑤ A_2B

32. H 항원이 가장 많이 존재하는 혈액형은?

① A형
② B형
③ O형
④ AB형
⑤ Bombay형

33. 400 mL 채혈백 내의 항응고제인 CPDA−1 용액량은?

① 14 mL
② 20 mL
③ 24 mL
④ 30 mL
⑤ 56 mL

정답	29. ⑤ 30. ① 31. ③ 32. ③ 33. ⑤

34. 백혈구 제거적혈구의 유효기간은?

① 21일
② 35일
③ 12시간
④ 24시간
⑤ 72시간

35. 혈액 제제에 방사선을 조사하는 이유는?

① B cell 기능 억제
② 호중구기능 억제
③ T cell 기능을 억제
④ 적혈구의 IgA 기능 억제
⑤ 용혈성 수혈 부작용 예방

정답 34. ④ 35. ③

QR코드로 고려의학 홈페이지를
만나보실 수 있습니다.

Http://www.komb.co.kr
Korea Medical Book Publishing Company

komb는 도서출판 고려의학의 의학전문사이트입니다.

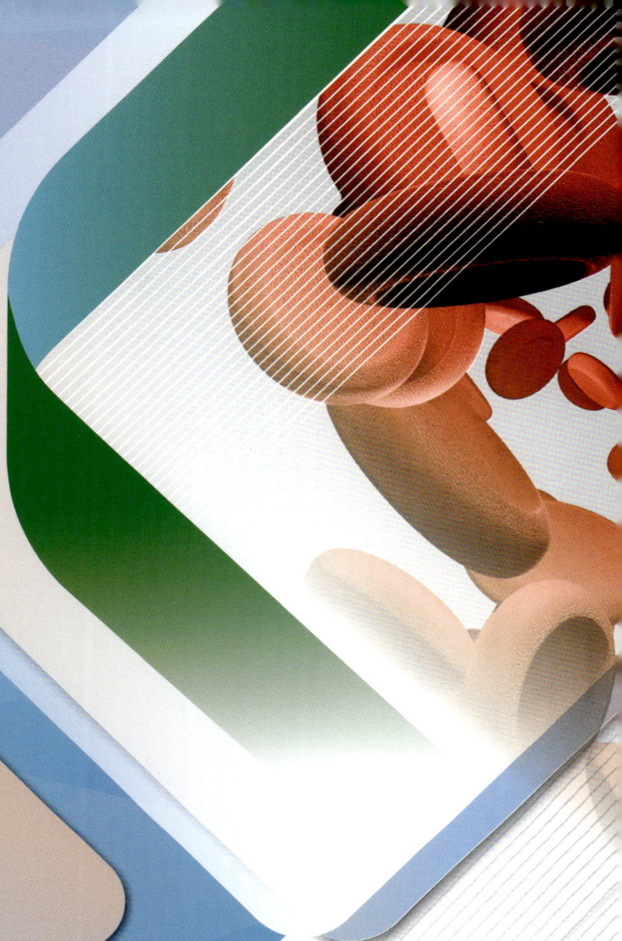

국가시험 대비

혈액·수혈검사학

핵심문제 수정판

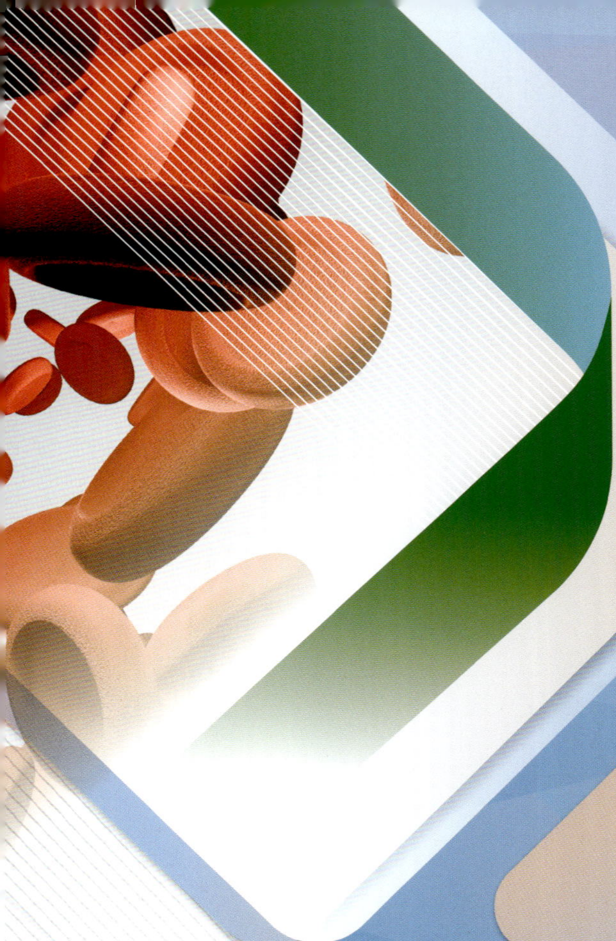

국가시험 대비

혈액·수혈검사학

핵심문제 수정판